CB047199

PRP e Microagulhamento em Medicina Estética

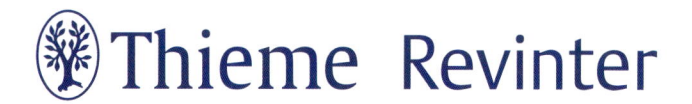

Thieme Revinter

PRP e Microagulhamento em Medicina Estética

Amelia K. Hausauer
Fellowship-Trained Cosmetic Dermatologist
Director of Dermatology
Aesthetx
Campbell, California, USA

Derek H. Jones
Cosmetic Fellowship Director
American Society for Dermatologic Surgery
Medical Director
Skin Care and Laser Physicians of Beverly Hills
Los Angeles, California, USA

Com 62 figuras

Thieme
Rio de Janeiro • Stuttgart • New York • Delhi

Dados Internacionais de Catalogação na Publicação (CIP)

H376p

Hausauer, Amelia K.
PRP e Microagulhamento em Medicina Estética/ Amelia K. Hausauer & Derek H. Jones – 1. Ed. – Rio de Janeiro – RJ: Thieme Revinter Publicações, 2020.

164 p.: il; 18,5 x 27 cm.
Título Original: *PRP and Microneedling in Aesthetic Medicine*
Inclui Índice Remissivo e Referências.
ISBN 978-85-5465-235-7
eISBN 978-85-5465-236-4

1. Técnicas cosméticas. 2. Cirurgia na cabeça. 3. Plasma rico em plaquetas. 4. Injeções Intradérmicas. 5. Medicina Estética. I. Jones, Derek H. II. Título.

CDD: 611.9
CDU: 617.51/.52

Tradução:
ÂNGELA NISHIKAKU (Caps. 1 e 2)
Tradutora Especializada na Área da Saúde, SP
MARINA BOSCATO BIGARELLA (Caps. 3 e 4)
Tradutora Especializada na Área da Saúde, SP
ELISEANNE NOPPER (Caps. 5 e 6)
Tradutora Especializada na Área da Saúde, SP
ISIS REZENDE NUNES (Caps. 7 e 8)
Tradutora Especializada na Área da Saúde, SP
SILVIA SPADA (Caps. 9 e 10)
Tradutora Especializada na Área da Saúde, SP

Revisão Técnica:
ANTONIO JULIANO TRUFINO
Membro Titular da Sociedade Brasileira de Cirurgia Plástica (SBCP)
Membro da American Society of Plastic Surgeons (ASPS)
Membro da International Confederation for Plastic Reconstructive and Aesthetic Surgery (IPRAS)
Mestre em Medicina pela Universidade do Porto, Portugal
Graduado em Medicina pela Universidade Estadual de Londrina (UEL)
Residência Médica em Cirurgia Geral pela Universidade Estadual de Londrina (UEL)
Residência Médica em Cirurgia Plástica pelo Hospital Fluminense – Serviço do Prof. Ronaldo Pontes (MEC e SBCP)
Cirurgião Plástico do Hospital Fluminense – Serviço do Prof. Ronaldo Pontes, Rio de Janeiro, RJ
Diretor da Clínica Trufino – Londrina, PR

Título original:
PRP and Microneedling in Aesthetic Medicine
Copyright © 2019 by Thieme Medical Publishers, Inc.
ISBN 978-1-62623-904-3

© 2020 Thieme
Todos os direitos reservados.
Rua do Matoso, 170, Tijuca
20270-135, Rio de Janeiro – RJ, Brasil
http://www.ThiemeRevinter.com.br

Thieme Medical Publishers
http://www.thieme.com

Impresso no Brasil por BMF Gráfica e Editora Ltda.
5 4 3 2 1
ISBN 978-85-5465-235-7

Também disponível como eBook:
eISBN 978-85-5465-236-4

Nota: O conhecimento médico está em constante evolução. À medida que a pesquisa e a experiência clínica ampliam o nosso saber, pode ser necessário alterar os métodos de tratamento e medicação. Os autores e editores deste material consultaram fontes tidas como confiáveis, a fim de fornecer informações completas e de acordo com os padrões aceitos no momento da publicação. No entanto, em vista da possibilidade de erro humano por parte dos autores, dos editores ou da casa editorial que traz à luz este trabalho, ou ainda de alterações no conhecimento médico, nem os autores, nem os editores, nem a casa editorial, nem qualquer outra parte que se tenha envolvido na elaboração deste material garantem que as informações aqui contidas sejam totalmente precisas ou completas; tampouco se responsabilizam por quaisquer erros ou omissões ou pelos resultados obtidos em consequência do uso de tais informações. É aconselhável que os leitores confirmem em outras fontes as informações aqui contidas. Sugere-se, por exemplo, que verifiquem a bula de cada medicamento que pretendam administrar, a fim de certificar-se de que as informações contidas nesta publicação são precisas e de que não houve mudanças na dose recomendada ou nas contraindicações. Esta recomendação é especialmente importante no caso de medicamentos novos ou pouco utilizados. Alguns dos nomes de produtos, patentes e design a que nos referimos neste livro são, na verdade, marcas registradas ou nomes protegidos pela legislação referente à propriedade intelectual, ainda que nem sempre o texto faça menção específica a esse fato. Portanto, a ocorrência de um nome sem a designação de sua propriedade não deve ser interpretada como uma indicação, por parte da editora, de que ele se encontra em domínio público.

Todos os direitos reservados. Nenhuma parte desta publicação poderá ser reproduzida ou transmitida por nenhum meio, impresso, eletrônico ou mecânico, incluindo fotocópia, gravação ou qualquer outro tipo de sistema de armazenamento e transmissão de informação, sem prévia autorização por escrito.

*Às nossas amáveis famílias, sem as quais este texto não seria possível.
Elas deram suporte aos nossos esforços e, de fato, foram parte da equipe.
Obrigado por sempre nos apoiarem.*

Sumário

Menu de Vídeos ix

Prefácio xi

Colaboradores xiii

I   PLASMA RICO EM PLAQUETAS: PRÁTICAS E PRINCÍPIOS

1. Plasma Rico em Plaquetas: Mecanismo e Considerações Práticas 3
   Brian J. Abittan ▪ Gary Goldenberg

2. Plasma Rico em Plaquetas e Selantes de Fibrina na Cirurgia Plástica:
   Aplicações Clínicas e uma Experiência Prática 17
   Kamakshi Zeidler ▪ R. Lawrence Berkowitz

3. Plasma Rico em Plaquetas para Rejuvenescimento e Aumento 25
   Jeanette M. Black ▪ Lisa M. Donofrio

4. Plasma Rico em Plaquetas para Alopecia e Restauração Capilar 41
   Jeffrey A. Rapaport ▪ Sarah G. Versteeg ▪ Aditya K. Gupta

II   PRÁTICAS E PRINCÍPIOS DE MICROAGULHAMENTO

5. Microagulhamento: Mecanismo e Considerações Práticas 57
   Amelia K. Hausauer

6. Microagulhamento: Aplicações Clínicas 69
   Brenda L. Pellicane ▪ Tina S. Alster

7. Microagulhamento e Radiofrequência 83
   Chatchadaporn Chunharas ▪ Douglas C. Wu ▪ Mitchel P. Goldman

III   OUTRAS CONSIDERAÇÕES, COMBINAÇÕES E COMPLICAÇÕES

8. Aplicações e Segurança na Pele de Cor 103
   DiAnne S. Davis ▪ Naissan O. Wesley

9. Terapias Combinadas 125
   Peter W. Hashim ▪ Cary Goldenberg

10. Complicações Associadas a PRP e Microagulhamento em Medicina Estética ... 139
    Tatjana Pavicic ▪ Matthias Aust

Índice Remissivo 149

Menu de Vídeos

Vídeo	QR Code	Vídeo URL
Vídeo 1.1 Preparação do PRP		https://www.thieme.de/de/q.htm?p=opn/cs/19/5/9430700-e6430e82
Vídeo 3.1 Injeções de PRP na área periorbital com uma agulha		https://www.thieme.de/de/q.htm?p=opn/cs/19/5/9430701-d61cf84b
Vídeo 3.2 Injeções de PRP na área infraorbital com uma cânula		https://www.thieme.de/de/q.htm?p=opn/cs/19/5/9430702-cb7ecc0d
Vídeo 3.3 PRP aplicado topicamente com microagulhamento		https://www.thieme.de/de/q.htm?p=opn/cs/19/5/9430703-f6f8c6ac
Vídeo 4.1 PRP para técnicas de rejuvenescimento e aumento - Técnica de injeção		https://www.thieme.de/de/q.htm?p=opn/cs/19/5/9430704-fe7721ee
Vídeo 6.1 Microagulhamento: preparo dos materiais e equipamentos		https://www.thieme.de/de/q.htm?p=opn/cs/19/5/9430705-d013b1af
Vídeo 6.2 Demonstração de microagulhamento perioral		https://www.thieme.de/de/q.htm?p=opn/cs/19/5/9430706-24a4a3a5
Vídeo 6.3 Demonstração de microagulhamento de cicatriz		https://www.thieme.de/de/q.htm?p=opn/cs/19/5/9430707-5f01aada

Vídeo	QR Code	Vídeo URL
Vídeo 7.1 Microagulhamento e RF (Cortesia de Dr. Kimberly Butterwick)		https://www.thieme.de/de/q.htm?p=opn/cs/19/5/9430708-09be3abc
Vídeo 7.2 Microagulhamento e RF (Cortesia de Dr. Kimberly Butterwick)		https://www.thieme.de/de/q.htm?p=opn/cs/19/5/9430709-cbe9cd15
Vídeo 8.1 Microagulhamento e PRP		https://www.thieme.de/de/q.htm?p=opn/cs/19/5/9430710-5264e990
Vídeo 8.2 Injeções de PRP no couro cabeludo para alopecia androgenética		https://www.thieme.de/de/q.htm?p=opn/cs/19/5/9430711-aa23b867
Vídeo 9.1 Microagulhamento com Plasma Rico em Plaquetas (Copyright 2017 Cutis [https://mdedge.com/cutis] e Gary Goldenberg, MD. Todos os direitos reservados. Nenhuma parte deste vídeo pode ser produzida sem a permissão prévia por escrito da Frontline Medical Communications Inc.)		https://www.thieme.de/de/q.htm?p=opn/cs/19/5/9430712-0cd1d644

Os produtos e dispositivos usados nos vídeos são específicos para cada médico e para cada sistema de preparo e podem variar. Não existe um protocolo padrão; os vídeos de demonstração fornecem bons exemplos de especialistas que realizaram muitos casos com excelentes resultados.

Prefácio

O corpo tem uma capacidade extraordinária para cicatrização, um potencial explorado por nós diariamente, mas que ainda não compreendemos totalmente a extensão ou os **modos para melhor conduzi-lo**. Com o advento do transplante de medula óssea e de órgãos sólidos, iniciou-se um novo campo da medicina: a medicina regenerativa. Criada em 1992 por William Haseltine, PhD, fundador da Human Genome Sciences, este termo refere-se a uma especialidade dedicada à criação de "tecido vivo, funcional para reparar e substituir [aqueles] perdidos por causa da idade, doença, dano ou defeitos congênitos."[i] O rejuvenescimento é um ramo da regeneração que tem por objetivo **estimular os mecanismos de reparo do próprio corpo para curar as células previamente alteradas ou lesionadas**.[ii] Essencialmente, como aumentar a autorreparação. O plasma rico em plaquetas (PRP) e o microagulhamento são duas modalidades destinadas a aproveitar essas habilidades. Podem ser utilizadas independentemente ou em combinação para aproveitar a liberação de fatores de crescimento essenciais não apenas para a cicatrização de feridas, mas também para síntese e remodelamento da matriz extracelular, assim como para o ciclo capilar.

Primeiramente descrito nos anos 1990,[iii] o microagulhamento *clínico* e as terapias com concentrados de plaquetas têm sido destacados por novos artigos disponíveis quase mensalmente. Dado esse crescente interesse, pensamos em criar uma referência usando o que há de melhor na literatura publicada até o momento; considerações práticas importantes ao se avaliar diferentes métodos de aplicação; bem como dados ou, quando não disponíveis, protocolos orientados pela experiência para otimizar o atendimento ao paciente.

A autorização e a regulação desses dispositivos pela Food and Drug Administration (FDA) é um cenário em constante mudança. Nenhum deles está diretamente aprovado para o rejuvenescimento, revisão de cicatrizes ou restauração capilar, mas são frequentemente utilizados nas indicações não aprovadas (*off-label*, nos Estados Unidos). Este texto não revisa diretamente a legislação atual, visto que pode ser específica para cada país e estado. Por outro lado, nosso propósito é avaliar tanto a ciência básica quanto a clínica, apoiando o uso de PRP e microagulhamento na medicina estética, para identificar as melhores práticas e orientar a pesquisa futura.

Website da Mayo clinic:
A medicina regenerativa é uma área inovadora na medicina, com o potencial para curar totalmente os tecidos e órgãos lesionados, oferecendo soluções e esperança às pessoas que apresentam condições hoje consideradas irreparáveis.

A medicina regenerativa por si só não é nova — os primeiros transplantes de órgãos sólidos e de medula óssea foram realizados há décadas. No entanto, avanços na biologia do desenvolvimento e biologia celular, imunologia, além de outros campos, abriram novas oportunidades para refinar as terapias regenerativas existentes e, ao mesmo tempo, desenvolver novas formas de tratamento.

O Center for Regenerative Medicine considera três abordagens inter-relacionadas:

- **Rejuvenescimento.** Rejuvenescimento significa intensificar a capacidade natural do corpo para se curar. Embora, depois de um corte, sua pele cicatrize dentro de alguns dias, outros órgãos não são reparados tão prontamente.

  Entretanto, as células no corpo antes consideradas incapazes de sofrer divisão (diferenciação terminal) — incluindo as células altamente especializadas que constituem o coração, pulmões e nervos — demonstraram a capacidade de remodelamento e possuem alguma habilidade de autorreparação. Equipes no Centro estão estudando como ampliar os processos de autorreparação ou autocicatrização.

- **Substituição.** A substituição envolve o uso de células, tecidos ou órgãos saudáveis de um doador vivo ou falecido para substituir outros que foram lesionados. Transplantes de órgãos, como os transplantes de coração e de fígado, são bons exemplos. O centro tem o objetivo de expandir as oportunidades para os transplantes, procurando formas de superar a falta contínua de doadores, a necessidade de imunossupressão e desafios com a rejeição de órgãos.

- **Regeneração.** A regeneração envolve a liberação de tipos celulares específicos ou produtos celulares para tecidos ou órgãos doentes, onde irão restaurar, consequentemente, a função dos tecidos e órgãos. Isso pode ser feito com base na terapia celular ou com o uso de produtos celulares, como os fatores de crescimento. Os transplantes de medula óssea são um exemplo.

A medicina regenerativa traz a promessa de soluções definitivas e acessíveis de assistência médica que curam o corpo de dentro para fora.

Wikipédia:
A medicina regenerativa aborda o "processo de substituição, criação ou regeneração de células, tecidos ou órgãos humanos para restaurar ou estabelecer a função normal." Esse campo traz a promessa de engenharia de tecidos e órgãos lesionados pelo estímulo de mecanismos de reparo do próprio corpo para a cicatrização funcional dos tecidos ou órgãos que eram, antes, considerados irreparáveis.

NIH
https://report.nih.gov/NIHfactsheets/ViewFactSheet.aspx?csid=62

A medicina regenerativa é o processo de criação de tecidos vivos e funcionais para reparar ou substituir o tecido ou a função do órgão perdido em razão da idade, doença, dano ou defeitos congênitos. Este campo oferece a promessa de regeneração de tecidos e órgãos lesionados no corpo, estimulando a autocicatrização de órgãos previamente considerados irreparáveis. A medicina regenerativa também permite aos cientistas a possibilidade de cultivar tecidos e órgãos no laboratório e o seu implante seguro, quando o corpo não pode se curar. É importante mencionar que a medicina regenerativa tem o potencial para solucionar o problema da escassez de órgãos disponíveis para doação, comparado ao número de pacientes que necessitam de transplante de órgãos para sobreviver.

i. https://www.healthcanal.com/public-health-safety/50621-um-leads-in-the-field-of-regenerative-medicine-moving-from-treatments-to-cures-2.html
ii. Orentreich DS, Orentreich N. Subcutaneous incisionless (subcision) surgery for the correction of depressed scars and wrinkles. Dermatologic surgery: official publication for American Society for Dermatologic Surgery [et al] 1995;21:543-9.
iii. Camirand A, Doucet J. Needle dermabrasion. Aesthetic Plast Surg 1997;21:48-51.

https://www.karger.com/Article/FullText/477353

Colaboradores

Brian J. Abittan, MD
Icahn School of Medicine
Mount Sinai
New York, New York

Tina S. Alster, MD
Director
Washington Institute of Dermatologic Laser Surgery
Clinical Professor of Dermatology
Georgetown University Medical Center
Washington, DC

Matthias Aust, PhD
Associate Professor
Private Practice for Plastic Surgery
Bad Woerishofen, Germany

R. Lawrence Berkowitz, MD
Diplomate American Board of Plastic Surgery
Aesthetx Surgery Center
Campbell, California

Jeanette M. Black, MD
Dermatologist
Skin Care and Laser Physicians of Beverly Hills
Los Angeles, California

Chatchadaporn Chunharas, MD
Cosmetic Laser Dermatology
San Diego, California

DiAnne S. Davis, MD, MS
Chief Resident Physician
Department of Dermatology
University of Oklahoma HSC
Oklahoma City, Oklahoma

Lisa M. Donofrio, MD
Assistant Clinical Professor
Department of Dermatology
Yale University School of Medicine
Madison, Connecticut

Gary Goldenberg, MD
Goldenberg Dermatology
Assistant Clinical Professor
Department of Dermatology
Icahn School of Medicine at Mount Sinai
New York, New York

Mitchel P. Goldman, MD
Medical Director
Cosmetic Laser Dermatology
San Diego, California

Aditya K. Gupta, MD, PhD
Department of Medicine
University of Toronto
School of Medicine
Toronto, Ontario, Canada
Mediprobe Research Inc.
London, Ontario, Canada

Peter W. Hashim, MD, MHS
Department of Dermatology
Icahn School of Medicine at Mount Sinai
New York, New York

Amelia K. Hausauer, MD
Fellowship-Trained Cosmetic Dermatologist
Director of Dermatology
Aesthetx
Campbell, California, USA

Derek H. Jones, MD
Cosmetic Fellowship Director
American Society for Dermatologic Surgery
Medical Director
Skin Care and Laser Physicians of
    Beverly Hills
Los Angeles, California, USA

Tatjana Pavicic, MD, PhD
Doctor
Private Practice for Dermatology and
    Aesthetics
Munich, Germany

Brenda L. Pellicane, MD
Washington Institute of Dermatologic
    Laser Surgery
Washington, DC

Jeffrey A. Rapaport, MD
Medical Director
Cosmetic Skin and Surgery Center
Englewood Cliffs, New Jersey

Naissan O. Wesley, MD
Dermatologist/Dermatologic Surgeron
Clinical Instructor
Department of Medicine
Division of Dermatology
David Geffen School of Medicine
University of California Los Angeles
Skin Care and Laser Physicians of Beverly Hills
Los Angeles, California

Douglas C. Wu, MD, PhD
Cosmetic Laser Dermatology
San Diego, California

Sarah G. Versteeg, MSc
Mediprobe Research Inc.
London, Ontario, Canada

Kamakshi Zeidler, MD
Aesthetx Surgery Center
Campbell, California

Parte I

Plasma Rico em Plaquetas: Práticas e Princípios

1. Plasma Rico em Plaquetas: Mecanismo e Considerações Práticas — 3

2. Plasma Rico em Plaquetas e Selantes de Fibrina na Cirurgia Plástica: Aplicações Clínicas e Uma Experiência Prática — 17

3. Plasma Rico em Plaquetas para Rejuvenescimento e Aumento — 25

4. Plasma Rico em Plaquetas para Alopecia e Restauração Capilar — 41

1 Plasma Rico em Plaquetas: Mecanismo e Considerações Práticas

Brian J. Abittan ▪ Gary Goldenberg

Resumo

O plasma rico em plaquetas (PRP) possui muitas aplicações potenciais em Dermatologia. O PRP autólogo é obtido do sangue total de um paciente e submetido à centrifugação para gerar um produto final de plasma com altas concentrações de plaquetas. Em seguida, essas plaquetas ativam e liberam fatores de crescimento essenciais que iniciam as cascatas de sinalização, consequentemente maximizando o rejuvenescimento e o reparo tecidual. Muitos sistemas estão disponíveis para a obtenção de PRP. É fundamental avaliar esses sistemas objetivamente e considerar todos os fatores que são necessários, considerando o paciente e a condição em que o PRP será utilizado.

Palavras-chave: plasma rico em plaquetas (PRP), mecanismo de ação, avaliação dos sistemas, preparações, considerações práticas.

Pontos Principais

- O plasma rico em plaquetas tem diversas aplicações em dermatologia.
- A compreensão total dos mecanismos de ação é desconhecida. Entretanto, a estimulação dos fatores de crescimento gerados e contidos em plaquetas tem um papel fundamental.
- Existem diversos sistemas de liberação disponíveis no mercado.
- É fundamental avaliar e compreender as vantagens e desvantagens desses sistemas.

1.1 Introdução

Há um interesse crescente na utilização de plasma rico em plaquetas (PRP) autólogo para o manejo de várias entidades clínicas. Primeiramente descrito para uso no reparo tecidual[1] e na hemostasia,[2] o PRP tem sido aplicado mais recentemente em uma diversidade de condições médicas e estéticas, incluindo ortopedia,[3] odontologia,[4] cirurgia plástica[5] e dermatologia,[6] como mostrado na ▶ Tabela 1.1. Vários estudos buscam avaliar a eficácia do PRP para a alopecia androgenética, rejuvenescimento da pele e cirurgia de transplante capilar.

Tabela 1.1 Usos do PRP na Dermatologia e em Outros Campos da Medicina

Usos do PRP em dermatologia[6,8]	Usos de PRP em outros campos médicos[3,5,7,9-11]
• Alopecia androgenética	• Tendinopatia
• Revisão de cicatriz	• Lesão muscular
• Cicatrizes de acne	• Remodelamento ósseo
• Rejuvenescimento da pele	• Osteoartrite
• Aumento da derme	• Enxertos ósseos
• Estrias distensas	• Elevações sinusais
• Envelhecimento da pele	• Transferência de tecido adiposo
• Rugas	• Aumento da mama
• Melasma e despigmentação	• Cicatrização de feridas
• Cirurgia de transplante capilar	• Rejuvenescimento ósseo do dente
• Círculos perioculares	• Cicatrização de feridas periodontais
	• Síndrome do olho seco grave
	• Síndrome da superfície ocular após cirurgia LASIK

Abreviatura: PRP, plasma rico em plaquetas.

No entanto, existem pouquíssimos ensaios controlados randomizados e, dessa forma, a literatura é qualitativamente escassa.[7] Dito isto, com o aumento da prevalência de PRP nas práticas estéticas, é fundamental compreender o que é o PRP e seu mecanismo de ação. O processo de preparação do PRP deve ser entendido completamente para distinção efetiva entre os vários sistemas disponíveis (▶Tabela 1.1).[3,5-11]

1.2 Definição de Plasma Rico em Plaquetas

O PRP é uma preparação autóloga de plasma com altas concentrações de plaquetas derivadas do sangue total.[12] Níveis normais de plaquetas no sangue variam de 150.000 a 400.000 plaquetas/μL ou 150 a 400 × 10^9/L. A definição prática de PRP atualmente é o plasma contendo mais de 1.000.000 plaquetas/μL, com base em estudos mostrando o aumento da cicatrização óssea e dos tecidos moles neste nível.[13] Atualmente, a maioria das preparações de PRP tem uma concentração que é 4 a 8 vezes maior do que a observada no sangue periférico,[9] dependendo do sistema de preparação.

Estudos demonstraram que os fatores de crescimento contidos no PRP aumentam linearmente com concentrações elevadas de plaquetas.[14] Giusti *et al.* notaram que a indução de angiogênese em células endoteliais foi otimizada com uma concentração plaquetária de 1.500.000 plaquetas/μL. Além disso, também foi determinado que concentrações extremamente altas de plaquetas realmente diminuíram a angiogênese.[15] Essa correlação negativa também foi observada em estudos revelando um impacto inibitório na regeneração óssea com concentrações extremamente elevadas de plaquetas.[16]

O uso de preparações autólogas de PRP fornece múltiplas vantagens. Reduz o problema de reações imunogênicas e torna pouco provável a transmissão de doenças.[17] Portanto, o procedimento é muito seguro, bem tolerado e tem mínimos efeitos adversos.

O PRP é diferenciado dos fatores de crescimento recombinantes, pois é fisiológico, intrinsecamente derivado de humanos em vez de modelos animais ou meio de cultura celular, e, portanto, contém fatores de crescimento "puros". Além disso, é liberado a partir do coágulo, que é um sistema de liberação natural em humanos. Os fatores de crescimento recombinantes são extraídos de um sistema externo, geralmente de outros animais, e liberados por carreadores sintéticos.[13] O PRP contém leucócitos, que são catabólicos e pró-inflamatórios, juntamente com plaquetas e plasma, que produzem funções anabólicas no corpo. É crucial que estas funções aparentemente opostas sejam balanceadas adequadamente, permitindo que cada um realize o seu propósito. Mesmo pequenas mudanças nos níveis desses fatores de crescimento podem criar um desequilíbrio, produzindo um aumento na inflamação e ou dor.[10] Acredita-se que a manutenção de um equilíbrio inalterado de funções anabólicas e catabólicas auxilie na preservação do ambiente ideal para a cicatrização e crescimento tecidual.[9]

1.3 Ciência Básica por trás do PRP e Mecanismo Proposto de Ação do PRP

Os mecanismos de PRP não são totalmente compreendidos. No entanto, acredita-se que as plaquetas liberam proteínas de sinalização, incluindo uma grande variedade de fatores de crescimento, quimiocinas e citocinas, que resultam na promoção da proliferação e diferenciação celular.[4,12,18,19] Plaquetas são conhecidas por conter mais de 20 fatores de crescimento[20] no interior de grânulos-α, que são liberados sob ativação, com o intuito de secretar as moléculas de sinalização no tecido circundante. A ▶Tabela 1.2 lista importantes fatores de crescimento, como fator de crescimento derivado de plaquetas (PDGF), fator de crescimento transformador (TGF), fator de crescimento epidérmico (EGF), fator de crescimento endotelial vascular (VEGF), fator de crescimento insulina-símile (IDGF) e interleucina-1 (IL-1) (▶ Tabela 1.2).[14,18,19,21-25] As

Tabela 1.2 Fatores de Crescimento no PRP e Suas Funções Pincipais[14,22-25]

Fator de crescimento	Ações
PDGF αα, PDGF αβ, PDGF ββ	• Quimiotaxia para fibroblastos, macrófagos e neutrófilos • Mitogênico para fibroblastos, células do músculo liso, células endoteliais, células mesenquimais e osteoblastos • Promove a síntese de colágeno e outras proteínas, regula a secreção de colagenase
TGF-β1, TGF-β2, TGF-α	• Promove a angiogênese • Regulação da proliferação, diferenciação e apoptose celular • Quimiotaxia para fibroblastos, queratinócitos e macrófagos • Mitogênico para fibroblastos, células do músculo liso • Inibe a proliferação de células endoteliais, queratinócito, linfócito e macrófago • Regula a produção de proteínas da matriz (colágeno, proteoglicanos, fibronectina e proteínas de degradação da matriz) • Proliferação de células mesenquimais não diferenciadas
VEGF	• Estimula a angiogênese e permeabilidade vascular • Quimiotático e mitogênico para células endoteliais
FGF-2, FGF-9	• Envolvido na regeneração tecidual • Estimula o crescimento e diferenciação de células mesenquimais, condrócitos, osteoblastos
EGF	• Fortemente envolvido na regulação da proliferação, diferenciação e sobrevivência celular • Estimula a angiogênese • Mitogênico para fibroblastos, células endoteliais, células mesenquimais e queratinócitos • Promove a quimiotaxia endotelial • Regula a secreção de colagenase
IGF-1	• Regula o metabolismo celular • Estimula a proliferação e a diferenciação em osteoblastos (formação óssea) • Quimiotático para fibroblastos • Estimula a síntese de proteínas
CTGF	• Promove a angiogênese, regeneração condral, fibrose e adesão plaquetária

Abreviaturas: CTGF, fator de crescimento do tecido conjuntivo; EGF, fator de crescimento epidérmico; FGF, fator de crescimento de fibroblastos; IGF, fator de crescimento insulina-símile; PDGF, fator de crescimento derivado de plaquetas; PRP, plasma rico em plaquetas; TGF, fator de crescimento transformador; VEGF, fator de crescimento endotelial vascular.

plaquetas no PRP secretam a maioria dos seus fatores de crescimento em uma hora de ativação,[22] com fatores residuais sendo liberados por até 7 dias.[13] Os mecanismos pelos quais o PRP provavelmente atinge a eficácia são bem descritos em outros campos da medicina: ortopedia, cirurgia, odontologia e na cicatrização das feridas. O PRP aumenta a liberação de citocinas, que então se ligam à superfície dos receptores transmembrana celular, promovendo a sinalização intracelular. Isso desencadeia mudanças em nível microscópico, incluindo angiogênese, síntese de colágeno, produção de matriz extracelular e apoptose reduzida, mimetizando os mecanismos necessários para usos dermatológicos.[3,26]

Na dermatologia, o mecanismo proposto de PRP varia com base na sua localização de uso. Como observado, os fatores de crescimento liberados por plaquetas no PRP podem estimular diferentes alvos fundamentados nas áreas específicas tratadas.

1.3.1 Mecanismo de Ação dos Efeitos do PRP no Crescimento Capilar

O PRP estimula o crescimento capilar por muitos mecanismos, mas uma importante via é a angiogênese associada ao anágeno.[12,27] Vários tratamentos para a queda de cabelo são destinados a aumentar a angiogênese e melhorar o fluxo sanguíneo na unidade do folículo capilar.[4] A secreção do fator de crescimento endotelial vascular (VEGF) é amplamente responsável pela angiogênese associada ao anágeno e também foi demonstrado o aumento do crescimento de estruturas dérmicas.[28,29] Além do VEGF, os grânulos-α no PRP liberam níveis aumentados de PDGF e o fator de crescimento endotelial derivado de plaquetas. Acredita-se que esses fatores atuem sobre as células-tronco dos folículos pilosos e estimulem a neovascularização.[30] Dessa forma, o PRP é utilizado para tratar de forma eficaz a queda de cabelo masculino e feminino (▶ Fig. 1.1).[19] A circulação aumentada nas estruturas que circundam imediatamente os folículos pilosos indica um mecanismo evidente de melhor crescimento capilar.[20] De modo similar, injeções subcutâneas de PRP melhoram a sobrevida de enxertos de pele, provavelmente por um mecanismo semelhante de aumento do fluxo sanguíneo.[31]

Existem muitos outros mecanismos pelos quais o PRP pode auxiliar no crescimento capilar. Li *et al.* demonstraram níveis elevados de β-catenina, quinase relacionada ao sinal extracelular, além da sinalização Akt, que contribuem para a proliferação de células da papila dérmica.[12] O PRP ativado aumentou os níveis de Akt fosforilado e quinases reguladas por sinal extracelular fosforilado, moléculas que resultaram em propagação da papila dérmica humana.[12] De forma interessante, observou-se que os efeitos do PRP foram dose-dependentes neste estudo, indicando a importância de obter níveis apropriados de PRP para alcançar resultados máximos.

Inúmeros estudos detalharam o PRP e seus efeitos antiapoptóticos.[32,33] Esse mecanismo é fundamentado na capacidade do PRP para induzir a ativação de Bcl-2 e a fosforilação de Akt, ambos envolvidos na regulação antiapoptótica. As células da papila dérmica são protegidas da ruptura prematura e permanecem ativas, estendendo, assim, a fase anágena do ciclo capilar e retardando a indução para as fases catágenas e telógenas.[34-36] Além disso, Li *et al.* demonstraram que o tratamento com PRP quase dobrou a atividade transcricional de β-catenina, que é expressa no folículo capilar anágeno. Isto, juntamente com a capacidade do PRP para regular positivamente o fator de crescimento de fibroblastos 7 (FGF-7), também auxilia no alongamento da fase anágena ou de crescimento do ciclo capilar.[12,32] Por fim, a promoção de sinalização do FGF-7 também demonstrou estimular a diferenciação de células-tronco nos folículos pilosos.[37]

1.4 Mecanismo de Ação do PRP no Rejuvenescimento e Reparo

Assim como no crescimento capilar, provavelmente existem vários mecanismos pelos quais o PRP influencia o rejuvenescimento da pele. O acúmulo de fibrilas de colágeno fragmentadas previne novo crescimento de colágeno e leva à ruptura da matriz extracelular.[38] O PRP ativado aumenta a expressão de metalopeptidases da matriz (MMP-1 e MMP-3), estimulando o remodelamento da membrana extracelular e remoção de fragmentos de colágeno lesionados, por fim permitindo melhor e mais regularmente organizada síntese de colágeno.[39,40] O PRP contém muitos fatores de crescimento que estimulam os fibroblastos dérmicos humanos e aumentam a neocolagênese.[40] Também demonstrou aumentar a secreção de ácido hialurônico.[41] Entre suas muitas funções na derme, o ácido hialurônico liga-se avidamente à água, aumentando, dessa forma, o volume e hidratação da pele. No conjunto, esses achados sugerem que a solução de PRP pode aumentar a síntese de matriz extracelular e é um possível tratamento para o rejuvenescimento da pele e para cicatrizes de acne.[42]

O PRP tem sido recentemente utilizado com a técnica de *resurfacing* ablativo a *laser* para tratar as cicatrizes de acne facial. Também é utilizado para o cuidado de feridas após os tratamentos ablativos a *laser*.[23] O *resurfacing* ablativo fracionado com *laser* de dióxido de carbono demonstrou produzir patologia semelhante à observada em

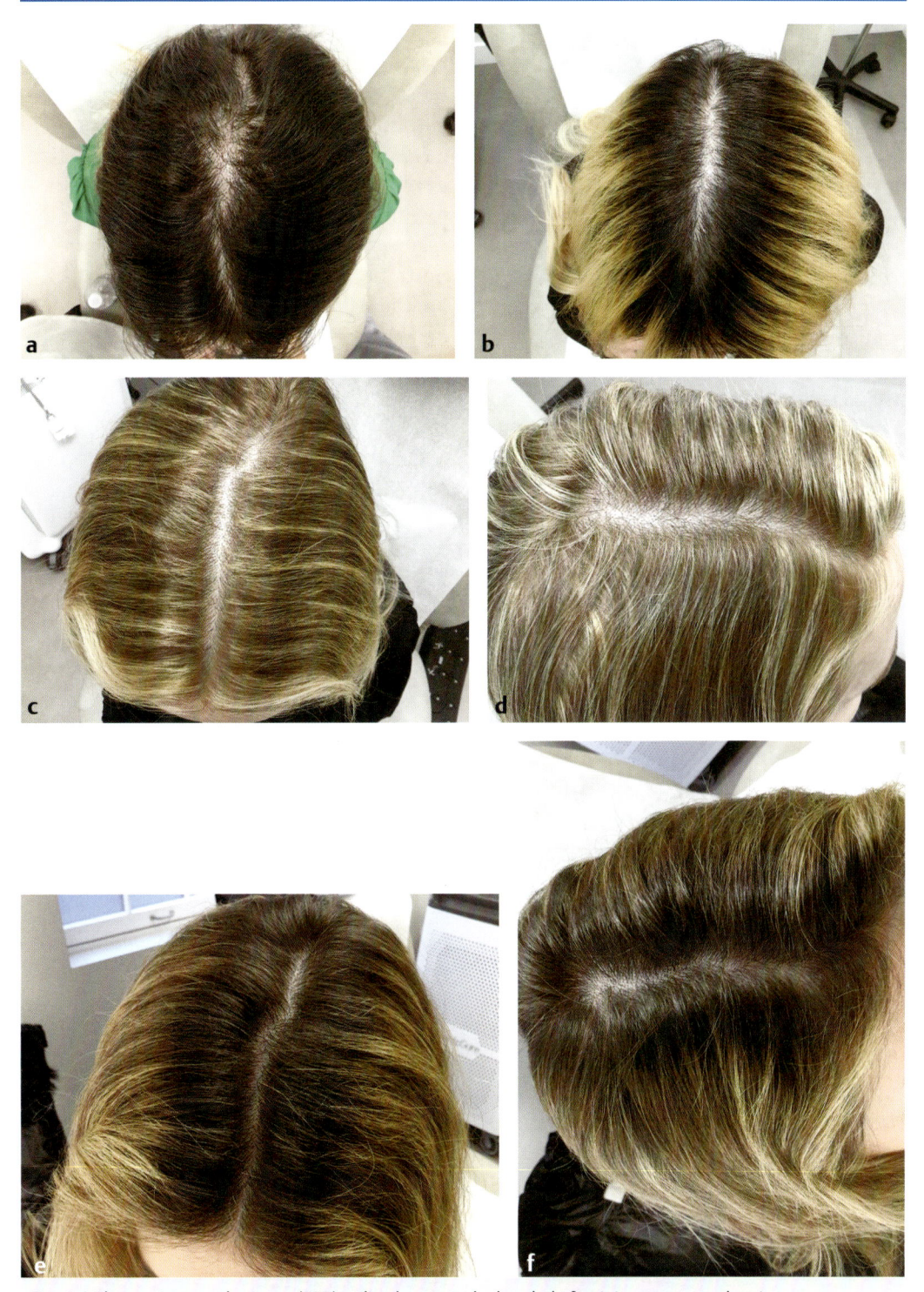

Fig. 1.1 Plasma rico em plaquetas (PRP) utilizado na queda de cabelo feminino — antes e depois. Paciente 1 **(a)** antes do PRP e **(b)** 4 meses pós-tratamento. Paciente 2 **(c, d)** antes do PRP e **(e, f)** 4 meses pós-tratamento.

feridas normais. Dessa forma, a adição de plaquetas, um elemento fundamental para o reparo normal de feridas, deve auxiliar e acelerar a regeneração tecidual após a terapia ablativa a *laser*.[43] Embora não comprovado até o presente momento, acredita-se que a liberação pelo PRP de grânulos-α, contendo grande armazenamento de agregados de fatores de crescimento, leva à cicatrização tecidual mais eficiente e rápida. Além disso, o PRP demonstrou acelerar a cicatrização de feridas, reduzir o eritema e diminuir a perda de água transepidérmica em pacientes após o *resurfacing* ablativo fracionado.

1.5 Opções de Preparação

A extração de PRP depende da centrifugação diferencial do sangue total e separação dos componentes desejados com base na gravidade específica. A preparação de PRP pode ser feita tanto manualmente como por dispositivo automatizado. De qualquer modo, o processo básico começa com a coleta de sangue periférico do paciente (▶ Fig. 1.2a–e). Os tubos de sangue (frequentemente contendo um agente anticoagulante) são então centrifugados, de acordo com os protocolos específicos, com parâmetros de velocidade, ciclos e tempos de rotação. A centrifugação rápida separa em camadas as diferentes linhagens de células sanguíneas, com base na massa, para que as plaquetas no plasma — então a denominação plasma rico em plaquetas (PRP) — possam ser extraídas dos tubos com concentrações variáveis de eritrócitos e granulócitos (▶ Fig. 1.3). Alguns protocolos adicionam substâncias ativadoras (ver a seguir) antes do uso.[44]

Os dois principais métodos de preparo manual do PRP são o método de "produção de PRP" e o método de "creme ou papa leucocitária" (*buffy coat*). No método de "produção de PRP", o sangue total é submetido a uma centrifugação inicial mais lenta, denominada "rotação branda", que produz uma camada superior contendo plaquetas e leucócitos, uma camada média, chamada creme ou papa leucocitária (*buffy coat*) (que é rica em glóbulos brancos [WBCs, *white blood cells*]) e uma camada inferior, contendo, em sua maioria, os eritrócitos (RBCs, *red blood cells*). A camada superior e o creme leucocitário superficial são então extraídos e submetidos a um segundo ciclo de centrifugação na velocidade mais alta, denominada "rotação mais rápida". Isso resulta na formação de *pellets,* delicados compostos principalmente de plaquetas, juntamente com o plasma pobre em plaquetas (PPP), que é, em seguida, removido, deixando o PRP.[45]

No método da extração do "creme ou papa leucocitária" (*buffy coat*), o sangue total é primeiramente submetido a uma rotação mais forte, separando-o em uma camada superior de PPP, uma camada média de creme leucocitário (contendo PRP) e a camada inferior de RBC. O plasma no sobrenadante é removido e a camada de creme leucocitário é depois submetida a uma rotação branda, gerando o PRP puro e os leucócitos, que são descartados.[44]

Atualmente, existem vários sistemas de produção de PRP comerciais e automatizados disponíveis, que facilitam a produção de PRP em um processo eficiente e simples. Os sistemas automatizados utilizam sensores para distinguir a interface de creme leucocitário – RBC. Isso resulta em uma concentração consistente de PRP produzido. Cada sistema utiliza um método diferente para coletar e concentrar as plaquetas. Geralmente, 30 mL de sangue total renderão de 3 a 5 mL de PRP (dependendo do nível de plaquetas do paciente, sistema e técnica utilizada).[44] A produção automatizada de PRP não é consistente em seus resultados, mas tem maior reprodutibilidade do que os métodos manuais. Além disso, sistemas fechados reduzem possíveis erros e auxiliam a garantir condições estéreis que são mantidas ao longo de todo o procedimento.[46]

Antes da injeção, o PRP é, frequentemente, ativado pela adição de trombina ou cloreto de cálcio. Uma vez ativado, o PRP deve ser utilizado imediatamente para manter sua viabilidade.[3] Alguns sistemas não necessitam dessa etapa, pois o colágeno é um ativador natural de PRP e, portanto, não requer ativação exógena quando utilizado no tecido mole.[44]

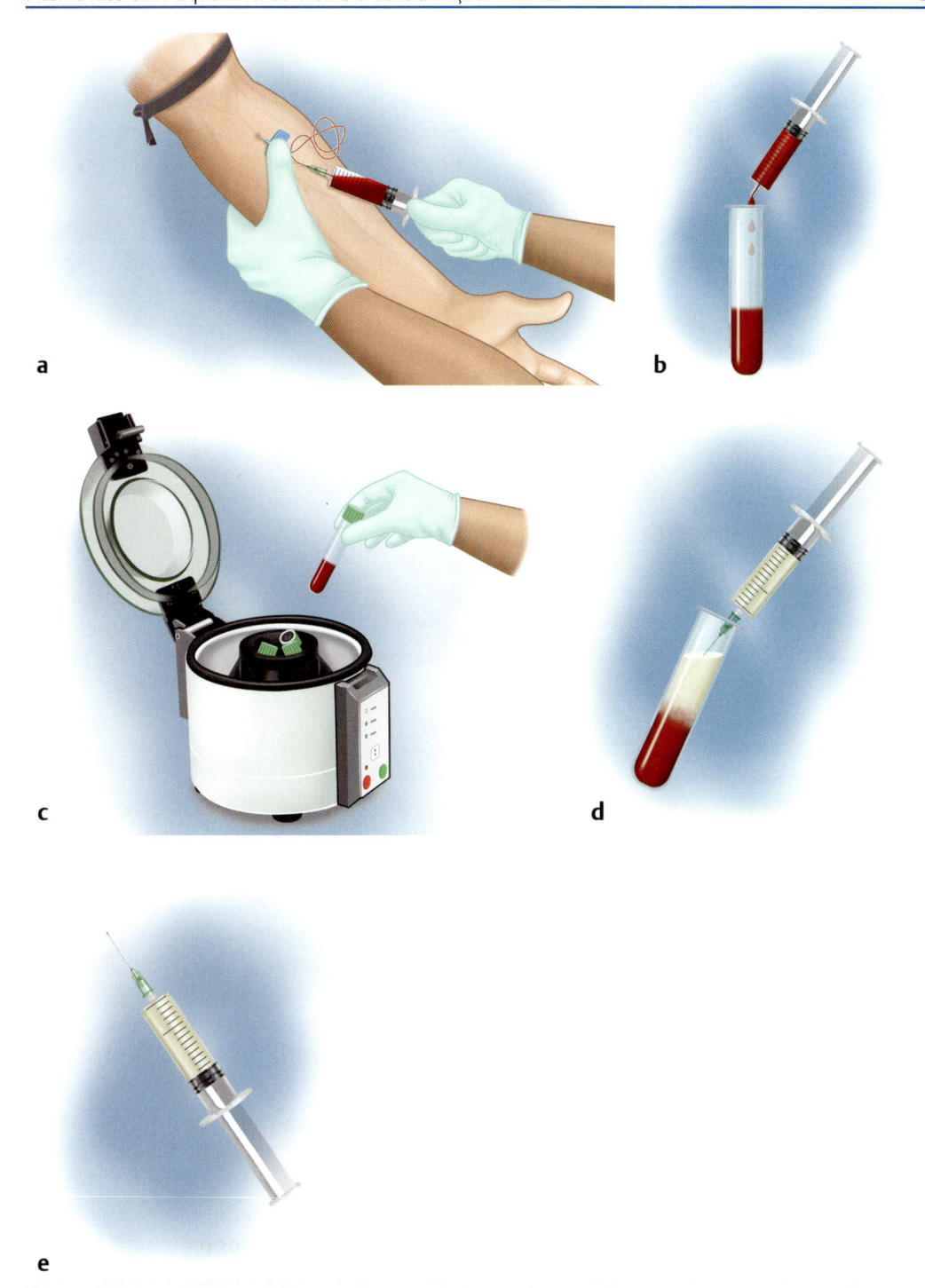

Fig. 1.2 Etapas para coleta de plasma rico em plaquetas (PRP) no método de rotação única. **(a)** Etapa 1: coleta de sangue — venopunção da veia antecubital. **(b)** Etapa 2: transferência do sangue para os tubos de coleta para a centrifugação. **(c)** Etapa 3: os espécimes são colocados na centrífuga. **(d)** Etapa 4: retirada da camada de PRP para uma seringa após a centrifugação. **(e)** Etapa 5: a seringa com PRP pronta para a injeção.

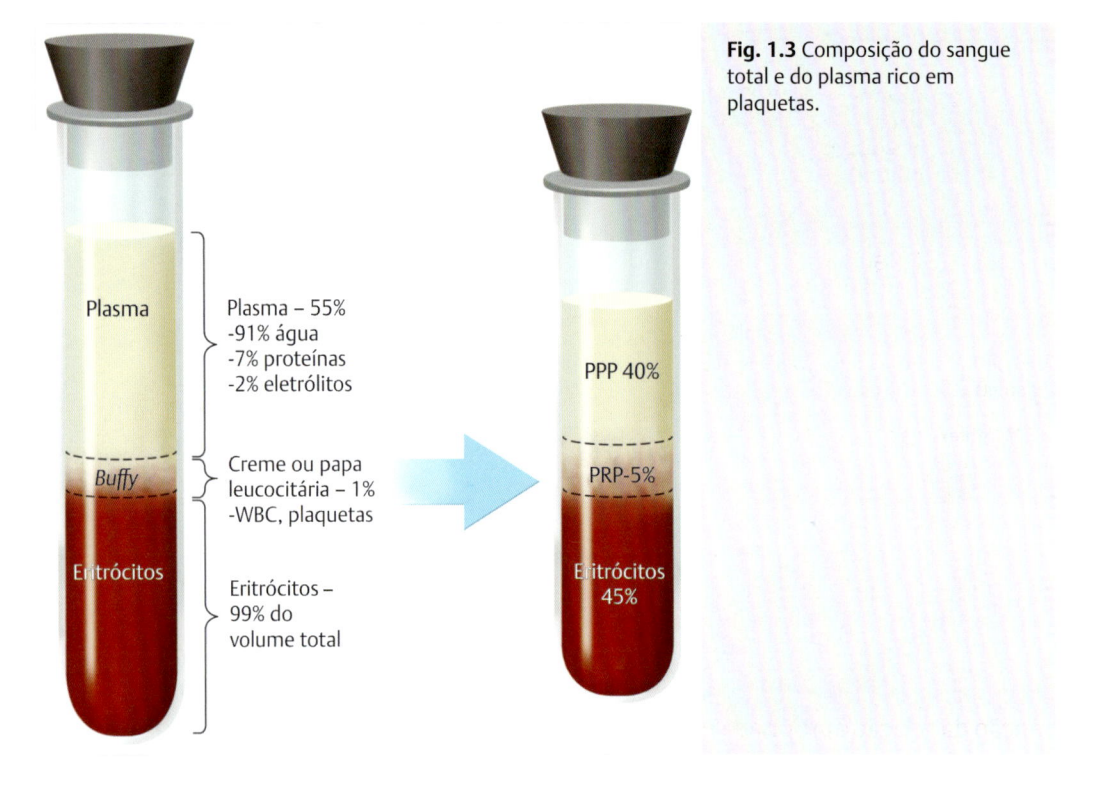

Fig. 1.3 Composição do sangue total e do plasma rico em plaquetas.

1.5.1 Considerações Práticas na Avaliação dos Sistemas de PRP

Ao selecionar a avaliação de um sistema de preparação de PRP, existem muitas variáveis a considerar. Cada sistema específico atualmente disponível varia amplamente, considerando seu método de preparação. Não existe diretriz ou padrão em relação à técnica apropriada para atingir a concentração plaquetária ideal nos preparos de PRP.[32] Isso dificulta a comparação e avaliação dos sistemas. No entanto, alguns critérios devem ser considerados ao determinar qual deve ser usado em determinado cenário prático.[47]

É essencial tomar conhecimento das concentrações de plaquetas produzidas em cada sistema. Enquanto a concentração ideal para indicações dermatológicas ou de cirurgia plástica ainda seja desconhecida, diferentes sistemas produzem soluções altamente variáveis.[44] Como observado previamente, demonstrou-se que, no mínimo, 1.000.000 plaquetas/μL são necessárias para a cicatrização de feridas e 1.500.000 plaquetas/μL são ideais para a angiogênese (▶ Tabela 1.3).[13,15]

Existe um grande debate considerando o impacto de WBCs no PRP. Muitos acreditam que o WBC é um componente importante do PRP, em razão de suas propriedades antimicrobianas que protegem contra infecções e potenciais alergias.[48] Outros asseguram que as plaquetas já contêm propriedades antimicrobianas e, assim, os WBCs são desnecessários. De fato, também se sugeriu que a presença de níveis elevados de WBCs, especialmente neutrófilos, pode ser deletéria para o processo de cicatrização. Neutrófilos causam inflamação, potencialmente provocando danos no tecido não lesionado, resultando em fibrose indesejável, cicatrização e cascatas catabólicas.[49,50] Além disso, leucócitos concentrados podem neutralizar muitos dos fatores de crescimento liberados em proximidade imediata.[51] Esses efeitos demonstraram impedir a cicatrização.[48] Dessa forma, Sundman *et al.* observaram que, além da concentração de plaquetas, a eficácia de PRP também é dependente da ob-

Tabela 1.3 Comparação dos Sistemas de Preparação

Sistema	Média de concentração plaquetária ($\times 10^9$/L)	Média de WBC ($\times 10^9$/L)	Média de neutrófilos ($\times 10^9$/L)	Média de RBC ($\times 10^9$/L)
Controle	269	8,73	5,5	4,7
Magellan® (Arteriocyte Medical)	1.266	31,4	15,1	1,03
GPS® III (Biomet)	964	35,8	15,4	1,03
ACP® (Athrex)	412	1,3	0,4	0,0333
SmartPrep® 2 (Harvest)	1.224	24,7	6,47	1,43

Fonte: Adaptada de Fitzpatrick, J, Bulsara, MK, McCrory, PR, Richardson, MD, Zheng, MH. Analysis of platelet-rich plasma extraction variations in platelet and blood components between 4 common commercial kits. Orthop J Sports Med. 2017;5(1):232596711667527.

tenção da relação apropriada entre plaquetas e WBC. O método do plasma emprega uma rotação mais curta e mais lenta com o objetivo de remover os glóbulos brancos, mediante a perda de algumas plaquetas. O método do creme ou papa leucocitária utiliza uma rotação mais longa com uma taxa mais elevada para criar um creme leucocitário e capturar o maior número possível de plaquetas.[52] Os eritrócitos contêm espécies reativas de oxigênio, que produzem reações inflamatórias indesejadas no local da injeção. RBCs injetados diretamente no tecido provavelmente resultariam em aumento de edema e dor para o paciente.[50] Além disso, a inflamação tem um impacto negativo no novo crescimento capilar. Cria um ambiente catabólico que não promove a regeneração e impede os efeitos dos fatores do crescimento. Pode também induzir o eflúvio telógeno, um efeito indesejado. Diversos estudos demonstraram que cada sistema produz quantidades variáveis de WBCs e RBCs, apesar das técnicas similares de preparação (▶ Tabela 1.3).[53,54] Desse modo, estudos adicionais, comparando os vários sistemas, são necessários.

Ao comparar os sistemas, é importante notar que os diferentes dispositivos utilizam volumes distintos, tornando as medidas de concentração incertas. Dessa forma, os sistemas de preparo devem ser sempre avaliados utilizando a dose total de plaquetas. Além disso, é vital encontrar um sistema que produza plaquetas não lesionadas, pois o rompimento das plaquetas gera certa diminuição da produção de fatores de crescimento.[13] O tempo de rotação, aceleração centrífuga e distância entre as proteínas são fatores essenciais que contribuem para a qualidade e, portanto, a eficácia do preparo de PRP. Fatores adicionais que valem a pena considerar incluem o rotor da centrífuga (facilidade e suavidade da rotação), o anticoagulante utilizado ou os meios de prevenção da agregação plaquetária (p. ex., a acidez pode influenciar tanto no conforto, quando injetado, e na qualidade plaquetária), e a minimização do gradiente plaquetário. Condições eficientes de recuperação plaquetária são a baixa aceleração centrífuga (próxima a $100 \times g$, 10 minutos) na primeira rotação e aproximadamente $400 \times g$ na segunda rotação para prevenção de efeitos na ativação das plaquetas.[48]

Existem muitos dados conflitantes sobre a eficácia da rotação única *vs.* dupla nas preparações de PRP. Em teoria, a rotação única (métodos do plasma) deve produzir concentrações mais baixas de plaquetas do que os métodos de rotação dupla (creme leucocitário). Embora alguns estudos apoiem esses dados,[55] existem outros estudos que demonstraram a eficiência de sistemas de rotação única na concentração de plaquetas no PRP em níveis adequados.[53] Deve-se notar também que ambos os estudos tiveram altos desvios padrões, indicando elevados níveis de variabilidade. Existem múltiplos sistemas disponíveis que empregam diferentes métodos de centrifugação. Por exemplo, o Eclipse e o RegenLabs utilizam um método de rotação única (▶ Fig. 1.2a–e). Além disso, novos sistemas no mercado afirmam ser capazes de realizar a rotação dupla em um único aparelho de centrífuga (▶ Fig. 1.4a–e).

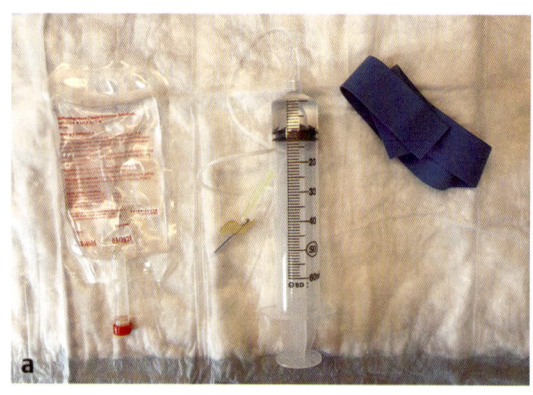

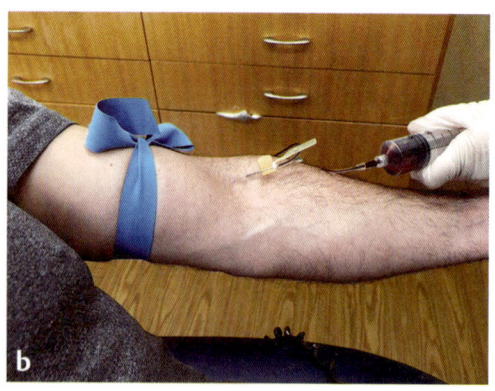

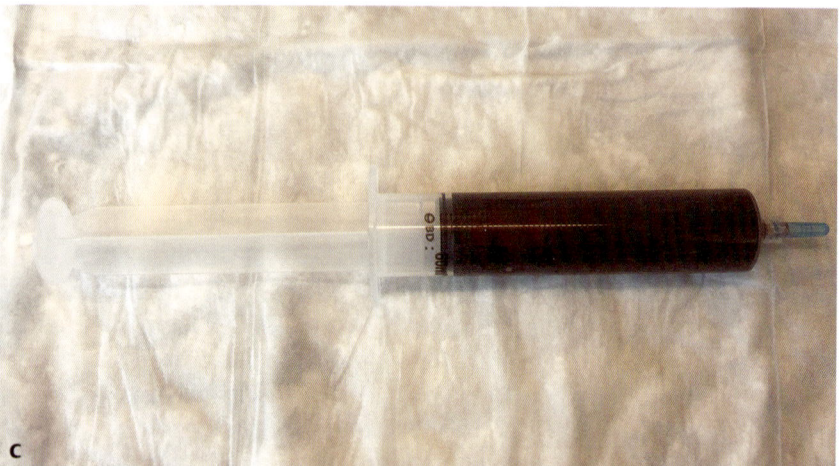

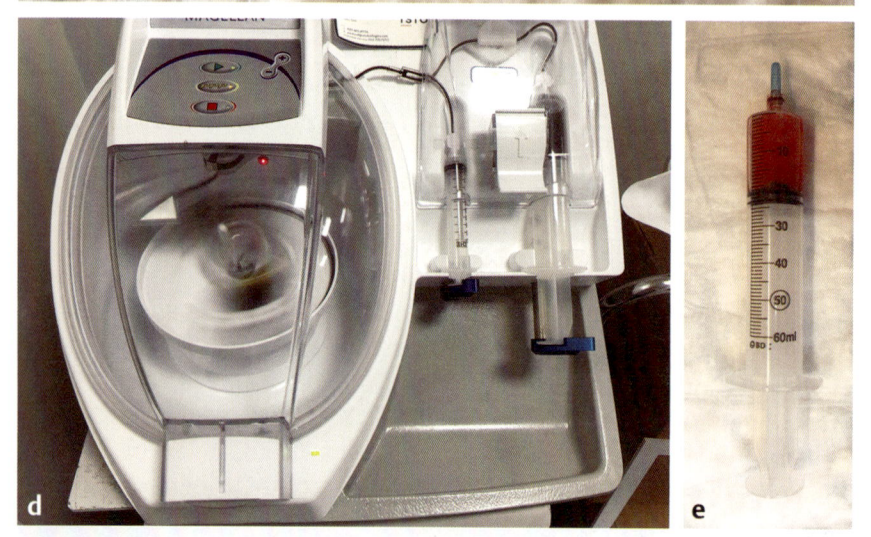

Fig. 1.4 Coleta de plasma rico em plaqueta (PRP) utilizando sistema automatizado. **(a)** Etapa 1: seringa, agulha tipo borboleta, torniquete e anticoagulante para flebotomia. **(b)** Etapa 2: coleta de sangue da veia antecubital. **(c)** Etapa 3: sangue misturado com anticoagulante pronto para centrifugação. **(d)** Etapa 4: centrifugação do sangue. **(e)** Etapa 5: PRP pronto para injeção.

Cada sistema individual deve ser avaliado singularmente para determinar o nível real de concentração plaquetária. Existem vários fatores adicionais que entram em ação. O uso de alguns anestésicos e anticoagulantes podem alterar o pH, criando um pH subótimo no PRP. Outro estudo também revelou efeitos variáveis com base nos metais utilizados na centrífuga.[52] Outros estudos independentes são necessários para investigar formalmente cada critério individual, em cada um dos sistemas de PRP disponíveis no mercado.

A utilização do PRP em um contexto estético tem necessidades únicas quando comparada a outras especialidades. A quantidade de PRP produzida é dependente do volume de sangue coletado e a capacidade da centrífuga por rotação. A ortopedia e outros sistemas cirúrgicos necessitam de centrifugação de grandes quantidades de sangue para produzir a quantidade necessária para cirurgias de grande porte. Essa técnica pode ser apropriada para uso durante procedimentos de cirurgia reconstrutiva ou cirurgia plástica na sala de operação. No entanto, as aplicações realizadas no consultório médico, em geral, necessitam de aproximadamente 5 a 12 mL de PRP; dessa forma, encontrar um sistema que permita a centrifugação de um volume menor apropriado de sangue é necessário. Pequenos frascos, porém, apresentam uma capacidade de concentração limitada, pois apenas uma fração do sangue coletado torna-se o PRP e, em geral, quanto mais concentrada a solução, menor o rendimento total. O tamanho da centrífuga, o custo dos consumíveis, assim como o tempo necessário para a coleta e processamento, deve ser considerado. As práticas ambulatoriais preferem sistemas de centrifugação compactos, ao contrário dos sistemas em bloco operatório hospitalar que apresentam menos restrições de espaço. Os custos dos consumíveis devem ser considerados em virtude dos múltiplos protocolos de tratamento para muitas condições dermatológicas. Sendo assim, a manutenção de uma faixa de preço razoável para os pacientes é importante para assegurar a viabilidade do procedimento e manter a concordância a longo prazo com os protocolos de tratamento. Tempos de centrifugação mais curtos também são favoráveis no contexto de um consultório, que apresenta ritmo acelerado.

Sistemas manuais são atraentes para os profissionais médicos, pois são baratos e prometem obter altas concentrações de PRP. No entanto, esses sistemas são altamente dependentes da técnica, apresentam potencial de contaminação, são suscetíveis ao dano das plaquetas e necessitam de mais intervenções manuais para o preparo integral. Sistemas automatizados, embora mais caros, agilizam o processo de preparação, minimizam o dano às plaquetas e diminuem a possibilidade de contaminação.[46]

1.6 Conclusão

Houve um aumento no uso de PRP na dermatologia estética e nas práticas de cirurgia plástica. O PRP é uma solução autóloga contendo plaquetas concentradas, que, em ativação, desencadeiam uma cascata de fatores de crescimento, estimulando a neovascularização, remodelamento tecidual e vias antiapoptóticas. É fundamental compreender as vantagens e desvantagens de diferentes sistemas de preparação e identificar quais métodos produzem o rendimento mais elevado, com melhor qualidade de PRP. Futuros estudos clínicos randomizados irão delinear a função do PRP em muitas aplicações estéticas. É provável que o sistema ideal seja distinto com base na condição clínica.

Referências

[1] Pierce GF, Mustoe TA, Lingelbach J, et al. Platelet-derived growth factor and transforming growth factor-beta enhance tissue repair activities by unique mechanisms. J Cell Biol. 1989; 109(1):429–440
[2] Oz MC, Jeevanandam V, Smith CR, et al. Autologous fibrin glue from intraoperatively collected platelet-rich plasma. Ann Thorac Surg. 1992; 53(3):530–531
[3] Mishra A, Woodall J, Jr, Vieira A. Treatment of tendon and muscle using platelet-rich plasma. Clin Sports Med. 2009; 28 (1):113–125
[4] Kang JS, Zheng Z, Choi MJ, Lee SH, Kim DY, Cho SB. The effect of CD34 + cell-containing autologous platelet-rich plasma injection on pattern hair loss: a preliminary study. J Eur Acad Dermatol Venereol. 2014; 28(1):72–79

[5] Adler SC, Kent KJ. Enhancing wound healing with growth factors. Facial Plast Surg Clin North Am. 2002; 10(2):129–146

[6] Leo MS, Kumar AS, Kirit R, Konathan R, Sivamani RK. Systematic review of the use of platelet-rich plasma in aesthetic dermatology. J Cosmet Dermatol. 2015; 14(4):315–323

[7] Lynch MD, Bashir S. Applications of platelet-rich plasma in dermatology: A critical appraisal of the literature. J Dermatolog Treat. 2016; 27(3):285–289

[8] Arshdeep, Kumaran MS. Platelet-rich plasma in dermatology: boon or a bane? Indian J Dermatol Venereol Leprol. 2014; 80 (1):5–14

[9] Kon E, Filardo G, Di Martino A, Marcacci M. Platelet-rich plasma (PRP) to treat sports injuries: evidence to support its use. Knee Surg Sports Traumatol Arthrosc. 2011; 19(4):516–527

[10] Andia I, Maffulli N. Platelet-rich plasma for managing pain and inflammation in osteoarthritis. Nat Rev Rheumatol. 2013; 9(12):721–730

[11] Tözüm TF, Demiralp B. Platelet-rich plasma: a promising innovation in dentistry. J Can Dent Assoc. 2003; 69(10):664-664

[12] Li ZJ, Choi HI, Choi DK, et al. Autologous platelet-rich plasma: a potential therapeutic tool for promoting hair growth. Dermatol Surg. 2012; 38(7 Pt 1):1040–1046

[13] Marx RE. Platelet-rich plasma (PRP): what is PRP and what is not PRP? Implant Dent. 2001; 10(4):225–228

[14] Eppley BL, Woodell JE, Higgins J. Platelet quantification and growth factor analysis from platelet-rich plasma: implications for wound healing. Plast Reconstr Surg. 2004; 114(6):1502–1508

[15] Giusti I, Rughetti A, D'Ascenzo S, et al. Identification of an optimal concentration of platelet gel for promoting angiogenesis in human endothelial cells. Transfusion. 2009; 49(4):771–778

[16] Weibrich G, Hansen T, Kleis W, Buch R, Hitzler WE. Effect of platelet concentration in platelet-rich plasma on periimplant bone regeneration. Bone. 2004; 34(4):665–671

[17] Sánchez AR, Sheridan PJ, Kupp LI. Is platelet-rich plasma the perfect enhancement factor? A current review. Int J Oral Maxillofac Implants. 2003; 18(1):93–103

[18] Marx RE. Platelet-rich plasma: evidence to support its use.J Oral Maxillofac Surg. 2004; 62(4):489–496

[19] Eppley BL, Pietrzak WS, Blanton M. Platelet-rich plasma: a review of biology and applications in plastic surgery. Plast Reconstr Surg. 2006; 118(6):147e–159e

[20] Takikawa M, Nakamura S, Nakamura S, et al. Enhanced effect of platelet-rich plasma containing a new carrier on hair growth. Dermatol Surg. 2011; 37(12):1721–1729

[21] Khatu SS, More YE, Gokhale NR, Chavhan DC, Bendsure N. Platelet-rich plasma in androgenic alopecia: myth or an effective tool. J Cutan Aesthet Surg. 2014; 7(2):107–110

[22] Crovetti G, Martinelli G, Issi M, et al. Platelet gel for healing cutaneous chronic wounds. Transfus Apheresis Sci. 2004; 30 (2):145–151

[23] Na JI, Choi JW, Choi HR, et al. Rapid healing and reduced erythema after ablative fractional carbon dioxide laser resurfacing combined with the application of autologous platelet-rich plasma. Dermatol Surg. 2011; 37(4):463–468

[24] Steed DL. The role of growth factors in wound healing. Surg Clin North Am. 1997; 77(3):575–586

[25] Sunitha Raja V, Munirathnam Naidu E. Platelet-rich fibrin: evolution of a second-generation platelet concentrate. Indian J Dent Res. 2008; 19(1):42–46

[26] Lee KS, Wilson JJ, Rabago DP, Baer GS, Jacobson JA, Borrero CG. Musculoskeletal applications of platelet-rich plasma: fad or future? AJR Am J Roentgenol. 2011; 196(3):628–636

[27] Mecklenburg L, Tobin DJ, Müller-Röver S, et al. Active hair growth (anagen) is associated with angiogenesis. J Invest Dermatol. 2000; 114(5):909–916

[28] Tarallo V, Vesci L, Capasso O, et al. A placental growth factor variant unable to recognize vascular endothelial growth factor (VEGF) receptor-1 inhibits VEGF-dependent tumor angiogenesis via heterodimerization. Cancer Res. 2010; 70(5): 1804–1813

[29] Cervelli V, Garcovich S, Bielli A, et al. The effect of autologous activated platelet rich plasma (AA-PRP) injection on pattern hair loss: clinical and histomorphometric evaluation. BioMed Res Int. 2014; 2014:760709

[30] Uebel CO, da Silva JB, Cantarelli D, Martins P. The role of platelet plasma growth factors in male pattern baldness surgery. Plast Reconstr Surg. 2006; 118(6):1458–1466, discussion 1467

[31] Li W, Enomoto M, Ukegawa M, et al. Subcutaneous injections of platelet-rich plasma into skin flaps modulate proangiogenic gene expression and improve survival rates. Plast Reconstr Surg. 2012;129(4):858–866

[32] Maria-Angeliki G, Alexandros-Efstratios K, Dimitris R, Konstantinos K. Platelet-rich plasma as a potential treatment for noncicatricial alopecias. Int J Trichology. 2015; 7(2):54–63

[33] Kwon OS, Pyo HK, Oh YJ, et al. Promotive effect of minoxidil combined with all-trans retinoic acid (tretinoin) on human hair growth in vitro. J Korean Med Sci. 2007; 22(2): 283–289

[34] Ferraris C, Cooklis M, Polakowska RR, Haake AR. Induction of apoptosis through the PKC pathway in cultured dermal papilla fibroblasts. Exp Cell Res. 1997; 234(1):37–46

[35] Park KY, Kim IS, Kim BJ, Kim MN. Letter: autologous fat grafting and platelet-rich plasma for treatment of facial contour defects. Dermatol Surg. 2012; 38(9):1572–1574

[36] Krasna M, Domanović D, Tomsic A, Svajger U, Jeras M. Platelet gel stimulates proliferation of human dermal fibroblasts in vitro. Acta Dermatovenerol Alp Panonica Adriat. 2007;16(3):105–110

[37] Sohn KC, Shi G, Jang S, et al. Pitx2, a beta-catenin-regulated transcription factor, regulates the differentiation of outer root sheath cells cultured in vitro. J Dermatol Sci. 2009;54(1): 6–11

[38] Jenkins G. Molecular mechanisms of skin ageing. Mech Ageing Dev. 2002;123(7):801–810

[39] Kim DH, Je YJ, Kim CD, et al. Can platelet-rich plasma be used for skin rejuvenation? Evaluation of effects of platelet-rich plasma on human dermal fibroblast. Ann Dermatol. 2011;23(4):424–431

[40] Cho JW, Kim SA, Lee KS. Platelet-rich plasma induces increased expression of G1 cell cycle regulators, type I collagen, and matrix metalloproteinase-1 in human skin fibroblasts. Int J Mol Med. 2012; 29(1):32–36

[41] Anitua E, Sánchez M, Nurden AT, et al. Platelet-released growth factors enhance the secretion of hyaluronic acid and induce hepatocyte growth factor production by synovial fibroblasts from arthritic patients. Rheumatology (Oxford). 2007; 46(12):1769–1772

[42] Gawdat HI, Hegazy RA, Fawzy MM, Fathy M. Autologous platelet rich plasma: topical versus intradermal after fractional ablative carbon dioxide laser treatment of atrophic acne scars. Dermatol Surg. 2014; 40(2):152–161

[43] Lee JW, Kim BJ, Kim MN, Mun SK. The efficacy of autologous platelet rich plasma combined with ablative carbon dioxide fractional resurfacing for acne scars: a simultaneous splitface trial. Dermatol Surg. 2011; 37(7):931–938

[44] Dhurat R, Sukesh M. Principles and Methods of Preparation of Platelet-Rich Plasma: A Review and Author's Perspective. J Cutan Aesthet Surg. 2014; 7(4):189–197

[45] Sweeny J, Grossman BJ. Blood collection, storage and component preparation methods. In: Brecher M, ed. Technical Manual. 14th ed. Bethesda, MD: American Association of Blood Banks (AABB); 2002:955–8

[46] Fontenot RL, Sink CA, Werre SR, Weinstein NM, Dahlgren LA. Simple tube centrifugation for processing platelet-rich plasma in the horse. Can Vet J. 2012; 53(12):1266–1272

[47] Mehta V. Platelet-rich plasma: a review of the science and possible clinical applications. Orthopedics. 2010; 33(2):111

[48] Perez AGM, Lana JFSD, Rodrigues AA, Luzo ACM, Belangero WD, Santana MHA. Relevant aspects of centrifugation step in the preparation of platelet-rich plasma. ISRN Hematol. 2014; 2014:176060

[49] Fitzpatrick J, Bulsara MK, McCrory PR, Richardson MD, Zheng MH. Analysis of platelet-rich plasma extraction variations in platelet and blood components between 4 common commercial kits. Orthop J Sports Med. 2017; 5(1):2325967116675272

[50] Magalon J, Bausset O, Serratrice N, et al. Characterization and comparison of 5 platelet-rich plasma preparations in a single-donor model. Arthroscopy. 2014; 30(5):629–638

[51] Sundman EA, Cole BJ, Fortier LA. Growth factor and catabolic cytokine concentrations are influenced by the cellular composition of platelet-rich plasma. Am J Sports Med. 2011; 39 (10):2135–2140

[52] DeLong JM, Russell RP, Mazzocca AD. Platelet-rich plasma: the PAW classification system. Arthroscopy. 2012; 28(7):998–1009

[53] Mazzocca AD, McCarthy MB, Chowaniec DM, et al. Plateletrich plasma differs according to preparation method and human variability. J Bone Joint Surg Am. 2012; 94(4):308–316

[54] Castillo TN, Pouliot MA, Kim HJ, Dragoo JL. Comparison of growth factor and platelet concentration from commercial platelet-rich plasma separation systems. Am J Sports Med. 2011; 39(2):266–271

[55] Nagata MJ, Messora MR, Furlaneto FA, et al. Effectiveness of two methods for preparation of autologous platelet-rich plasma: an experimental study in rabbits. Eur J Dent. 2010;4(4):395–402

2
Plasma Rico em Plaquetas e Selantes de Fibrina na Cirurgia Plástica: Aplicações Clínicas e Uma Experiência Prática

Kamakshi Zeidler ▪ *R. Lawrence Berkowitz*

Resumo

Produtos derivados de plaquetas são utilizados no período intraoperatório, como uma solução (plasma rico em plaquetas [PRP]) e também como um selante autólogo (matriz de fibrina rica em plaquetas). Os selantes podem ser particularmente úteis nas cirurgias estéticas faciais, como foi demonstrado em nossa prática, e em um conjunto crescente, embora pequeno, de publicações na literatura, revelando menores taxas de hematoma e/ou seroma, assim como o retorno mais rápido à socialização do que o previsto. Os dados relativos à adição de PRP ao enxerto autólogo de tecido adiposo são contraditórios. Achados considerados inconsistentes podem resultar de diferenças na pureza e metodologia de preparação do PRP, gerando soluções variáveis que podem impactar positivamente ou negativamente em enxertos delicados, dependendo da composição. Outros estudos controlados, randomizados e de grande escala são necessários para confirmar essas observações preliminares, principalmente porque tais procedimentos estéticos são eletivos, então quaisquer terapias que otimizem os resultados e acelerem a recuperação são bem-vindas.

Palavras-chave: plasma rico em plaquetas, plasma pobre em plaquetas, matriz de fibrina rica em plaquetas/selante de fibrina rico em plaquetas, cirurgia plástica, cirurgia estética facial, rinoplastia, ritidoplastia, elevação endoscópica do supercílio, blefaroplastia, otoplastia, *resurfacing* com *laser*, enxerto de tecido adiposo, hematoma, seroma.

Pontos Principais

- Produtos derivados de plaquetas são utilizados durante o intraoperatório, como uma solução (plasma rico em plaquetas [PRP]) e como um selante autólogo (matriz de fibrina rica em plaquetas).
- Obtivemos resultados excelentes com o uso de selante de fibrina pobre em plaquetas e, posteriormente, com PRP durante toda a cirurgia facial aberta ou endoscópica, incluindo a rinoplastia com ou sem septoplastia, ritidoplastia e elevação do pescoço, ritidoplastia com cicatriz curta e suspensão craniana por mínimo acesso, elevação endoscópica do supercílio, blefaroplastia, otoplastia e *resurfacing* com *laser*.
- Nossas taxas de hematoma e/ou seroma, assim como o tempo de recuperação (retorno à socialização), são substancialmente menores do que o esperado. Uma quantidade crescente de publicações na literatura apoia esses achados, apesar do baixo poder estatístico de vários estudos.
- Em relação ao enxerto autólogo de tecido adiposo, a adição de PRP produziu resultados variáveis, talvez em razão das diferenças na pureza e metodologia de preparação do PRP.

Desde o conhecimento quanto à disponibilidade de plasma rico em plaquetas (PRP) como um selante de fibrina autóloga (selante de fibrina rico em plaquetas ou matriz de fibrina rica em plaquetas) em 2001,[1] o autor sênior tem utilizado diversos sistemas de preparação de PRP. O conceito de um produto autólogo que pudesse agir como selante, assim como promover a cicatrização de feridas, era intrigante. Antes de 2001, esta tecnologia era conhecida por cirurgiões orais e maxilofaciais, otorrinolaringologistas e ortopedistas, mas estava apenas introduzida na literatura da cirurgia plástica.[2,3] A função das plaquetas na cicatrização de feridas é reconhecida por décadas, mas, antes dos anos 2000, nós éramos apenas familiarizados com o uso de concentrados de plaquetas para acelerar a reepitelização (onde a demora na cicatrização de feridas ocorreu em casos de latirismo por efeitos dos medicamentos utilizados para tratar a artrite reumatoide).[4]

Em nossa prática, este produto tem sido útil como um selante para procedimentos cirúrgicos abertos e para acelerar o processo de cicatrização de feridas. É raramente utilizado em procedimentos corporais, como mamoplastia e abdominoplastia, visto que o volume necessário para essas áreas de superfície extensas torna o processo impraticável. No entanto, os produtos derivados de plaquetas servem muito bem para os procedimentos faciais, por causa da menor área de superfície, especialmente a rinoplastia, ritidoplastia, elevação endoscópica do supercílio, blefaroplastia, otoplastia e *resurfacing* com *laser*.[5-7] Essas operações contam com a hemostasia perfeita para resultados estéticos ideais e, portanto, é essencial para evitar as sequelas da hemorragia pós-operatória. Mesmo coleções pequenas de sangue podem resultar em fibrose e deformidades. Em nossa prática, a utilização de rotina de PRP como um selante de fibrina autóloga tem cumprido essa promessa ao auxiliar na redução da hemorragia e acelerar a recuperação. Pacientes beneficiam-se da hemostasia confiável e do estímulo no processo de cicatrização; em particular, os pacientes com ritidoplastia não necessitam de drenos cirúrgicos e muitos aproveitam o rápido retorno à sociedade, incluindo o trabalho, escola e vida social. Esse tempo reduzido de recuperação torna o rejuvenescimento facial e os procedimentos de remodelação nasal bem mais aceitáveis para os nossos pacientes. O período de inatividade para recuperação cirúrgica em decorrência da equimose e do edema é uma barreira para pacientes que procuram esses procedimentos transformadores de outro modo. Temos uma longa experiência com o uso de outros medicamentos e instrumentos cirúrgicos, cuja função é reduzir a equimose e o edema, incluindo a desmopressina (DDAVP) como um agente hemostático e ferramentas com potência de alta frequência (Piezotome; Comeg Medical, Mineápolis, MN) para remodelação de precisão dos ossos e cartilagem.[8-10] Minimizar a recuperação, enquanto se otimizam os resultados, pode ter um impacto profundo. Desse modo, todos os procedimentos complementares à cirurgia que diminuem a inatividade, como o uso de PRP, devem ser implementados.

Compartilhamos nossa vasta experiência utilizando produtos plaquetários durante o intraoperatório, seguido pela discussão de evidências obtidas até o momento.

2.1 Métodos e Materiais

Todos os pacientes submetidos a uma cirurgia facial aberta ou endoscópica, incluindo a rinoplastia com ou sem septoplastia, elevação endoscópica do supercílio, elevação de face e pescoço, ritidoplastia com cicatrizes curtas e suspensão craniana por mínimo acesso, blefaroplastia, otoplastia e *resurfacing* com *laser*, foram tratados com selante de fibrina pobre em plaquetas e depois PRP, seguindo as orientações do fabricante. Os pacientes foram avaliados quanto ao uso de medicamentos anticoagulantes e suplementos, e descontinuaram esses procedimentos duas semanas antes da cirurgia. Eles foram instruídos a interromper o consumo de álcool por 24 horas antes do procedimento. A hipertensão não tratada ou subtratada foi abordada pelo médico de assistência primária antes da operação. Todos os pacientes em tratamento com inibidores da enzima conversora de angiotensina ou bloqueadores do receptor de angiotensina II foram transferidos para o tratamento com β-bloqueador no perioperatório para prevenção do angioedema. Todos os pacientes foram submetidos à coleta de sangue autólogo, seguindo criterioso protocolo Harvest e técnica estéril. A obtenção de sangue ocorreu geralmente durante a inserção do cateter intravenoso, utilizando-se um cateter de calibre 20. Isso foi realizado antes da administração de quaisquer medicamentos intravenosos. Quando a alíquota necessária extraída do cateter foi dificultada pelo colapso venoso, então o sangue foi coletado na sala de operação após a indução da anestesia geral, quando geralmente ocorre a dilatação das veias. O volume coletado dependeu da necessidade de um pequeno *kit* Harvest (sistema AdiPrep II, Harvest Terumo BCT, Inc., Lakewood, CO) para rinoplastia, blefaroplastia, otoplastia ou *resurfacing* periorbital com *laser* ou um *kit* grande para ritidoplastia, elevação endoscópica do supercílio ou *resurfacing* de face inteira com *laser*, baseando-se na área de superfície corporal necessária. A coleta de sangue foi realizada com a seringa de 30 cc ou 60 cc, nas condições exigidas, respectivamente, e misturada com o anticoagulante citrato para prevenir a formação de coágulo. O preparo é realizado de acordo com as instruções do fabricante. Em resumo, o sangue foi transferido para um receptáculo em duplo barril estéril para dois ciclos de rotação em centrífuga — o primeiro por 11 minutos e o segundo por 3 minutos. Nós extraímos o plasma pobre em plaquetas (PPP) da camada superior da amostra centrifugada e injetamos em um frasco estéril no campo operatório estéril. Um pequeno Harvest geralmente produz 10 cc de PPP e o Harvest grande 20 cc de PPP. Em seguida, a camada inferior da porção de PRP foi extraída e injetada em um frasco estéril distinto no campo. Com um pequeno Harvest, nós esperamos aproximadamente 3 cc de PRP e, com um grande, um volume de 6 cc de PRP. A trombina tópica (de origem bovina) foi colocada em um terceiro frasco no campo estéril e misturada com o gluconato de cálcio, fornecendo o catalisador necessário para iniciar a cascata de coagulação para formação de fibrina. Os dois produtos são fornecidos por uma seringa de barril duplo (volume de 10 mL para o plasma, tanto o PPP como o PRP, e 1 mL para a solução de cálcio e trombina). O *spray* emitido pelas seringas de duplo barril foi liberado por uma das duas opções de ponta do aplicador: uma com duas aberturas pequenas (para uso em um campo largo, tal como nas ritidoplastias e no *resurfacing* com *laser*) e a outra com a ponta do cateter (para campos cirúrgicos estreitos, como procedimentos endoscópicos, rinoplastia ou uso de septoplastia). Forma-se um coágulo de fibrina, quando as substâncias entram em contato com a ferida aberta. Em todos os casos, uma névoa fina foi pulverizada sobre o campo inteiro com o selante de fibrina e PPP, depois seguida pela compressão leve dos tecidos sobre o leito da ferida por 5 minutos. Espera-se a presença de um selante sem efeito adesivo, observando-se uma consistência pegajosa. Finalmente, uma névoa fina do selante de fibrina e PRP foi pulverizada sobre o leito da ferida, prestando-se atenção à boa cobertura dos sítios de incisão, para promover a cicatrização de feridas.

É importante destacar que, desde então, mudamos os sistemas preparatórios e, de fato, temos diversos em nosso consultório. O número de dispositivos de classe II autorizados pela FDA aumentou em quantidade desde a implementação de nosso protocolo sem indicação clínica. Nós alcançamos bons resultados utilizando vários protocolos, embora sem compará-los de modo pareado. A discussão de protocolos e sistemas preparatórios está além do escopo desta seção e são abordados com mais detalhes no Capítulo 1.

Os 58 pacientes consecutivos com ritidoplastia e elevação do pescoço, incluindo as técnicas de cicatriz curta e incisão completa, além de 64 rinoplastias com ou sem septoplastia concluídas entre janeiro de 2017 e junho de 2018, foram incluídos na análise. Não incluímos os procedimentos de elevação endoscópica do supercílio ou de *resurfacing* nessa análise (ver Capítulo 3 para *resurfacing* a *laser*). Não existem critérios de exclusão além da adequação do paciente para a realização desses procedimentos faciais. A distribuição de gênero na ritidoplastia foi de 3 homens e 55 mulheres, e, para a rinoplastia, 15 homens e 49 mulheres. A maioria das rinoplastias incluiu a septoplastia e a redução da concha nasal com dispositivos de radiofrequência. Nos casos de elevação da face e pescoço (▶ Tabela 2.1 e ▶ Tabela 2.2), a presença de hematoma, infecção, comprometimento cutâneo, equimose e tempo considerado adequado para a reintegração social foi obtida do registro do paciente. Nos casos de rinoplastia (▶ Tabela 2.3 e ▶ Tabela 2.4), a ocorrência de hematoma (septal ou subcutâneo), equimose e a adequação para o retorno à socialização são extraídas do registro do paciente.

Tabela 2.1 Complicações e Cicatrização de Feridas após Ritidoplastia

Condição pós-operatória	Incidência (n, total 58)	Porcentagem (%)
Hematoma[a]	0	0,0
Micro-hematoma[b]	1	1,7
Infecção	1	1,7
Comprometimento cutâneo	1	1,7
Equimoses	50	86,2
Equimoses ausentes ou mínimas[c]	8	13,8

[a]Necessidade de intervenção cirúrgica.
[b]Aspirado com agulha e seringa no consultório.
[c]Sempre associadas a casos de ritidoplastia apenas sem enxerto autólogo de tecido adiposo.

Tabela 2.2 Retorno à Socialização Completa após a Ritidoplastia[a]

Duração (semanas)	Incidência (n, total 58)	Porcentagem (%)
1	1	1,7
2	22	37,9
3	34	58,6
4	1	1,1

[a]Definido como retorno às reuniões sociais, trabalho ou escola. Nenhum paciente exigiu mais de 4 semanas para alcançar esses critérios.

Tabela 2.3 Complicações e Cicatrização de Feridas após a Rinoplastia

Condição pós-operatória	Incidência (n, total 64)	Porcentagem (%)
Hematoma[a]	0	0,0
Epistaxe[b]	0	0,0
Equimoses[c]	24	37,5

[a]Definido tanto como septal quanto subcutâneo.
[b]Definida como a intervenção cirúrgica necessária para o controle.
[c]Definidas tal que tanto o tratamento a *laser* ou com luz intensa pulsada foi necessário e/ou camuflagem para a cobertura.

Tabela 2.4 Retorno à Socialização Completa após a Rinoplastia[a]

Duração (semanas)	Incidência (n, total 58)	Porcentagem (%)
1	42	64,0
2	23	36,0

[a]Definido como retorno às atividades sociais, escola ou trabalho. Nenhum paciente exigiu mais de 2 semanas.

2.2 Resultados

Para ritidoplastia (técnicas de cicatriz completa ou curta), não observamos casos de hematoma ou seroma. Nenhum dreno foi empregado em qualquer desses casos. A equimose ainda estava presente em algum grau na maioria dos casos, principalmente quando o enxerto autólogo de tecido adiposo foi utilizado como um adjuvante (que foi realizado na maioria dos pacientes). Em casos sem enxerto autólogo de tecido adiposo, onde o trauma contuso causado por uma cânula foi mínimo, ocasionalmente, não foram observadas equimoses, como indicado na ▶ Tabela 2.1. O comprometimento tecidual atrás das orelhas foi raro na elevação completa da face e pescoço, com um significante retardo da cicatrização em um paciente com diagnóstico de doença de Raynaud no pós-operatório. O retorno à socialização foi gradual com o uso de maquiagem de camuflagem e tratamento com luz intensa pulsada (BBL; Sciton Inc., Mountain View, CA) em 515 nm ou *laser* de corante pulsado (V-Beam Perfecta; Syneron Candela, Wayland, MA) para auxiliar na recuperação rápida e resolução de equimoses. Todos os pacientes foram capazes de retornar ao trabalho, escola ou atividades sociais ao final de 3 semanas. Alguns, principalmente aqueles que não foram submetidos ao enxerto de tecido adiposo, ficaram livres de estigmas evidentes em 2 semanas e, raramente, um paciente altamente motivado retornaria à sociedade em 1 semana (▶ Tabela 2.2). Esses achados estão em contraposição aos incidentes de hematoma amplamente observados e esperados, sendo de 1 a 3% em mulheres e de até 7 a 9% em homens.[11-13]

Na rinoplastia, que tem reputação pela recuperação prolongada com duração de até 6 semanas ou mais, os resultados foram considerados notáveis (▶ Tabela 2.3 e ▶ Tabela 2.4). Deve ser enfatizado, porém, que todos os pacientes de rinoplastia também receberam a desmopressina (DDAVP) para reduzir a hemorragia e que as ferramentas com potência de ultra-alta frequência (Stryker Corporation; Kalamazoo, MI ou, mais recentemente, dispositivos ultrassônicos Piezo) foram sempre empregadas no lugar das raspas e osteótomos com martelo. Essas ferramentas de potência são mais precisas e conhecidas pela redução do trauma e da equimose na cirurgia de rinoplastia. A grande maioria dos procedimentos foi realizada com a técnica de rinoplastia aberta, permitindo a visualização completa do campo e a hemostasia com cautério bipolar. O risco de hematoma relatado na rinoplastia é de 0,2%, e de epistaxe é de aproximadamente 2%. Por outro lado, estes dois problemas não foram observados nos casos estudados durante o período de seguimento.

2.3 Discussão sobre a Aplicação de Fibrina e Plasma Rico em Plaquetas na Cirurgia Facial

O uso de selantes de fibrina e PRP tem utilidade comprovada em uma variedade de procedimentos de cirurgia plástica da cabeça e do pescoço. Relatamos taxas de hematoma e/ou seroma substancialmente menores do que as previstas. Por exemplo, na ritidoplastia, a taxa de hematoma é geralmente estimada em 1 a 3% em mulheres e superior a 7–9% em homens.[11-13] A eliminação de drenos frequentemente empregados em procedimentos de ritidoplastia torna o processo mais tolerável para pacientes e cuidadores, com um retorno mais rápido à atividade normal – nunca superior a 3 semanas. Nos casos de rinoplastia, com ou sem septoplastia, nossos pacientes apresentaram equimoses menores, principalmente quando associadas a outros adjuvantes úteis. A maioria dos pacientes está parcialmente socializada no final de 1 semana e totalmente socializada em 2 semanas, um prazo de recuperação significativamente acelerado. Vale mencionar que, para a rinoplastia, os selantes de fibrina e o PRP sempre são utilizados em conjunto com outras terapias adjuvantes, então é impossível estimar a contribuição relativa de cada procedimento na recuperação. Embora haja escassez de dados e aqueles que existem, geralmente, são estudos de baixo poder estatístico, uma metanálise de 2017, com 2.434 pacientes submetidos a procedimentos de ritidoplastia, representa o melhor dado revisado por pares e corrobora nosso pequeno estudo não controlado. Demonstrou-se uma redução estatisticamente significativa na incidência de hematoma (razão de risco, 0,37%; 95% de intervalo de confiança, 0,18–0,74; $p = 0,005$) e drenagem de feridas ($p < 0,001$).[14]

2.4 Discussão sobre o Uso de Produtos Derivados de Plaquetas no Enxerto Autólogo de Tecido Adiposo

A adição de PRP no enxerto autólogo de tecido adiposo e lipoenxertia é outra aplicação na cirurgia plástica. No entanto, as publicações são conflitantes, demonstrando algum benefício, alguma equivalência e algum prejuízo.[15-26] A recuperação mais rápida sem melhora significativa na retenção ou volume do enxerto é outro resultado relatado. Apesar do emprego quase rotineiro de enxerto autólogo de tecido adiposo como um adjuvante de outros procedimentos faciais por 15 anos, geralmente não adicionamos PRP em nossas alíquotas, visto que as tentativas iniciais de emprego do sistema AdiPrep II por um período de 1 ano produziram menos retenção do enxerto de tecido adiposo do que o esperado. Estudos sugerem que a inflamação presente em algumas soluções de PRP pode ser prejudicial ou pode ultrapassar os benefícios a partir dos níveis aumentados de fatores de crescimento endotelial e vascular.[27] Alguns sistemas preparatórios limitam as linhagens celulares não plaquetária mais do que outros, e a concentração de granulócitos e eritrócitos pode ser igualmente, se não mais, importante do que as plaquetas, principalmente em tecidos delicados, tais como o tecido adiposo, onde as taxas de retenção já variam amplamente.

Os resultados imprevisíveis observados aqui e em estudos publicados podem resultar da variabilidade na pureza de PRP. Por exemplo, o AdiPrep II foi inconsistente em nossa experiência na limitação do creme ou papa leucocitário ou dos eritrócitos. Demonstrou-se que os diferentes sistemas de síntese de PRP produzem misturas e concentrações distintas.[14] Constatamos uma variação na transparência do plasma contendo plaquetas entre os três sistemas em nossa prática: AdiPrep II; PurePRP (EmCyte Corporation; Fort Myers, FL); e EclipsePRP (Eclipse Aesthetics LLC; The Colony, TX).

2.5 Conclusão

Embora seja demonstrada a utilidade do PRP em uma variedade de condições para a cirurgia facial estética, incluindo tratamento de rítides, cicatrizes atróficas de acne, alopecia androgênética e como um complemento do enxerto autólogo de tecido adiposo,[15-19] nós observamos seu maior benefício como um promotor de cicatrização de feridas e como um selante de fibrina no período intraoperatório. Com a pressão da recuperação rápida e eficiente como um problema constante do paciente, qualquer tratamento para acelerar a recuperação é oportuno.

Referências

[1] Man D, Plosker H, Winland-Brown JE. The use of autologous platelet-rich plasma (platelet gel) and autologous platelet-poor plasma (fibrin glue) in cosmetic surgery. Plast Reconstr Surg. 2001; 107(1):229–237, discussion 238–239

[2] Kang RS, Lee MK, Seth R, Keller GS. Platelet-rich plasma in cosmetic surgery. Otorhinolaryngology Clinics Int J. 2013;5(1):24–28

[3] Eppley BL, Pietrzak WS, Blanton M. Platelet-rich plasma: a review of biology and applications in plastic surgery. Plast Reconstr Surg. 2006; 118(6):147e–159e

[4] Personal observation at the University of Michigan, Department of Dermatology, as a plastic surgery resident, 1979

[5] Ellis DA, Shaikh A. The ideal tissue adhesive in facial plastic and reconstructive surgery. J Otolaryngol. 1990; 19(1):68–72

[6] Marchac D, Sándor G. Face lifts and sprayed fibrin glue: an outcome analysis of 200 patients. Br J Plast Surg. 1994; 47(5):306–309

[7] Marchac D, Greensmith AL. Early postoperative efficacy of fibrin glue in face lifts: a prospective randomized trial. Plast Reconstr Surg. 2005; 115(3):911–916, discussion 917–918

[8] Gruber RG, Zeidler KR, Berkowitz RL. Desmopressin as a hemostatic agent to provide a dry intraoperative field in rhinoplasty. Plast Reconstr Surg. 2015; 135(5):1337–1340

[9] Berkowitz RL, Zeidler KR. Reducing or eliminating ecchymoses in rhinoplasty as presented to the Rhinoplasty Society. April 2015; San Francisco, CA

[10] Berkowitz RL, Gruber RG. Management of the nasal dorsum: construction and maintenance of a Barrel Vault. Clin Plast Surg. 2016; 43(1):59–72

[11] Zoumalan R, Rizk SS. Hematoma rates in drainless deepplane face-lift surgery with and without the use of fibrin glue. Arch Facial Plast Surg. 2008; 10(2):103–107

[12] Grover R, Jones BM, Waterhouse N. The prevention of haematoma following rhytidectomy: a review of 1078 consecutive facelifts. Br J Plast Surg. 2001; 54(6):481–486

[13] Kamer FM, Song AU. Hematoma formation in deep plane rhytidectomy. Arch Facial Plast Surg. 2000; 2(4):240–242

[14] Giordano S, Koskivuo I, Suominen E, Veräjänkorva E. Tissue sealants may reduce haematoma and complications in facelifts: a meta-analysis of comparative studies. J Plast Reconstr Aesthet Surg. 2017; 70(3):297–306

[15] Motosko CC, Khouri KS, Poudrier G, Sinno S, Hazen A. Evaluating platelet rich therapy for facial aesthetics and alopecia: a critical review of the literature. Plast Reconstr Surg. 2018; 141(5):1115–1123

[16] Cervelli V, Palla L, Pascali M, De Angelis B, Curcio BC, Gentile P. Autologous platelet-rich plasma mixed with purified fat graft in aesthetic plastic surgery. Aesthetic Plast Surg. 2009; 33(5):716–721

[17] Fontdevila J, Guisantes E, Martínez E, Prades E, Berenguer J. Double-blind clinical trial to compare autologous fat grafts versus autologous fat grafts with PDGF: no effect of PDGF. Plast Reconstr Surg. 2014; 134(2):219e–230e

[18] Frautschi RS, Hashem AM, Halasa B, Cakmakoglu C, Zins JE. Current evidence for clinical efficacy of platelet rich plasma in aesthetic surgery: a systematic review. Aesthet Surg J. 2017; 37(3):353–362

[19] Layliev J, Gupta V, Kaoutzanis C, et al. Incidence and preoperative risks for major complications in aesthetic rhinoplasty: analysis of 4978 patients. Aesthet Surg J. 2017;37(7):757–767

[20] Gentile P, De Angelis B, Pasin M, et al. Adipose-derived stromal vascular fraction cells and platelet-rich plasma: basic and clinical evaluation for cell-based therapies in patients with scars on the face. J Craniofac Surg. 2014; 25(1):267–272

[21] Willemsen JC, van der Lei B, Vermeulen KM, Stevens HP. The effects of platelet-rich plasma on recovery time and aesthetic outcome in facial rejuvenation: preliminary retrospective observations. Aesthetic Plast Surg. 2014; 38(5):1057–1063

[22] Willemsen JCN, Van Dongen J, Spiekman M, et al. The additional of platelet rich plasm to facial lipofilling: a doubleblind, placebo-controlled randomized trial. Plast Reconstr Surg. 2018; 141(2):331–343

[23] Fontdevila J, Guisantes E, Martínez E, Prades E, Berenguer J. Double-blind clinical trial to compare autologous fat grafts versus autologous fat grafts with PDGF: no effect of PDGF. Plast Reconstr Surg. 2014; 134(2):219e–230e

[24] Keyhan SO, Hemmat S, Badri AA, Abdeshahzadeh A, Khiabani K. Use of platelet-rich fibrin and platelet-rich plasma in combination with fat graft: which is more effective during facial lipostructure? J Oral Maxillofac Surg. 2013; 71(3):610–621

[25] Cervelli V, Palla L, Pascali M, De Angelis B, Curcio BC, Gentile P. Autologous platelet-rich plasma mixed with purified fat graft in aesthetic plastic surgery. Aesthetic Plast Surg. 2009; 33(5):716–721

[26] Cervelli V, Nicoli F, Spallone D, et al. Treatment of traumatic scars using fat grafts mixed with platelet-rich plasma, and resurfacing of skin with the 1540 nm nonablative laser. Clin Exp Dermatol. 2012; 37(1):55–61

[27] Cervelli V, Gentile P, Scioli MG, et al. Application of plateletrich plasma in plastic surgery: clinical and in vitro evaluation. Tissue Eng Part C Methods. 2009; 15(4):625–634

3
Plasma Rico em Plaquetas para Rejuvenescimento e Aumento

Jeanette M. Black ▪ *Lisa M. Donofrio*

Resumo

As plaquetas contêm α-grânulos, que liberam fatores de crescimento que estimulam a síntese de colágeno e ajudam na cicatrização. Este mecanismo faz do plasma rico em plaquetas (PRP) uma modalidade de tratamento atraente para o rejuvenescimento e o aumento. O PRP tem sido usado para melhorar a flacidez da pele, as rítides e o rejuvenescimento periocular. Além disso, o PRP foi combinado com outras modalidades de tratamento voltadas para o rejuvenescimento e o aumento, como microagulhamento, *resurfacing* a *laser*, enxerto de gordura e injeções de preenchimento de ácido hialurônico, para melhorar a recuperação e os resultados desses procedimentos. Várias preparações de PRP, incluindo uma variante chamada matriz de fibrina rica em plaquetas, têm sido usadas para o rejuvenescimento. É difícil interpretar os estudos atuais que utilizam PRP para fins estéticos em decorrência da falta de técnicas padronizadas de preparação e modalidades de aplicação. Embora nos faltem dados com base em evidências objetivas, o PRP parece ser seguro, demonstra alta satisfação do paciente e continua sendo uma opção de tratamento promissora para a estética. Estudos futuros são necessários para determinar as melhores técnicas de preparação e protocolos de tratamento do PRP.

Palavras-chave: PRP, plasma rico em plaquetas, rejuvenescimento, aumento, fatores de crescimento, rítides, colágeno, enxerto de gordura, rejuvenescimento periocular.

Pontos Principais

- Fatores de crescimento secretos de plaquetas, que aumentam a síntese de colágeno, tornando o plasma rico em plaquetas (PRP) uma modalidade de tratamento atraente para o rejuvenescimento e o aumento.
- O PRP foi estudado para o rejuvenescimento da pele e melhora das rítides.
- O PRP foi estudado para o rejuvenescimento periocular.
- O PRP foi combinado com microagulhamento e *resurfacing* a *laser* para melhorar a recuperação e os resultados do rejuvenescimento da pele.
- O PRP foi combinado a injeções de preenchimento com ácido hialurônico e enxerto de gordura para melhorar a recuperação e os resultados do aumento.
- Uma variante do PRP, chamada matriz de fibrina rica em plaquetas, também foi relatada como eficaz no rejuvenescimento da pele e na melhora das rítides.
- O PRP foi combinado com preparos de fatores de crescimento para eficácia potencialmente aumentada.
- Estudos atuais permanecem difíceis de interpretar e comparar por causa da falta de técnicas padronizadas de preparação do PRP e modalidades de aplicação.
- Embora os estudos atuais não tenham dados suficientes com base em evidências objetivas, o PRP parece ser seguro e é uma modalidade de tratamento promissora.
- Estudos futuros são necessários para determinar como o PRP pode ser mais bem utilizado para rejuvenescimento e aumento.

3.1 Teoria por trás do Plasma Rico em Plaquetas para Rejuvenescimento e Aumento

O envelhecimento extrínseco da pele é resultado de danos causados por fatores ambientais, como radiação ultravioleta (UV), que causam afinamento epidérmico, atipia dos queratinócitos, degradação do colágeno e redução da elasticidade da pele.[1] O envelhecimento da pele é histologicamente caracterizado por uma junção derme-epiderme achatada, atrofia dérmica e diminuição de fibroblastos.[2] Essas alterações se manifestam clinicamente como xerose, atrofia, discromia, rítides e diminuição da elasticidade.[3] Tratamentos bioestimulantes que revertem esse dano podem, potencialmente, obter resultados mais naturais, proporcionar uma duração mais longa da correção, prevenir danos futuros, melhorar os perfis de segurança e complementar outras modalidades de tratamento. Muitos procedimentos estéticos têm como finalidade corrigir a pele envelhecida, estimulando uma resposta de cicatrização para reparar tais danos. Isto costuma ser obtido por meio da implantação de um material externo, como ocorre com preenchedores dérmicos, ou criando microlesões na pele de maneira controlada, no caso de *peelings* químicos, *lasers*, dispositivos de luz, microagulhamento, subcisão, radiofrequência e tratamentos com ultrassom. Implantar materiais externos e propositadamente ferir a pele não é isento de riscos e limitações. A implantação de material externo pode levar a complicações, incluindo infecção, reações imunes, colocação inadequada, migração, nódulos, inchaço e oclusões vasculares.[4] O excesso de lesões na pele com produtos químicos, *lasers*, microagulhamento, subcisão, radiofrequência e/ou ultrassom também é um risco, e esses tratamentos são limitados para evitar tais complicações.[5] Um tratamento estético ideal estimularia um mecanismo de reparo e cicatrização sem os riscos associados à lesão propriamente dita. A bioestimulação com plasma autólogo rico em plaquetas (PRP) tem o potencial de reverter os danos observados na pele envelhecida em nível molecular, liberando fatores de crescimento projetados para reparar o dano sem os riscos associados de outras modalidades de tratamento.[2,3] Usando produtos sanguíneos autólogos, não há risco associado com materiais externos e uma resposta de cicatrização pode ser desencadeada sem causar danos graves. Além disso, o PRP pode ser usado para aumentar e melhorar a recuperação de outros tratamentos.[3] Na última década, o PRP tem sido usado sozinho ou em combinação com outros procedimentos para rejuvenescimento e aumento.[2,6-8]

Durante cicatrização normal, plaquetas sofrem degranulação e liberam α-grânulos, que contêm importantes fatores de crescimento necessários para estimular a cicatrização.[9] Estes fatores de crescimento incluem fator de crescimento derivado de plaquetas, fator de crescimento transformador, fator de crescimento endotelial vascular, fator de crescimento epidérmico e fator de crescimento semelhante à insulina.[2,7,10] Os fatores de crescimento são quimiotáticos para monócitos, fibroblastos, células-tronco, células endoteliais e osteoblastos, e são mitogênicos para fibroblastos, células musculares lisas, osteoblastos, células endoteliais e queratinócitos.[10] Receptores para esses fatores de crescimento são encontrados em células-tronco mesenquimais adultas, fibroblastos, osteoblastos, células endoteliais e células epidérmicas.[11] Elas aumentam a produção de colágeno e fibronectina, aumentam a permeabilidade vascular e promovem a angiogênese.[10] O PRP é uma solução autóloga de plasma contendo 2 a 10 vezes a concentração basal de plaquetas encontrada no plasma humano normal.[3] Essa concentração suprafisiológica de fatores de crescimento pode ser usada para acelerar a remodelação e a regeneração tecidual.[12] O PRP também contém fibrina, fibronectina e vitronectina, que também desempenham uma função importante na migração, fixação, proliferação, diferenciação e acumulação de matriz extracelular.[2] O PRP tem sido usado para capitalizar o processo de cura estimulado pelas plaquetas em nível celular.[8] Para rejuvenescer intrinsecamente a pele envelhecida, essa cascata de fator de crescimento estimula os fibroblastos e aumenta a síntese de colágeno e outros componentes da matriz usados para reparar a matriz extracelular danificada e degradada.[2] Tais propriedades do PRP fazem dele uma modalidade de tratamento intrigante para rejuvenescimento e aumento. A Food and Drug Administration (FDA) dos EUA liberou sistemas de separação PRP comercialmente disponíveis para uso em combinação com enxerto alógeno ou autoenxerto ósseo antes do implante e nos casos de sistemas selecionados para o tratamento de úlceras diabéticas não curativas.[3] Injeção de PRP para indicações como rejuvenescimento da pele e aumento estão atualmente fora da rotulagem da FDA.[3]

3.2 PRP para o Rejuvenescimento da Pele e Rugas

Tanto modelos animais como humanos foram utilizados para estudar os efeitos regenerativos do PRP na pele. Estudos incluíram muitas medidas de eficácia, incluindo avaliação histológica, escores de satisfação do paciente, escores de rugas e vários outros parâmetros. A maioria dos estudos clínicos é pequena, faltam grupos de controle e utilizam regimes de tratamento e medidas de resultados inconsistentes, todos os fatores que dificultam a comparação direta.

Cho *et al.* usaram um modelo de camundongo para demonstrar os efeitos do PRP na pele fotoenvelhecida.[1] No estudo, 30 camundongos foram irradiados com UVB durante 8 semanas e divididos em três grupos de tratamento.[1] Um grupo de tratamento recebeu injeções de PRP, outro recebeu injeções de solução salina e um outro não recebeu injeções.[1] Às 4 semanas após o tratamento final, a análise mostrou rugas significativamente reduzidas no grupo PRP em relação aos outros dois.[1] Amostras de biópsia revelaram um aumento significativo da espessura dérmica e ensaios *in vitro* demonstraram aumento da proliferação de fibroblastos e da produção de colágeno no grupo PRP.[1]

Alterações histológicas na pele humana após PRP corroboram os achados observados nos modelos animais. Abuaf *et al.* avaliaram alterações histológicas na pele infra-auricular amostrada de 20 pacientes antes e após o tratamento com injeções de PRP no lado direito e injeções de solução salina no lado esquerdo.[13] Encontraram um aumento de 46% nas densidades de colágeno no lado com a solução salina e 89% de aumento no lado com PRP.[13] Este estudo demonstra que o PRP pode aumentar os níveis de colágeno dérmico não apenas por fatores de crescimento, mas também por microlesões causadas pelo agulhamento da injeção.[13] Charles-de-Sa *et al.* examinaram alterações histológicas em 13 pacientes tratados durante 3 meses após uma única injeção de PRP na área mastoide.[14] As biópsias para demonstrar alterações histológicas encontraram aumento do espessamento dérmico reticular com o aumento da deposição de fibras elásticas e colágeno.[14]

Cameli *et al.* relataram melhora estatisticamente significativa na textura da pele, elasticidade geral, suavidade da pele, função de barreira da pele e capacitância em 12 pacientes tratados com 3 sessões mensais de PRP.[2] Os indivíduos receberam injeções intradérmicas na testa, nos pés de galinha, nas bochechas e nas pregas nasolabiais, e foram avaliados 1 mês após o tratamento final.[2] Os tratamentos foram bem tolerados sem complicação.[2]

Yuksel *et al.* avaliaram 10 pacientes tratados com injeções de PRP nos pés de galinha e aplicação de PRP após tratamento com *dermaroller* na região da testa, malar e mandíbula.[15] Os pacientes receberam três tratamentos quinzenais e foram avaliados 3 semanas após o último tratamento. Eles mostraram melhora estatisticamente significativa na firmeza da pele, flacidez, aparência geral e rugas sem complicações significativas relatadas.[15]

Elnehrawy *et al.* acompanharam 20 pacientes tratados com PRP para rugas faciais, incluindo pregas nasolabiais, pés de galinha e linhas transversais da testa, 8 semanas após uma sessão única de injeções intradérmicas de PRP.[13] Eles relataram correções significativas de rugas sem quaisquer efeitos colaterais preocupantes.[13] Curiosamente, houve notável melhora das dobras nasolabiais em comparação com outras áreas de tratamento.[13]

Redalelli *et al.* acompanharam 23 pacientes que receberam injeções de PRP durante 3 meses na face e no pescoço.[16] Imagens dermatoscópicas, digitais, fotográficas, escores de satisfação do paciente e escores de satisfação do médico foram feitos no início e 4 semanas após a injeção final.[16] Eles relataram melhora estatisticamente significativa nas dobras nasolabiais, faixas horizontais do pescoço, rugas perioculares, microrrelevo da pele, teste de pressão da pele, homogeneidade e textura da pele e tonicidade da pele.[16] Nenhum dos participantes apresentou efeitos colaterais graves ou persistentes, sendo os efeitos adversos mais comuns hematomas, eritema leve e sensação de queimação, que durou alguns minutos após a injeção.[16] Essa sensação de queimação provavelmente ocorreu por causa do cloreto de cálcio que foi usado como um ativador na preparação do PRP.[16]

Mikhael e El-Esawy conduziram um estudo de 6 meses com 20 pacientes que receberam 3 sessões mensais de injeções de PRP.[17] Eles encontraram melhoras em fotografias clínicas, questionários de satisfação do paciente e escores médicos, 1 mês após a última sessão de tratamento, em comparação com as avaliações pré-tratamento.[17] O procedimento também foi seguro e bem tolerado, apenas com reações leves e transitórias do local da injeção, como efeitos colaterais.[17]

Usando uma investigação mais encorpada, Gawdat *et al.* realizaram um estudo de rosto dividido de 20 pacientes aleatoriamente selecionados para receber injeções de PRP em um lado da face e mesoterapia com uma formulação de "fatores de crescimento prontos" no outro.[18] Os pacientes receberam 6 sessões quinzenais e foram acompanhados por 6 meses.[18] Ambos os procedimentos produziram melhora significativa no turgor cutâneo, vitalidade geral e aumento da espessura epidérmica e dérmica.[18] No entanto, os pesquisadores encontraram maior satisfação do paciente e aumento da longevidade com melhora mais sustentada após os tratamentos com PRP em comparação com os tratamentos com mesoterapia.[18] Esse estudo é notável porque é um dos poucos estudos controlados com um período de acompanhamento mais longo e porque incluiu tanto medidas de resultados clínicos qualitativos quanto histológicos. No entanto, o tamanho da amostra foi pequeno, dificultando generalizações radicais.

Kamakura *et al.* publicaram um estudo prospectivo maior, incluindo 2005 pacientes tratados com injeções de PRP misturado com um fator básico de crescimento de fibroblastos em rítides, abrangendo dobras nasolabiais, linhas de marionete, sulco nasojugal, sulcos supraorbitais, sulcos da bochecha média, testa, têmpora, glabela, boca, pescoço e mão dorsal.[19] Os pacientes receberam um tratamento e foram acompanhados em vários pontos pelos 6 meses seguintes.[19] O tempo após o tratamento para mostrar melhorias aparentes nas rugas foi em média 65,4 dias.[19] Médicos e pacientes demonstraram alta satisfação, e a única complicação notável foi a hipercorreção, que diminuiu de incidência ao longo do tempo, conforme os médicos se familiarizavam com as técnicas de dosagem de titulação e injeção. Os autores não compararam essa solução combinada apenas ao PRP, mas mencionaram que, em sua experiência anterior, a monoterapia com PRP não era suficiente para correção da prega mais profunda.[19]

A matriz de fibrina rica em plaquetas (PRFM) é outro produto autólogo mais comumente usado em cirurgia plástica e maxilofacial oral para minimizar a formação de hematomas. O preparo envolve misturar PRP com trombina para formar um gel hemostático com liberação sustentada de fatores de crescimento.[20] Essa aplicação é discutida mais detalhadamente no Capítulo 2. Sclafani *et al.* publicaram vários estudos usando PRFM para o tratamento de rítides faciais. No entanto, por descrições de metodologia, esta solução parece ser mais semelhante ao PRP que foi ativado e permitiu polimerizar mais parcialmente do que a PRFM verdadeira, que é espessa e não pode ser facilmente expelida através de uma seringa (relatos usando uma agulha de calibre 30). Em seu primeiro artigo, Sclafani tratou 15 pacientes com injeções intradérmicas de PRFM nas pregas nasolabiais.[20] Ele encontrou melhora estatisticamente significativa nas dobras com melhoras crescentes nos escores de rugas nas semanas 2,6 e melhora máxima 12 semanas após o tratamento.[20] Não foram relatados eventos adversos significativos ou complicações.[20]

Sclafani e McCormick publicaram um relatório de quatro pacientes que receberam injeções de PRFM aplicadas na pele do braço superior, e biópsias foram realizadas antes do tratamento e repetidas 10 semanas após o tratamento.[21] A avaliação histológica revelou evidências de fibroblastos ativados e nova deposição de colágeno 7 dias após o tratamento, e essas mudanças continuaram ao longo de 10 semanas.[21] O desenvolvimento de novos vasos sanguíneos, coleções intradérmicas de adipócitos e estimulação de adipócitos subdérmicos foram observados depois de 19 dias.[21] Esses achados tornaram-se mais evidentes ao longo da duração do estudo, embora a resposta dos fibroblastos tenha se tornado menos marcante ao final do estudo.[21]

Por fim, Scalfani realizou uma revisão de prontuários de 50 pacientes tratados com PRFM para rítides e rejuvenescimento da pele com acompanhamento de pelo menos 3 meses.[22] Os pacientes receberam uma média de 1,6 tratamentos e tiveram um intervalo de acompanhamento médio de 8 meses.[22] No acompanhamento, a maioria dos pacientes ficou satisfeita com os resultados e relatou que os tratamentos foram bem tolerados.[22] Esses achados de alta satisfação e tolerabilidade do paciente com PRFM são consistentes com estudos que usam outras variantes do PRP para propósitos similares.[22] Estudos futuros são necessários para comparar a eficácia, a longevidade e a tolerabilidade da PRFM de Scalfani com outras preparações de PRP. O esclarecimento da terminologia e a padronização de protocolos de preparação são fundamentais para a integração e aceitação do PRP no campo da medicina estética. Sem definições claras, há confusão entre prestadores, que não conseguem reproduzir com eficácia os resultados relatados em ensaios clínicos.

3.3 Plasma Rico em Plaquetas para Rejuvenescimento Periocular

O rejuvenescimento e o aumento periocular têm-se provado particularmente desafiadores, e muitos procedimentos produzem complicações indesejáveis ou resultados insatisfatórios.[4,5]

As complicações incluíram hematomas, inchaço persistente, formação de nódulos, oclusões vasculares e até mesmo cegueira.[4,5] O PRP pode oferecer uma abordagem mais segura ao rejuvenescimento periocular, um benefício importante que faz as terapias autólogas atraentes para médicos e pacientes.

Mehryan *et al.* acompanharam 10 pacientes após uma única injeção intradérmica de PRP abaixo dos olhos e nos pés de galinha.[23] Eles avaliaram os efeitos sobre o conteúdo de melanina, homogeneidade de cor, hidratação do estrato córneo epidérmico e volume de rugas, 3 meses após a injeção, e encontraram melhoras estatisticamente significativas na cor infraorbital.[23] Não encontraram melhoras estatisticamente significativas em outros parâmetros medidos, mas notaram melhoras nos escores de satisfação do médico e do paciente.[23]

Ramaganont *et al.* relataram um estudo controlado por placebo, duplo-cego, de rosto dividido em 20 pacientes.[24] O PRP foi injetado nos pés de galinha e na área pré-auricular de um lado da face, e solução salina normal foi injetada no outro lado.[24] Três meses após as injeções, houve reduções significativas nas rítides tanto no lado do tratamento quanto no lado do placebo, mas não houve diferença significativa entre os dois tratamentos, um achado sugerindo que o agulhamento associado à injeção possa ter impacto substancial na pele periocular.[24] Independentemente disso, a satisfação do paciente foi alta, com excelente perfil de segurança.[24]

Kang *et al.* avaliaram 20 pacientes que buscavam melhorar o tônus cutâneo e as rugas infraorbitais.[25] Dez pacientes receberam PRP de um lado da face e plasma pobre em plaquetas (PPP) do outro lado.[25] Os outros 10 receberam injeções de PRP em um lado e de solução salina no outro lado.[25] Os pacientes receberam 3 sessões mensais de tratamento infraorbital.[25] As medidas de resultados incluíram questionários de autoavaliação, escores subjetivos de satisfação e avaliação clínica por três dermatologistas imparciais que compararam fotografias obtidas no início e 3 meses após o tratamento final.[25] A pele infraorbital tratada com PRP mostrou melhora significativa das rugas e tônus da pele em comparação com a pele tratada com PPP ou solução salina.[25]

Nofal *et al.* acompanharam 30 pacientes tratados com PRP para melhora da pigmentação periorbital.[26] Os pacientes foram tratados com 7 injeções intradérmicas quinzenais de PRP na área periorbital esquerda e 7 sessões semanais de carboxiterapia à direita.[26] Eles descobriram que o PRP e a carboxiterapia eram relativamente comparáveis em eficácia para o tratamento da hiperpigmentação periorbital.[26] Os autores relataram que os efeitos colaterais, como hematomas e dor, eram mais comuns no lado tratado com PRP em comparação com o lado tratado com carboxiterapia.[26] Dada a tolerabilidade impressionante do PRP e seu perfil de segurança, ele continua sendo uma opção de tratamento particularmente intrigante para o rejuvenescimento periocular.

3.4 Plasma Rico em Plaquetas com Microagulhamento e *Resurfacing* a *Laser* para Rejuvenescimento da Pele

A combinação do PRP com outros procedimentos estéticos destinados ao rejuvenescimento da pele pode trazer muitos benefícios. Como mencionado anteriormente, alguns dos benefícios do PRP podem ser atribuídos ao ato de inserir a agulha em si. Além disso, dada a penetração do PRP aplicado na pele com barreira epidérmica comprometida, a aplicação de PRP na pele após microagulhamento e *resurfacing* a laser tem sido usada para potencializar os resultados e acelerar a recuperação desses procedimentos.[27-29]

Na *et al.* avaliaram 25 pacientes tratados com *laser* fracionado de dióxido de carbono (CO_2) no braço interno bilateral.[27] Após o tratamento com *laser*, o PRP foi aplicado em um braço e solução salina normal ao outro, e, em seguida, os pacientes foram acompanhados durante 28 dias.[27] Os pesquisadores encontraram um queda significativa nos índices de melanina e eritema, bem como recuperação mais rápida da perda de água transepidérmica no lado tratado com PRP.[27] Biópsias de pele obtidas de 5 pacientes mostraram feixes de colágeno mais espessos no lado tratado com PRP.[27] Esses achados sugerem que a aplicação do PRP pode ser um método eficaz para melhorar a cicatrização de feridas, reduzir efeitos adversos transitórios indesejados e melhorar o tensionamento da pele após *resurfacing* a *laser*.[27]

Shin *et al.* acompanharam 22 pacientes medicados com três sessões de tratamentos a *laser*.[28] Em onze das mulheres foi aplicado PRP após o procedimento e, nas outras 11, não.[28] As taxas de satisfação para melhora na textura da pele e de rugas finas foram de 100% no grupo tratado com PRP mais *laser* de CO_2 fracionado *versus* 58% no grupo tratado com *laser* de CO_2 fracionado isoladamente.[28] Um mês após o tratamento, o índice de eritema diminuiu significativamente no grupo PRP, e amostras de biópsia da pele tratada com PRP mostraram aumento de colágeno, maior número de fibroblastos e maior comprimento da junção dermoepidérmica.[28]

Semelhante à combinação do PRP com *resurfacing* a *laser*, a combinação de PRP e microagulhamento tornou-se um procedimento cada vez mais popular. E há um crescente grupo que investiga os efeitos de microagulhamento com e sem aplicação de PRP para diversas indicações.[29] Uma discussão mais aprofundada desses procedimentos pode ser encontrada nos Capítulos 6 e 9. Resumidamente, é provável que a adição de PRP aos procedimentos de microagulhamento, visando o rejuvenescimento da pele, melhore os resultados e ajude a minimizar os efeitos colaterais transitórios, como é visto quando o PRP é combinado com *resurfacing* a *laser*.[29] Sasaki usou plaquetas marcadas com fluoresceína para tentar entender melhor como o PRP penetra após os procedimentos de microagulhamento.[30] Ele usou microscopia confocal a *laser* para medir a absorção do PRP e determinou que o tempo ideal para massagear o PRP em canais de microagulhamento de 1,0 mm foi entre 5 a 30 minutos após microagulhamento.[30] Estudos futuros precisam ser feitos para analisar melhor como o PRP penetra na pele com aplicação durante os procedimentos de microagulhamento e *resurfacing* a *laser*.

3.5 Plasma Rico em Plaquetas Combinado com Enxerto de Gordura e Injeções de Ácido Hialurônico para Aumento Aprimorado

Combinar o PRP com outras substâncias injetáveis, como gordura autóloga ou preenchimento com ácido hialurônico, é atraente, uma vez que a combinação pode fornecer efeitos sinérgicos. O aumento com o enxerto de gordura e preenchimentos com ácido hialurônico oferecem resultados estéticos impressionantes, mas esses tratamentos apresentam riscos de reações adversas e/ou falta de longevidade.[4] A adição de PRP pode diminuir potencialmente o volume necessário para a correção sustentada, fornecer um suporte para a bioestimulação tardia que aumenta a longevidade dos preenchimentos temporários, auxiliar no enxerto de gordura autóloga e auxiliar a limitar possíveis complicações.

Ulusal publicou uma série de 94 pacientes tratados com injeções intradérmicas de PRP combinado com ácido hialurônico.[31] Ele obteve alta satisfação dos pacientes e uma melhora estatisticamente significativa na firmeza da pele, na textura da pele e na aparência geral com base em avaliações de três médicos independentes, bem como os próprios pacientes.[31] Não houve complicações significativas relatadas.[31]

Outro estudo envolveu 31 pacientes tratados com ácido hialurônico misturado com PRP administrado por meio de injeções e com um *skinroller*.[32] Os participantes receberam 3 tratamentos mensais com os resultados avaliados durante 6 meses após a última sessão.[32] Quando comparados com os valores iniciais, os pacientes demonstraram melhora estatisticamente significativa na firmeza e elasticidade da pele e não relataram complicações graves.[32] Estudos futuros controlados são necessários para comparar a eficácia e segurança da combinação de ácido hialurônico e PRP *versus* cada produto separadamente. É imperativo que esses estudos resumam explicitamente os protocolos de preparação e a composição da solução final, já que pequenas mudanças na concentração de plaquetas, leucócitos e eritrócitos e na dosagem podem afetar a forma como as soluções interagem e sinergizam. Técnicas de aplicação, administradas por injeção ou mais superficialmente através de poros de microagulhamento, também, devem ser examinadas rigorosamente.

A evidência para combinar PRP com enxerto de gordura autóloga é controversa, com alguns relatos sugerindo maior sobrevida do enxerto e hemostasia e outros, não. Consulte o Capítulo 1 para uma discussão mais aprofundada. Resumindo, Wellemsen *et al.* relataram uma análise retrospectiva de 82 pacientes em relação ao tempo de recuperação e ao tratamento de melhora estética com enxerto de gordura e suspensão craniana de acesso mínimo MACS-*lift* com e sem adição de PRP.[33] A adição de PRP ao *lipofilling* facial reduziu o tempo de recuperação e melhorou o resultado estético geral de um MACS-*lift*.[33] Um ensaio clínico randomizado de Fontdevila *et al.* não encontrou diferença no ganho de volume bilateral ou manutenção pela tomografia computadorizada de enxertos mais PRP *versus* enxertos, enquanto outros dois ensaios clínicos cegos, buscando terapias de combinações diferentes, relataram benefícios.[34-38] Essas diferenças podem resultar da diversidade de composição e preparo de soluções de PRP. A inclusão do *buffy coat* pode ter um impacto substancial na sobrevivência do enxerto de gordura autóloga em razão dos efeitos inflamatórios. Portanto, como em outras combinações de PRP, ainda são necessários ensaios controlados maiores, com técnicas padronizadas explicitamente definidas.

3.6 Técnicas e Considerações

Embora o PRP tenha sido utilizado há mais de quatro décadas em cirurgia ortopédica, maxilofacial e outras áreas cirúrgicas da medicina, apenas mais recentemente ele foi adotado para fins estéticos, provavelmente em virtude de literatura insuficiente, de pequena escala ou conflitante, sem evidências objetivas e claras sobre sua eficácia.[39,40] Muitas revisões sistemáticas foram conduzidas com relação ao uso do PRP para rejuvenescimento e aumento.[39-41] Em 2017, Frautschi *et al.* publicaram uma revisão abrangente em busca de relatos de PRP na medicina estética publicados de 1950 a 2015.[39] Após a revisão de 38 relatos, os autores concluíram que os estudos publicados produziram resultados promissores e dependentes do contexto, mas careceram de relatórios consistentes de preparos, composição e métodos de ativação, tornando irrealista qualquer metanálise significativa. Além disso, a maioria dos estudos era de séries de casos sem controle e, enquanto a maioria deles reivindicava eficácia, medidas objetivas foram usadas apenas em 47% dos estudos.[39] Uma revisão de estudos sobre PRP em estética de 2006 a 2015 por Motosko *et al.* concordou que, embora a maioria dos estudos tenha tido resultados positivos e seguros, há uma variação significativa nos protocolos de preparação e tratamento, o que dificulta achados conclusivos.[40] Estudos mais rigorosamente planejados para cicatrizes de acne, incluindo ensaios randomizados controlados e de rosto dividido, bem como relatórios de citometria de fluxo, foram publicados desde então e dão mais credibilidade a essa potencial modalidade de rejuvenescimento.[2,42-45]

Como o PRP é autólogo, há variabilidade inata na concentração de plaquetas de PRP.[46] Concentrações de plaquetas nos seres humanos podem variar de 150.000 a 450.000/μL, portanto esta variação pode potencialmente impactar na concentração de PRP em três vezes.[39] A maioria dos estudos atuais não considera os níveis iniciais de plaquetas ou relata a concentração plaquetária de PRP. Também se discute se a concentração *versus* a dose total absoluta de plaquetas/contagem pode ser uma métrica melhor para medir a eficácia, já que esta última não depende do volume.[39] Esses estudos também não levam em conta o efeito de vários agentes farmacêuticos comuns que potencialmente afetam a função plaquetária (ou seja, aspirinas, estatinas, antibióticos e inibidores de recaptação de serotonina), embora um único pequeno estudo sugira que esses medicamentos possam ter pouco impacto.[33]

Outro tópico de muito debate e talvez igualmente importante para a concentração/contagem de plaquetas é a inclusão ou exclusão de outras linhas celulares. Leucócitos e eritrócitos podem afetar substancialmente a atividade e o perfil dos fatores de crescimento do PRP. Estudos de sistemas de PRP de alta produção de plaquetas e leucócitos relatam concentrações aumentadas de muitas moléculas catabólicas.[47] Os leucócitos encontrados no *buffy coat* produzem uma grande quantidade de metaloproteinases de matriz,[48] que podem limitar a reparação tecidual e degradar a matriz extracelular, como observado no fotoenvelhecimento.[49] Os glóbulos vermelhos liberam espécies reativas de oxigênio, alteram o pH da solução e podem depositar hemossiderina,[47] todos os fatores que podem influenciar a resposta tecidual e os resultados. Compreender os efeitos dessas linhagens celulares sobre o PRP para cada uma das diferentes indicações estéticas é fundamental para a adoção e padronização de tais tratamentos.[47-49]

Os métodos de preparação do PRP permanecem variáveis e, muitas vezes, mal descritos, portanto os estudos são difíceis de interpretar, replicar ou comparar igualmente.[50] A metodologia de preparação do PRP requer grande atenção.[38] Na opinião dos autores, os protocolos de preparação do PRP devem ser mais bem classificados e padronizados antes de se expandir na literatura atual e avaliar os resultados clínicos. No mínimo, estudos futuros devem relatar métodos de preparação claros, juntamente com as composições celulares iniciais e finais de suas soluções terapêuticas. Frautschi *et al.* recomendaram um sistema de classificação que pode ser usado para ajudar a produzir conclusões cientificamente fundamentadas e ajudar a facilitar uma compreensão mais clara das situações em que o PRP é mais eficaz.[39] O sistema de classificação FIT PAW proposto inclui sete componentes: (1) força de centrifugação, (2) sequência de centrifugação, (3) tempo de centrifugação, (4) concentração de plaquetas, (5) uso de anticoagulantes, (6) uso de ativador e (7) composição de plaquetas.[39] O uso de um sistema de relatório como este pode ajudar a desmistificar o PRP e permitir resultados consistentes em diferentes especialidades médicas e locais de tratamento, todos pré-requisitos para o desenvolvimento de aplicações PRP bem fundamentadas na estética.[39]

Apesar dessas limitações, os métodos relatados de uso do PRP para rejuvenescimento e aumento incluem: injeções cutâneas, saturação com microagulhamento (▶ Fig. 3.1, ▶ Fig. 3.2, ▶ Fig. 3.3, ▶ Fig. 3.4) e *resurfacing* a *laser*, bem como combinação com enxerto de gordura e preenchimentos injetáveis.[34] O PRP comumente é injetado por via intradérmica (▶ Fig. 3.5, ▶ Fig. 3.6, ▶ Fig. 3.7) e a maioria dos casos na literatura relata complicações mínimas com este método. Houve relatos de contusões transitórias e dor com injeções intradérmicas periorbitais de PRP.[26] Um dos autores (J.B.) prefere usar uma cânula para injeções periorbitais de PRP (▶Fig. 3.8), descobrindo que esta técnica minimiza a incidência e gravidade do inchaço e hematomas, mas reconhecendo que proíbe o plano de injeção intradérmica. O PRP foi preparado com outros ingredientes ativos, como formulações de fator de crescimento e, conforme discutido acima, com gordura autóloga e preenchedores de ácido hialurônico.[17,31,39] As implicações de tais combinações não são claras, mas o potencial de resultados sinérgicos permanece sedutor. Mais estudos são necessários para avaliar como combinações e métodos de aplicação podem ser otimizados para alcançar resultados mais eficazes.

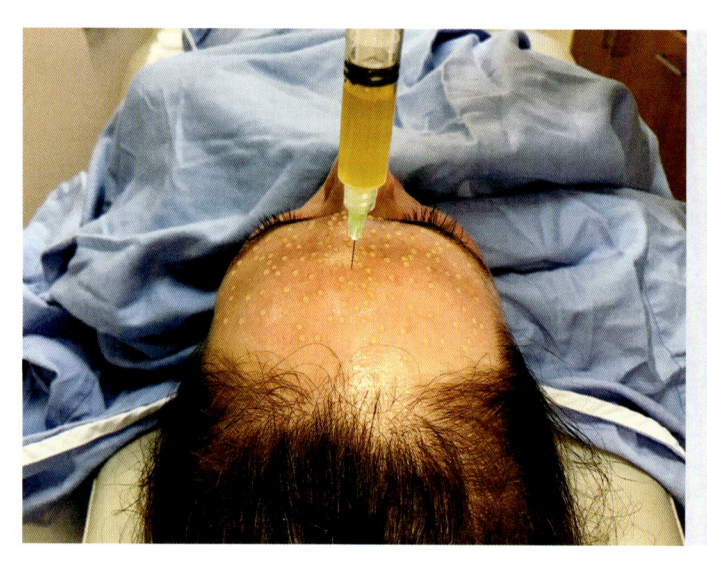

Fig. 3.1 Aplicação tópica de PRP antes do microagulhamento.

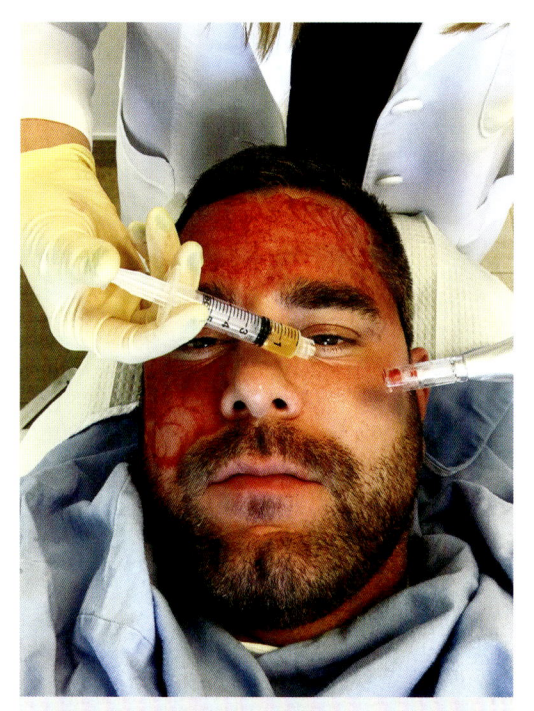

Plasma Rico em Plaquetas para Rejuvenescimento e Aumento

Fig. 3.2 Aplicação tópica de PRP em combinação com microagulhamento.

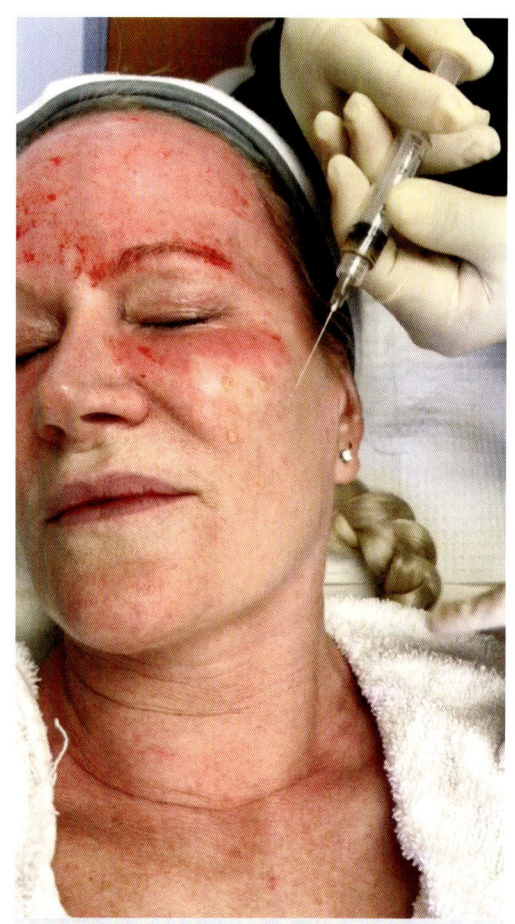

Fig. 3.4 Aplicação tópica de PRP em combinação com microagulhamento.

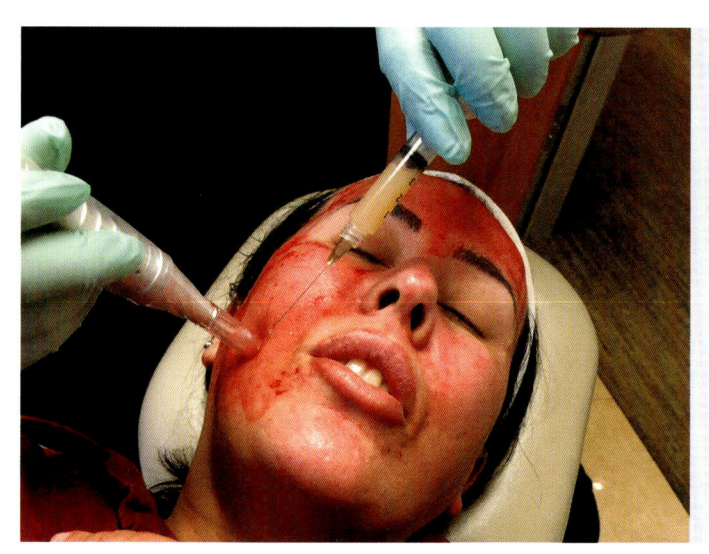

Fig. 3.3 Aplicação tópica de PRP em combinação com microagulhamento.

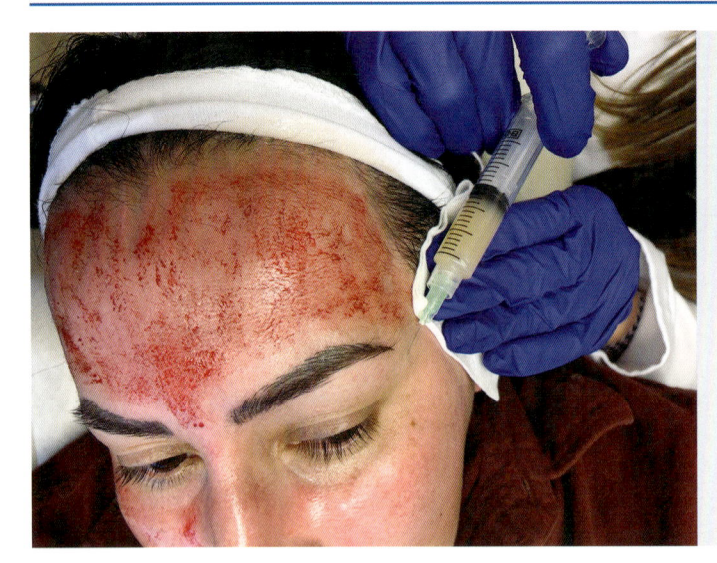

Fig. 3.5 PRP injetado por via intradérmica, com uma agulha, na área periorbital.

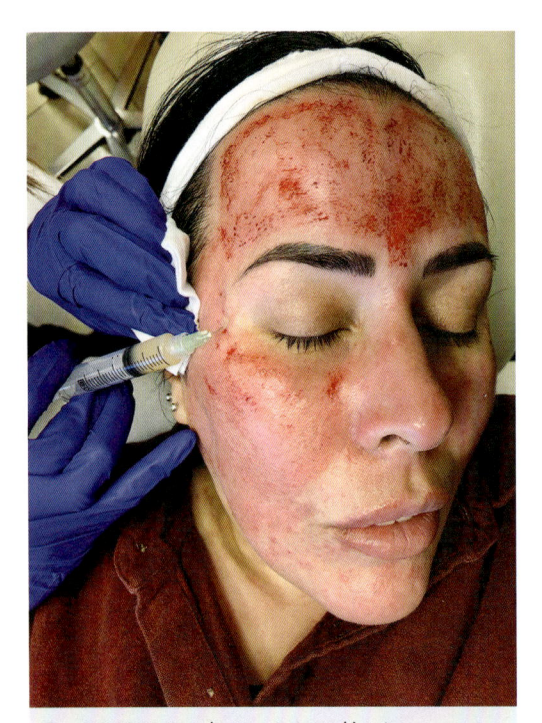

Fig. 3.6 PRP injetado por via intradérmica, com uma agulha, na área periorbital.

Embora os estudos atuais sejam limitados e os dados objetivos sejam escassos, a literatura atual demonstra evidências convincentes de eficácia histológica e baseada em imagens, alta satisfação do paciente e do médico, impressionantes perfis de tolerabilidade e segurança e promissora prova de conceito. É óbvio que existe um grande potencial para a função do PRP no futuro da estética, por si só e em combinação com outros tipos de procedimentos. No entanto, neste momento, estudos prospectivos, randomizados e controlados com poder adequado são necessários para elevar o nível de evidência para um nível mais alto. Na experiência pessoal dos autores usando PRP na prática clínica e em ensaios clínicos, o tratamento tem tido bom custo benefício, é seguro e complementa outros procedimentos, como enxerto de gordura, preenchimentos injetáveis, microagulhamento e *resurfacing* a *laser* ablativo.

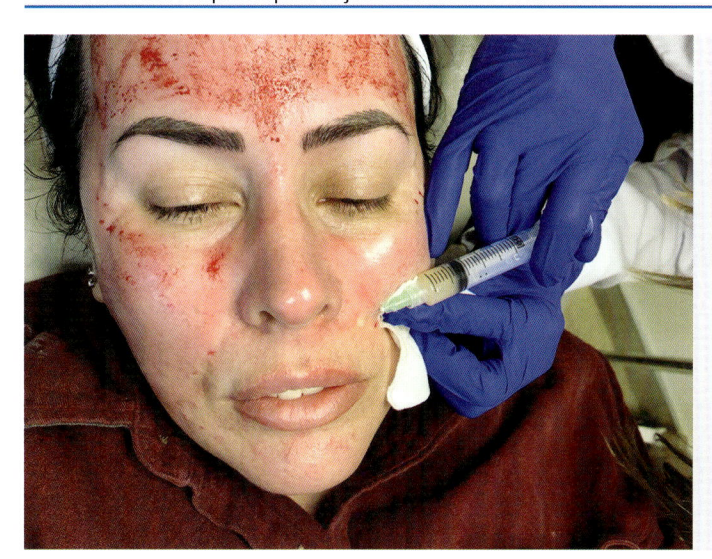

Fig. 3.7 PRP injetado por via intradérmica, com uma agulha, na região nasolabial.

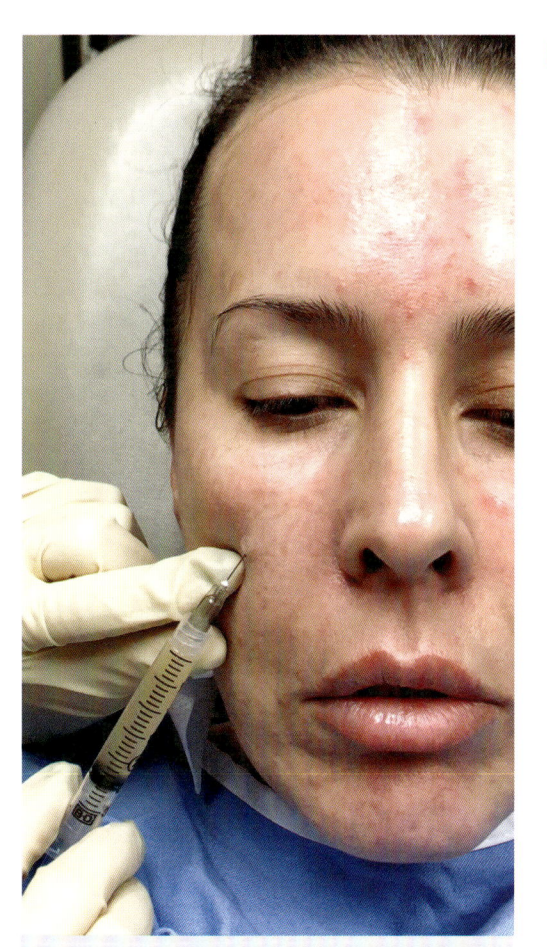

Fig. 3.8 PRP injetado por via subcutânea, com uma cânula, na área infraorbital.

Referências

[1] Cho JM, Lee YH, Baek RM, Lee SW. Effect of platelet-rich plasma on ultraviolet b-induced skin wrinkles in nude mice. J Plast Reconstr Aesthet Surg. 2011; 64(2):e31–e39
[2] Cameli N, Mariano M, Cordone I, Abril E, Masi S, Foddai ML. Autologous pure platelet-rich plasma dermal injections for facial skin rejuvenation: clinical, instrumental, and flow cytometry assessment. Dermatol Surg. 2017;43(6):826–835
[3] Fabi S, Sundaram H. The potential of topical and injectable growth factors and cytokines for skin rejuvenation. Facial Plast Surg. 2014; 30(2):157–171
[4] Vanaman M, Fabi SG, Carruthers J. Complications in the cosmetic patient: a review and our experience (Part 1). Dermatol Surg. 2016; 42(1):1–11
[5] Vanaman M, Fabi SG, Carruthers J. Complication in the cosmetic patient: a review and our experience (Part 2). Dermatol Surg. 2016; 42(1):12–20
[6] Moioli EK, Bolotin D, Alam M. Regenerative medicine and stem cells in dermatology. Dermatol Surg. 2017; 43(5):625–634
[7] Elghblawi E. Platelet-rich plasma, the ultimate secret for youthful skin elixir and hair growth triggering. J of Cos Derm. 2018; 17(3):423–430
[8] Leo MS, Kumar AS, Kirit R, Konathan R, Sivamani RK. Systematic review of the use of platelet-rich plasma in aesthetic dermatology. J Cosmet Dermatol. 2015; 14(4):315–323
[9] Lubkowska A, Dolegowska B, Banfi G. Growth factor content in PRP and their applicability in medicine. J Biol Regul Homeost Agents. 2012; 26(2) Suppl 1:3S–22S
[10] Sclafani AP, Azzi J. Platelet preparations for use in facial rejuvenation and wound healing: a critical review of current literature. Aesthetic Plast Surg. 2015; 39(4):495–505
[11] Marx RE. Platelet-rich plasma: evidence to support its use.J Oral Maxillofac Surg. 2004; 62(4):489–496

[12] Elnehrawy NY, Ibrahim ZA, Eltoukhy AM, Nagy HM. Assessment of the efficacy and safety of single platelet-rich plasma injection on different types and grades of facial wrinkles. J Cosmet Dermatol. 2017; 16(1):103-111

[13] Abuaf OK, Yildiz H, Baloglu H, Bilgili ME, Simsek HA, Dogan B. Histologic evidence of new collagen formation using platelet-rich plasma in skin rejuvenation: a prospective controlled clinical study. Ann Dermatol. 2016; 28(6):718-724

[14] Charles-de-Sa L, Gontijo-de-Amorim NF, Takiya CM, et al. Effect of use of platelet-rich plasma (PRP) in skin with intrinsic aging process. Aes Surg Journal. 2018; 38(3):321-328

[15] Yuksel EP, Sahin G, Aydin F, Senturk N, Turanli AY. Evaluation of effects of platelet-rich plasma on human facial skin. J Cosmet Laser Ther. 2014; 16(5):206-208

[16] Redaelli A, Romano D, Marcianó A. Face and neck revitalization with platelet-rich plasma (PRP): clinical outcome in a series of 23 consecutively treated patients. J Drugs Dermatol. 2010; 9(5):466-472

[17] Mikhael NW, El-Esawy FM. Skin rejuvenation with autologous concentrated platelet-rich plasma. Egyptian J Derm and Venerol. 2014; 34(1):5-9

[18] Gawdat HI, Tawdy AM, Hegazy RA, Zakaria MM, Allam RS. Autologous platelet-rich plasma versus readymade growth factors in skin rejuvenation: A split face study. J Cosmet Dermatol. 2017; 16(2):258-264

[19] Kamakura T, Kataoka J, Maeda K, et al. Platelet-rich plasma with basic fibroblast growth factor for treatment of wrinkles and depressed areas of the skin. Plast Reconstr Surg. 2015; 136(5):931-939

[20] Sclafani AP. Platelet-rich fibrin matrix for improvement of deep nasolabial folds. J Cosmet Dermatol. 2010; 9(1):66-71

[21] Sclafani AP, McCormick SA. Induction of dermal collagenesis, angiogenesis, and adipogenesis in human skin by injection of platelet-rich fibrin matrix. Arch Facial Plast Surg. 2012; 14(2):132-136

[22] Sclafani AP. Safety, efficacy, and utility of platelet-rich fibrin matrix in facial plastic surgery. Arch Facial Plast Surg. 2011; 13(4):247-251

[23] Mehryan P, Zartab H, Rajabi A, Pazhoohi N, Firooz A. Assessment of efficacy of platelet-rich plasma (PRP) on infraorbital dark circles and crow's feet wrinkles. J Cosmet Dermatol. 2014; 13(1):72-78

[24] Ramaganont K, Chuanchaiyakul S, Udompataikul M. effect of platelet-rich plasma intradermal injection on the reduction of facial cutaneous wrinkles. Wachira Wechasan. 2011; 55:9-18

[25] Kang BK, Shin MK, Lee JH, Kim NI. Effects of platelet-rich plasma on wrinkles and skin tone in Asian lower eyelid skin: preliminary results from a prospective, randomised, split face trial. Eur J Dermatol. 2014; 24(1):100-101

[26] Nofal E, Elkot R, Nofal A, Eldesoky F, Shehata S, Sami M. Evaluation of carboxytherapy and platelet-rich plasma in treatment of periorbital hyperpigmentation: a comparative clinical trial. J Cosmet Dermatol. 2018; •••:1-8

[27] Na JI, Choi JW, Choi HR, et al. Rapid healing and reduced erythema after ablative fractional carbon dioxide laser resurfacing combined with the application of autologous plateletrich plasma. Dermatol Surg. 2011; 37(4):463-468

[28] Shin MK, Lee JH, Lee SJ, Kim NI. Platelet-rich plasma combined with fractional laser therapy for skin rejuvenation. Dermatol Surg. 2012; 38(4):623-630

[29] Hashim PW, Levy Z, Cohen JL, Goldenberg G. Microneedling therapy with and without platelet-rich plasma. Cutis. 2017; 99(4):239-242

[30] Sasaki GH. Micro-needling depth penetration, presence of pigment particles, and fluorescein-stained plateelts: clnicial usage for aesthetic concerns. Aesthet Surg J. 2017; 37(1):71-83

[31] Ulusal BG. Platelet-rich plasma and hyaluronic acid an efficient biostimulation method for face rejuvenation. J Cosmet Dermatol. 2017; 16(1):112-119

[32] Hersant B, SidAhmed-Mezi M, Niddam J, et al. Efficacy of autologous platelet-rich plasma combined with hyaluronic acid on skin facial rejuvenation: a prospective study. J Am Acad Dermatol. 2017; 77(3):584-586

[33] Willemsen JC, van der Lei B, Vermeulen KM, Stevens HP. The effects of platelet-rich plasma on recovery time and aesthetic outcome in facial rejuvenation: preliminary retrospective observations. Aesthetic Plast Surg. 2014; 38(5):1057-1063

[34] Fontdevila J, Guisantes E, Martínez E, Prades E, Berenguer J. Double-blind clinical trial to compare autologous fat grafts versus autologous fat grafts with PDGF: no effect of PDGF. Plast Reconstr Surg. 2014; 134(2):219e-230e

[35] Keyhan SO, Hemmat S, Badri AA, Abdeshahzadeh A, Khiabani K. Use of platelet-rich fibrin and platelet-rich plasma in combination with fat graft: which is more effective during facial lipostructure? J Oral Maxillofac Surg. 2013; 71(3):610-621

[36] Cervelli V, Palla L, Pascali M, De Angelis B, Curcio BC, Gentile P. Autologous platelet-rich plasma mixed with purified fat graft in aesthetic plastic surgery. Aesthetic Plast Surg. 2009; 33(5):716-721

[37] Cervelli V, Nicoli F, Spallone D, et al. Treatment of traumatic scars using fat grafts mixed with platelet-rich plasma, and resurfacing of skin with the 1540 nm nonablative laser. Clin Exp Dermatol. 2012; 37(1):55-61

[38] Cervelli V, Gentile P, Scioli MG, et al. Application of plateletrich plasma in plastic surgery: clinical and in vitro evaluation. Tissue Eng Part C Methods. 2009; 15(4):625-634

[39] Frautschi RS, Hashem AM, Halasa B, Cakmakoglu C, Zins JE. Current evidence for clinical efficacy of platelet rich plasma in aesthetic surgery: a systemic review. Aesthet Surg J. 2017; 37(3):353-362

[40] Motosko CC, Khouri KS, Poudrier G, Sinno S, Hazen A. Evaluating platelet-rich therapy for facial aesthetics and alopecia: a critical review of the literature. Plast Reconstr Surg. 2018; 141(5):1115-1123

[41] Amini F, Abiri F, Ramasamy TS, Tan ES. Efficacy of platelet rich plasma (PRP) on skin rejuvenation: a systemic review. Iranian J of Derm. 2015; 18(3):119-127

[42] Willemsen JCN, Van Dongen J, Spiekman M, et al. The addition of platelet-rich plasma to facial lipofilling: a doubleblinded, placebo-controlled, randomized trial. Plast Reconstr Surg. 2018; 141(2):331-343

[43] Min S, Yoon JY, Park SY, Moon J, Kwon HH, Suh DH. Combination of platelet rich plasma in fractional carbon dioxide laser treatment increased clinical efficacy of for acne scar by enhancement of collagen production and modulation of laser-induced inflammation. Lasers Surg Med. 2018; 50(4): 302-310

[44] Ibrahim ZA, El-Ashmawy AA, Shora OA. Therapeutic effect of microneedling and autologous platelet-rich plasma in the treatment of atrophic scars: a randomized study. J Cosmet Dermatol. 2017; 16(3):388-399

[45] Ibrahim MK, Ibrahim SM, Salem AM. Skin microneedling plus platelet-rich plasma versus skin microneedling alone in the treatment of atrophic post acne scars: a split face comparative study. J Dermatolog Treat. 2018; 29(3):281-286

[46] Weibrich G, Kleis WK, Hafner G, Hitzler WE. Growth factor levels in platelet-rich plasma and correlations with donor age, sex, and platelet count. J Craniomaxillofac Surg. 2002; 30(2):97–102

[47] Magalon J, Bausset O, Serratrice N, et al. Characterization and comparison of 5 platelet-rich plasma preparations in a single-donor model. Arthroscopy. 2014; 30(5):629–638

[48] Oh JH, Kim W, Park KU, Roh YH. Comparison of the cellular composition and cytokine-release kinetics of various platelet-rich plasma preparations. Am J Sports Med. 2015; 43(12):3062–3070

[49] Braun HJ, Kim HJ, Chu CR, Dragoo JL. The effect of plateletrich plasma formulations and blood products on human synoviocytes: implications for intra-articular injury and therapy. Am J Sports Med. 2014; 42(5):1204–1210

[50] Dhurat R, Sukesh M. Principles and methods of preparation of platelet-rich plasma:a review and author's perspective. J Cutan Aesthet Surg. 2014;7(4):189–197

4
Plasma Rico em Plaquetas para Alopecia e Restauração Capilar

Jeffrey A. Rapaport ▪ *Sarah G. Versteeg* ▪ *Aditya K. Gupta*

Resumo

O tratamento com plasma rico em plaquetas (PRP) é uma opção não cirúrgica promissora para condições de alopecia, como alopecia androgenética (AGA) e, em extensão menos estudada, *alopecia areata* (AA) e alopecia cicatricial (CA), com efeitos colaterais mínimos relatados. Uma metanálise recente concluiu que os tratamentos com PRP podem ser bem-sucedidos em pacientes com AGA, usando a densidade do cabelo como unidade de medida. Melhoras na contagem de fios de cabelo, espessura do fio e avaliações microscópicas também foram observadas em pacientes tratados com PRP para AGA. O PRP pode ser mais bem-sucedido do que outras opções *off-label* para o tratamento de AA, com o potencial de alcançar os resultados desejados em um prazo mais curto. Também pode ser útil no tratamento da CA, uma condição rara de alopecia cicatricial, pois o PRP pode desencadear vias regenerativas. No entanto, a evidência que sustenta o PRP como tratamento para CA é limitada apenas aos estudos de caso publicados até o momento. A combinação do PRP com técnicas cirúrgicas de restauração capilar pode resultar em aumento do crescimento do cabelo, uma vez que o PRP pode estimular os enxertos de cabelo a entrarem na fase anágena. Combinar o PRP com materiais da matriz extracelular (ECM) pode ser benéfico, pois os materiais da ECM podem melhorar a cicatrização das feridas e a cicatrização dos locais doadores. Para alcançar os melhores resultados, sugere-se que o PRP seja realizado uma vez por mês, durante três meses, com uma concentração plaquetária de 4 a 7 vezes os níveis circulantes de plaquetas do sangue total do paciente. Pesquisas realizadas usando ensaios clínicos randomizados com acompanhamento de longo prazo (ou seja, 12 meses) são necessárias para padronizar os protocolos PRP e quantificar melhor a eficácia antecipada.

Palavras-chave: plasma rico em plaquetas, alopecia androgenética, *alopecia areata*, alopecia cicatricial, restauração capilar

Pontos Principais

Plasma rico em plaquetas (PRP) para alopecia androgenética (AGA)
- Metanálises e revisões sistemáticas sugerem que o PRP pode melhorar a densidade capilar em pacientes com AGA.

PRP para *alopecia areata* (AA)
- O PRP é uma opção em potencial para pacientes com AA. Ensaios clínicos randomizados consideraram PRP superior à triancinolona acetonida intralesional e ao minoxidil, mas a literatura é escassa e precisa ser replicada.

PRP para alopecia cicatricial (CA)
- Não foram realizados estudos randomizados de PRP em larga escala em pacientes com alopecia cicatricial. Até hoje existem apenas séries de casos, portanto, o sucesso do PRP no tratamento da CA não foi totalmente investigado.

> **PRP com restauração capilar cirúrgica**
> - O PRP pode ser vantajoso em procedimentos cirúrgicos de restauração capilar, pois as plaquetas ativadas podem promover o reparo tecidual, minimizar a formação de cicatrizes e estimular o crescimento do cabelo.

4.1 Introdução

O tratamento com plasma rico em plaquetas (PRP) é uma opção não cirúrgica promissora para pacientes que sofrem de certos tipos de alopecia. O PRP fornece uma alternativa para pacientes com queda de cabelo que não são candidatos ideais para tratamentos tradicionais e pode ajudar a evitar os efeitos colaterais comumente relatados de outras terapias disponíveis (p. ex., irritação da pele e disfunção sexual).[1-6] A maioria das evidências atuais explora o PRP para o tratamento da alopecia androgenética (AGA), com menos dados sugerindo seu uso na *alopecia areata* (AA) e alguns na alopecia cicatricial (CA).

A terapia com PRP pode estimular o crescimento capilar por meio da atividade de fatores de crescimento secretados e citocinas, como fator de crescimento derivado de plaquetas (PDGF), fator de crescimento epidérmico (EGF) e fator de crescimento endotelial vascular (VEGF).[7-9] Fatores de crescimento estimulam folículos pilosos a entrar na então prolongada fase anágena promovendo a sobrevivência celular, proliferação celular e angiogênese por via da proteína quinase B, inibição da glicogênio sintase quinase 3-β e a degradação da β-catenina (▶ Fig. 4.1).[7,10] O PRP também pode ajudar a diminuir a inflamação, evitar que os folículos entrem prematuramente na fase catágena, ativar as vias de sinalização pró-inflamatórias e causar impacto nas células musculares e de gordura.[11-14]

4.2 PRP para Alopecia Androgenética

A alopecia androgenética (AGA) é o tipo mais comum de perda de cabelo, caracterizada pela miniaturização dos folículos pilosos, possivelmente em decorrência do aumento dos níveis de di-hidrotestosterona (DHT) e/ou alterações no gene do receptor androgênico.[15-17] Essas alterações foliculares progressivas levam a um número reduzido de fios na fase anágena, de modo que os folículos terminais se convertem em folículos semelhantes a penugem.[18] O PRP

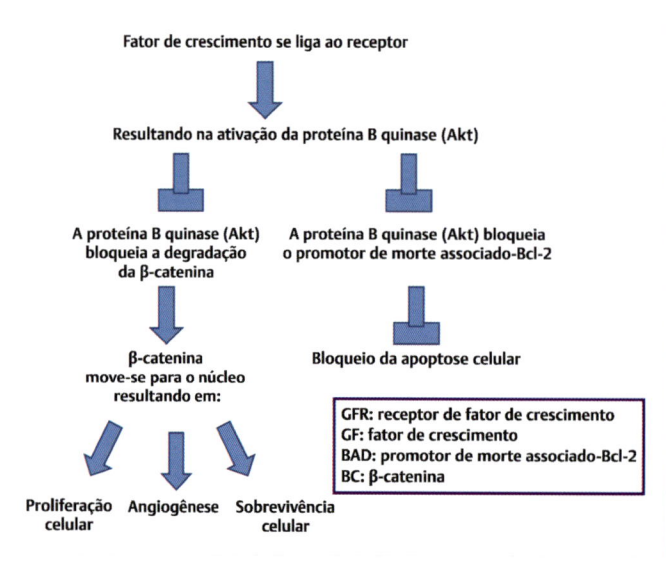

Fig. 4.1 Impacto dos fatores de crescimento nas células da papila dérmica. (Adaptada de Gupta AK, Carviel J. A mechanistic model of platelet-rich plasma treatment for androgenetic alopecia. Dermatol Surg Off Publ Am Soc Dermatol Surg Al. 2016;42(12):1335-1339 e Li Zj, Choi H-I, Choi D-K, Sohn K-C, Im M, Seo Y-J et al. Autologous platelet-rich plasma: a potential therapeutic tool for promoting hair growth. Dermatol Surg Off Publ Am Soc Dermatol Surg Al. 2012 Jul;38(7 Pt 1):1040–6.)

pode aumentar a ação limitada dos fatores de crescimento criados pelo aumento nos níveis de DHT comumente associados à AGA.[7] Os efeitos anti-inflamatórios do PRP também podem ser vantajosos, pois infiltrados inflamatórios dérmicos e inflamação folicular têm sido associados a pacientes com AGA.[19-21]

Existe uma grande variação nos métodos de preparo e aplicação de PRP usados para tratar pacientes com AGA.[22-26] Esse fato pode explicar algumas das variações na resposta observada em ensaios clínicos observacionais e randomizados publicados. Uma metanálise recente relatou que o PRP foi bem-sucedido no tratamento de pacientes com AGA, usando a densidade do cabelo como medida do sucesso do tratamento, em comparação com medições iniciais em estudos de injeção direta com uma diferença média padronizada geral de 0,51 (intervalo de confiança de 95%: 0,14, 0,88, I^2 = 0%, 4 estudos).[26] Além disso, em estudos não controlados, melhoras na contagem de fios de cabelos, na densidade do cabelo, na espessura do cabelo e avaliações microscópicas são frequentemente relatadas em pacientes com AGA tratados com PRP.[22,24,25,27-30] Eritema, edema, cefaleia, sonolência, dor leve, inchaço temporário e sensibilidade do couro cabeludo estavam entre os efeitos colaterais comuns relatados.[26] A maioria dos estudos de PRP conduzidos em pacientes com AGA é de curto prazo, com apenas alguns estudos avaliados por mais de 6 meses, e, assim, é difícil determinar os benefícios a longo prazo.[24,25,30]

O nível mais alto de evidências entre os estudos de PRP para AGA tem sido fornecido por Lee *et al.*, que conduziram um ensaio clínico randomizado comparando PRP rico em leucócitos contendo células + CD34 (PRP + PDRN) a polidesoxirribonucleotídeo (PDRN) em pacientes do sexo feminino com padrão de queda de cabelo (*n* = 40).[31] PDRN foi usado em comparação, pois pode aumentar a angiogênese, estimular a cicatrização e promover a regeneração celular.[32] Vinte pacientes foram tratados com 12 sessões semanais de injeções intraperifoliculares de PDRN, enquanto 20 pacientes no grupo de tratamento ativo receberam 1 sessão de PRP, seguida por 12 sessões semanais de injeções intraperifoliculares de PDRN. Maior melhora na espessura do cabelo ocorreu no grupo de tratamento PRP + PDRN em comparação com o comparador PDRN (p = 0,031).[31] Uma semana após a sessão final, melhoras na contagem de fios de cabelo e espessura do cabelo foram observadas em ambos os grupos de tratamento em comparação com as medições de base.[31] Evidências do sucesso do PRP também foram encontradas em ensaios clínicos recentes conduzidos em pacientes com AGA, apoiando o uso de PRP como tratamento para AGA.[33-35]

4.3 PRP para *Alopecia Areata*

Alopecia areata (AA, também referida como calvície localizada ou delimitada) é uma condição autoimune de perda de cabelo, em que o sistema imunológico ataca ativamente o crescimento dos folículos pilosos.[36] Essa condição comumente ocorre no couro cabeludo, mas pode envolver outros pelos faciais ou corporais e afeta homens e mulheres.[37,38] Atualmente, não há terapias aprovadas pela FDA para AA; no entanto, muitas medicações *off-label* (p. ex., triancinolona intralesional, minoxidil) demonstraram alguma eficácia. Os efeitos anti-inflamatórios do PRP podem ser valiosos para esses pacientes. É importante ressaltar que estudos sobre o tratamento da AA devem ser interpretados com cautela, uma vez que a doença tem uma história natural imprevisível, com remissões espontâneas e recaídas.

Injeções intralesionais de triancinolona acetonida são tratamentos de primeira linha em muitos casos de AA. No entanto, um único ensaio clínico randomizado, duplo-cego, controlado com placebo e ativo, no couro cabeludo dividido, descobriu que o PRP pode ser uma opção de tratamento mais eficaz. Trink *et al.* injetaram PRP, triancinolona acetonida ou placebo na metade do couro cabeludo em 45 pacientes, mensalmente, durante 3 meses e encontraram uma taxa de sucesso maior, definida como remissão completa, entre as lesões tratadas com PRP (60%) em comparação com o esteroide (27%).[39] O PRP também forneceu maior sucesso em regeneração de cabelo totalmente pigmentado, com 96% de pacientes com AA tratados com PRP recuperando cabelos pigmentados em comparação com 25% dos pacientes com AA tratados com triancinolona acetonida.[39] Também foi relatado que o novo crescimento de fios de cabelo ocorreu mais precocemente em pacientes tratados com PRP do que em pacientes tratados com minoxidil, conforme determinado em um estudo controlado por placebo.[40] Essa resposta precoce pode não ocorrer em todos os tipos de AA, já que o PRP não é eficaz contra *alopecia totalis*.[40] Relatos de casos também sugerem que o PRP pode ser um tratamento promissor para AA.[41]

Em conjunto, existem algumas evidências de que o PRP pode ser benéfico no tratamento da AA. No entanto, os estudos são escassos, alguns não têm controle e geralmente são de tamanho pequeno. Os autores tiveram sucesso limitado no tratamento da AA com PRP e acreditam que terapias alternativas, como os inibidores da JAK quinases, são mais eficazes.

4.4 PRP para Alopecia Cicatricial

A alopecia cicatricial é uma classe de perda capilar mais rara, composta por várias condições diferentes e, frequentemente, sobrepostas, como alopecia cicatricial central centrífuga (CCCA), líquen plano pilar (LPP), alopecia fibrosante frontal (FFA), alopecia por tração etc. Todas essas doenças resultam em dano folicular e, por fim, substituição permanente por tecido fibroso.[42] O diagnóstico histopatológico e o tratamento da alopecia cicatricial podem ser desafiadores, com o objetivo principal de minimizar a inflamação e preservar os fios existentes. As opções de restauração, como o transplante de cabelo e as técnicas de expansão tecidual, podem ser limitadas e só são consideradas após a fixação da cicatriz.[43-45] Teoricamente, o PRP pode ser valioso nesses pacientes com queda de cabelo, pois possui propriedades regenerativas e anti-inflamatórias.

Evidências que apoiam o uso de PRP na alopecia cicatricial são limitadas. Não há ensaios controlados randomizados em larga escala, mas estudos de caso sugerem que o PRP pode ser benéfico em alguns tipos de CA.[43] Vários meses após a combinação de um transplante capilar e tratamento com PRP, um paciente com LPP obteve uma alta taxa de sobrevida do enxerto (aproximadamente 80%), sugerindo que o PRP pode ser vantajoso após procedimentos de restauração capilar cirúrgica.[43]

Embora o PRP possa ser benéfico, na experiência dos autores, o sucesso é limitado tanto para AA quanto para CA. Eles acreditam que o futuro está no tratamento de ambas condições com inibidores de quinase JAK (oral e topicamente) em vez de PRP.

4.5 PRP com Restauração Cirúrgica Capilar

O transplante de unidade folicular (FUT) e a extração da unidade folicular (FUE) são as principais opções disponíveis de transplante capilar para pacientes com AGA. Durante o FUT, os folículos pilosos são obtidos por meio da remoção cirúrgica de uma tira de cabelo da parte de trás do couro cabeludo. Como alternativa ao FUT, as unidades foliculares podem ser colhidas individualmente a partir da região doadora usando a técnica de remoção FUE. Durante FUE e FUT, os folículos pilosos estão sujeitos a lesões ou desidratação[46] e, portanto, menos viáveis. As soluções de armazenamento de enxerto contendo plaquetas ativadas poderiam ajudar na preservação do enxerto e estimular os enxertos a entrarem na fase anágena (crescimento) antes da implantação (▶ Fig. 4.2).[10,47] Quando os enxertos foram embebidos em solução de PRP antes

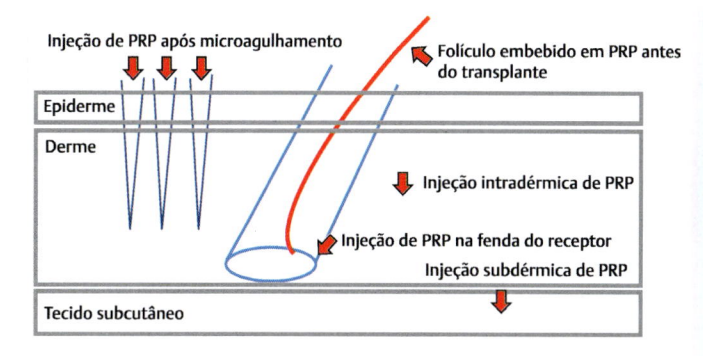

Fig. 4.2 Possíveis locais para injetar PRP. (Adaptada de Puig CJ, Reese R, Peters M. Double-blind, placebo-controlled pilot study on the use of platelet-rich plasma in women with female androgenetic alopecia. Dermatol Surg Off Am Soc Dermatol Surg Al. 2016 Nov;42(11): 1243-7, Garg S. Outcome of intraoperative injected platelet-rich plasma therapy during follicular unit extraction hair transplant: a prospective randomised study in forty patients. J Cutan Aesthetic Surg. 2016 Set;9(3): 157-64, e Rogers N. Review of the literature: microneedling for hair loss? Hair Transpl Forum Int. 2016;26(1):39.)

do FUT, foi relatado um aumento de 15% no crescimento capilar e densidade do cabelo em comparação com enxertos embebidos em solução salina.[47] O PRP também pode ser usado com sucesso em procedimentos de FUE, conforme evidenciado em um estudo randomizado, duplo-cego de 40 pacientes com AGA.[48] Neste estudo, um maior número de pacientes tratados com PRP aumentou o crescimento dos fios e a densidade capilar após a FUE, em comparação com os pacientes não tratados com PRP (20/20 = 100% *vs.* 4/20 = 20% e 12/20 = 60% *vs.* 0/20 = 0%, respectivamente).[48]

4.5.1 Técnicas Importantes a Considerar

Existem várias técnicas importantes que podem ser valiosas ao criar um protocolo PRP, como exógeno *versus* autoativação. Adicionar trombina e cloreto de cálcio à solução pode ativar plaquetas e desencadear degranulação de α-grânulos.[7,49,50] Essa degranulação pode aumentar a liberação de fatores de crescimento específicos, como o fator de crescimento semelhante à insulina 1 (IGF-1) e PDGF.[7,49,50] No entanto, a ativação nem sempre pode levar a melhores resultados de restauração capilar.[35] Além disso, a ativação pode não necessariamente resultar em melhores resultados de restauração capilar, uma vez que mudanças significativas na concentração de alguns fatores de crescimento nem sempre ocorre.[24,25,27,28,35] Portanto, são necessárias pesquisas adicionais sobre a identificação de quais fatores de crescimento ativados e sistemas de coleta podem atingir melhores resultados de restauração capilar. Ensaios clínicos igualados ajudarão a otimizar os protocolos de tratamento e informar os médicos sobre como melhor preparar suas soluções de PRP.

Materiais de matriz extracelular (ECM) também podem ser adicionados ao PRP para melhorar os resultados da restauração capilar. Os materiais da ECM podem estimular as células-tronco a formar células progenitoras que podem proteger as células da papila dérmica contra os efeitos do aumento nos níveis de DHT (p. ex., miniaturização do folículo).[51,52] Semelhante ao PRP, os materiais da ECM contêm fatores de crescimento que promovem o crescimento do cabelo, como VEGF, fator de crescimento epidérmico (EGF) e fator de crescimento semelhante à insulina (IGF).[53,54] Alguns órgãos reguladores (p. ex., FDA) aprovaram o uso de material de ECM derivado da bexiga urinária de suínos (ACell MatriStem, ACell Inc., Columbia, MD) para ajudar a reparar e remodelar tecidos danificados.[55,56] Materiais de ECM em combinação com PRP podem ser usados para melhorar a cicatrização de feridas e a cicatrização dos locais doadores durante procedimentos de restauração capilar cirúrgica.[57-59] Porém, produtos como Acell contêm proteínas estranhas e, assim, a possibilidade de reação a esse material aumenta o potencial de efeitos colaterais sobre o PRP isolado. Além disso, a pressão extracelular aumentada da injeção de um material denso próximo aos folículos poderia causar respostas negativas. Sem bons estudos para documentar melhoras com materiais de ECM e quantificar esses riscos, é difícil fundamentar seu uso. São necessárias mais pesquisas com ensaios clínicos randomizados controlados, já que poucos estudos exploraram essas terapias regenerativas combinadas em pacientes com alopecia.

Métodos de rotação única e dupla podem ser usados para criar soluções de PRP.[25,60] A primeira rotação pode permitir que as hemácias se separem do plasma.[60] São encorajados evitar altas velocidades e longos períodos de tempo já que as plaquetas podem ser precipitadas.[60] Além disso, altas concentrações de hemácias ou leucócitos nas soluções de PRP podem causar inflamação adjacente ao folículo e prejudicar o crescimento capilar; portanto, é melhor limitar a quantidade de hemácias e leucócitos na preparação final injetada.[61] As plaquetas podem ser separadas em uma segunda rotação. Durante esta segunda rotação, o objetivo é precipitar as plaquetas; portanto, velocidades mais altas e durações mais longas podem ser úteis. No entanto, cautela ainda é aconselhada, pois altas velocidades podem descarregar o PDGF das plaquetas e limitar sua eventual deposição no couro cabeludo.[60] Tanto o método de rotação simples como dupla podem alcançar rendimentos de PRP de alto volume e criar os resultados desejados de restauração capilar.[33,48,62] Sistemas de coleta totalmente automatizados, como o sistema de Separação de Plaquetas Autóloga de Magellan, também podem ser usados para separar e concentrar plaquetas.[63]

Para obter resultados ideais, sugere-se que o PRP seja realizado uma vez por mês, durante 3 meses, com uma concentração de plaquetas 4 a 7 vezes os níveis sanguíneos totais basais do paciente (▶ Fig. 4.3, ▶ Fig. 4.4, ▶ Fig. 4.5, ▶ Fig. 4.6, ▶ Fig. 4.7, ▶ Fig. 4.8, ▶ Fig. 4.9, ▶ Fig. 4.10, ▶ Fig. 4.11, ▶ Fig. 4.12).[64,65] As injeções de PRP podem ser administradas por via intradérmica, subdérmica e/ou colocadas em fendas e

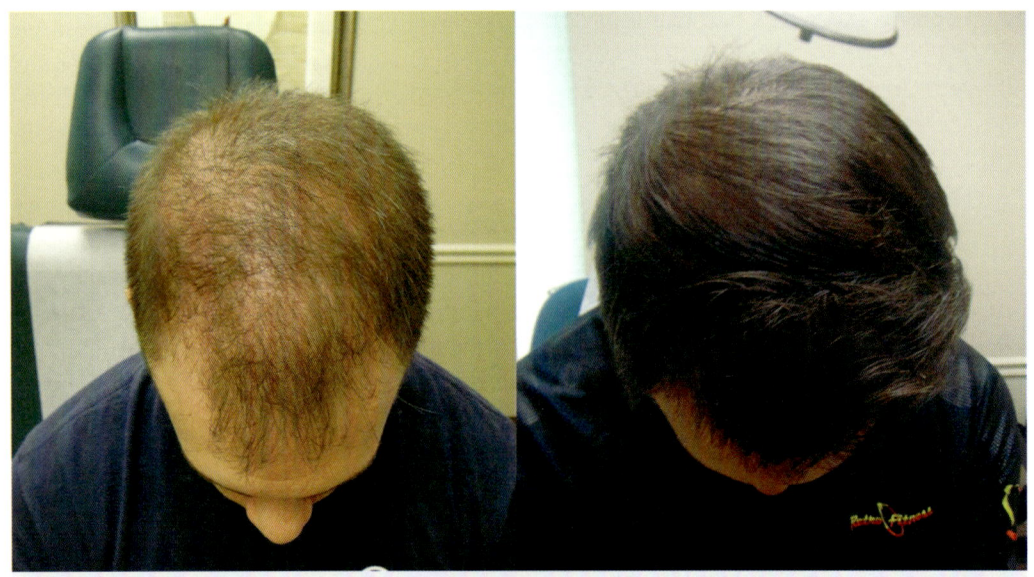

Fig. 4.3 Antes e depois de 9 tratamentos com PRP em homem de 29 anos de idade.

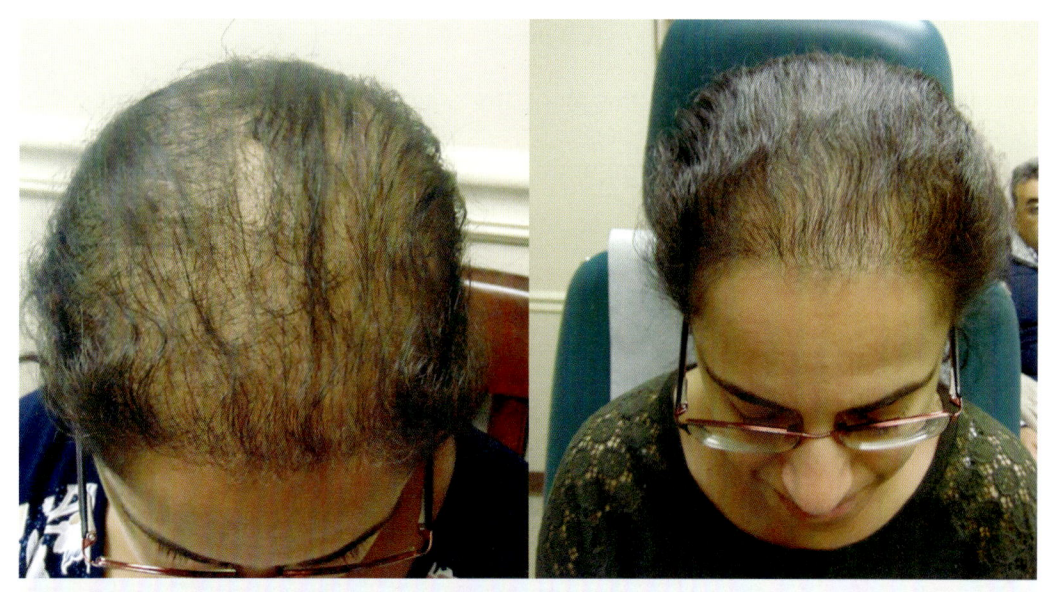

Fig. 4.4 Antes e depois de 6 tratamentos com PRP em mulher de 43 anos de idade.

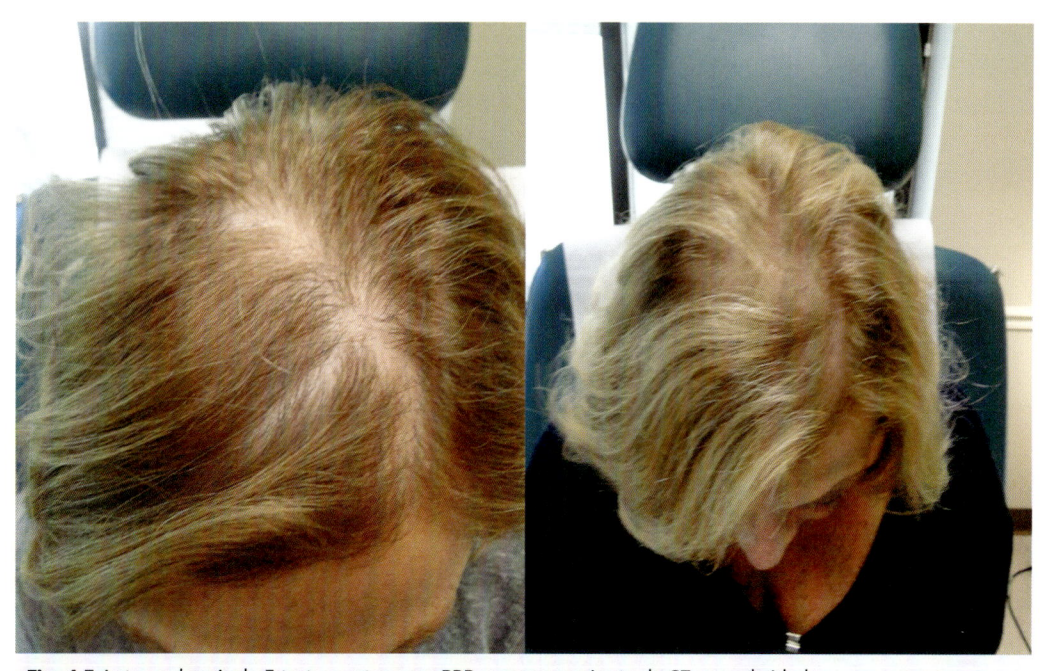

Fig. 4.5 Antes e depois de 5 tratamentos com PRP em uma paciente de 67 anos de idade.

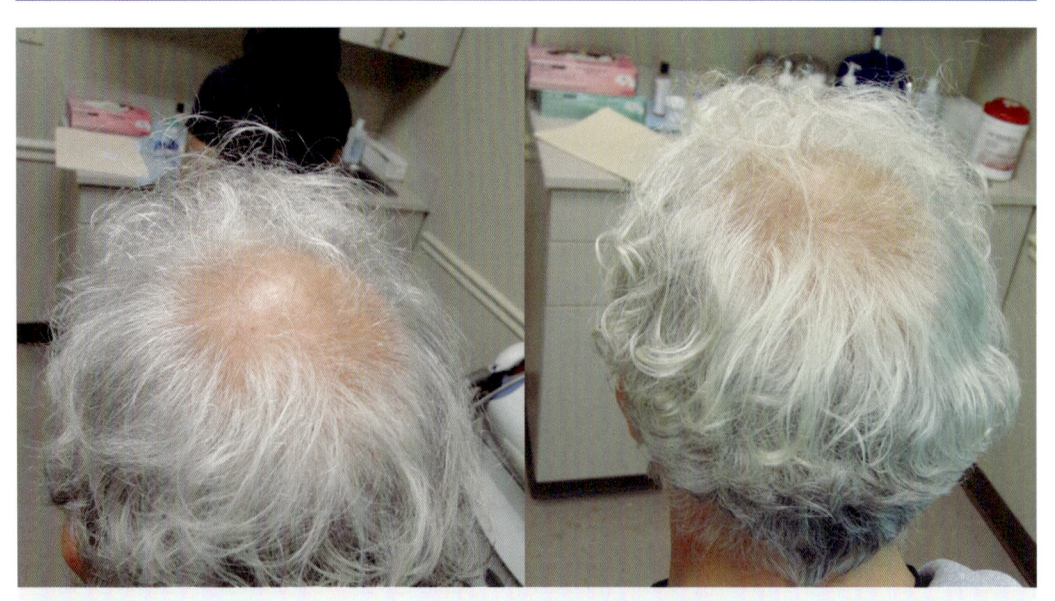

Fig. 4.6 Antes e depois de 3 tratamentos com PRP em homem de 61 anos de idade.

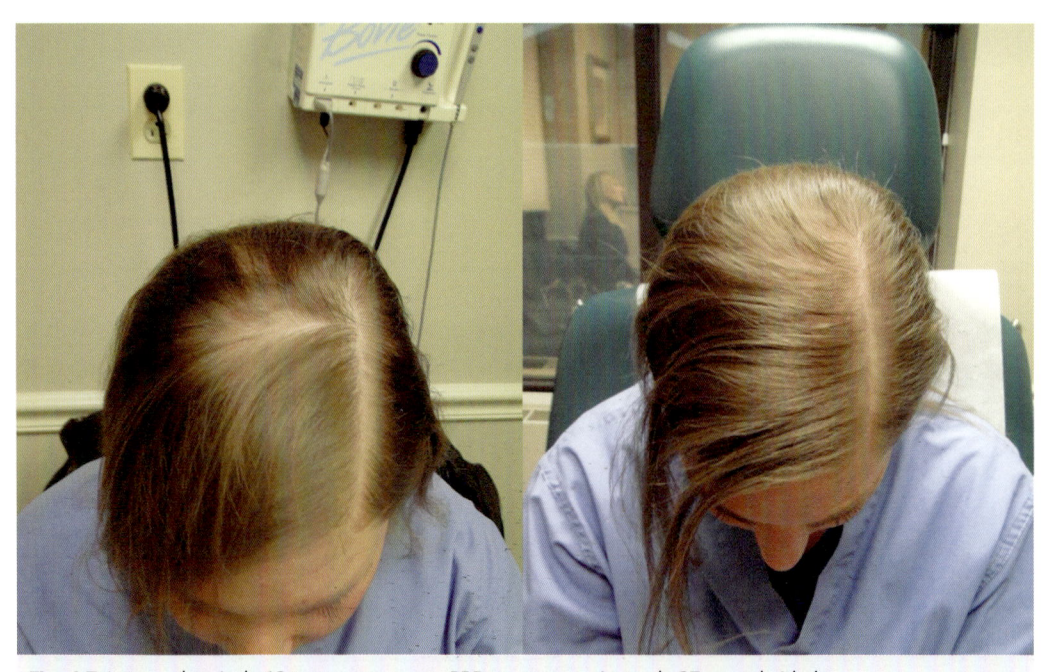

Fig. 4.7 Antes e depois de 13 tratamentos com PRP em uma paciente de 27 anos de idade.

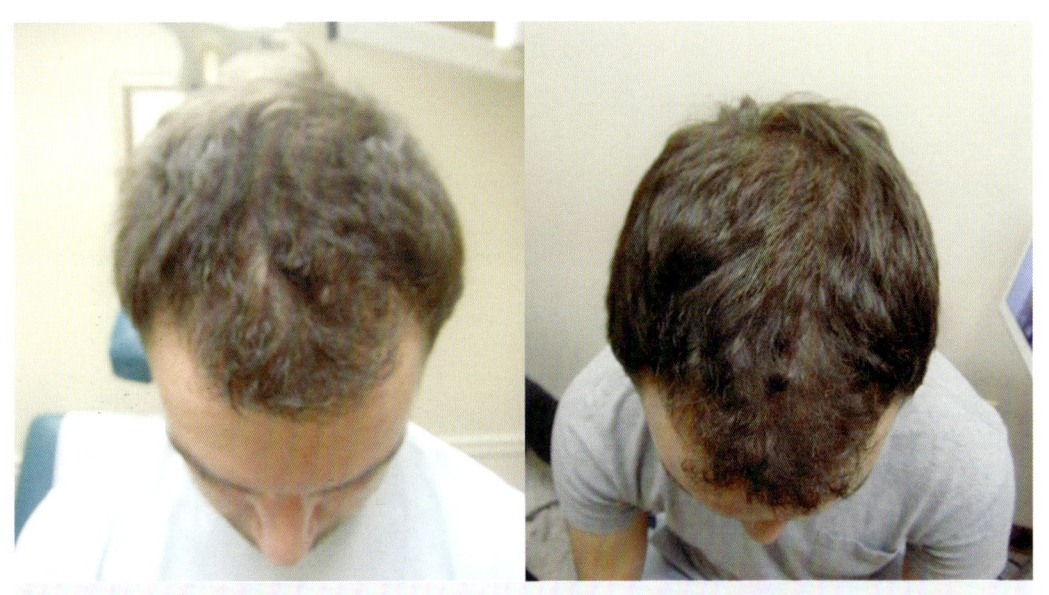

Plasma Rico em Plaquetas para Alopecia e Restauração Capilar

Fig. 4.8 Antes e depois de 4 tratamentos com PRP em um paciente de 18 anos de idade.

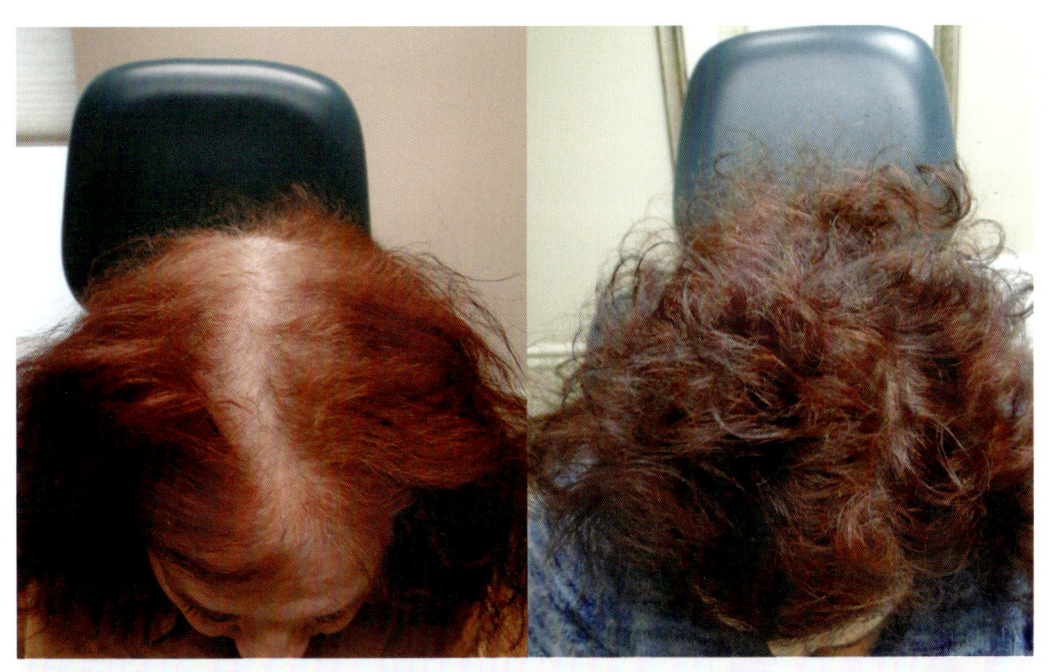

Fig. 4.9 Antes e depois de 11 tratamentos com PRP em uma paciente de 61 anos de idade.

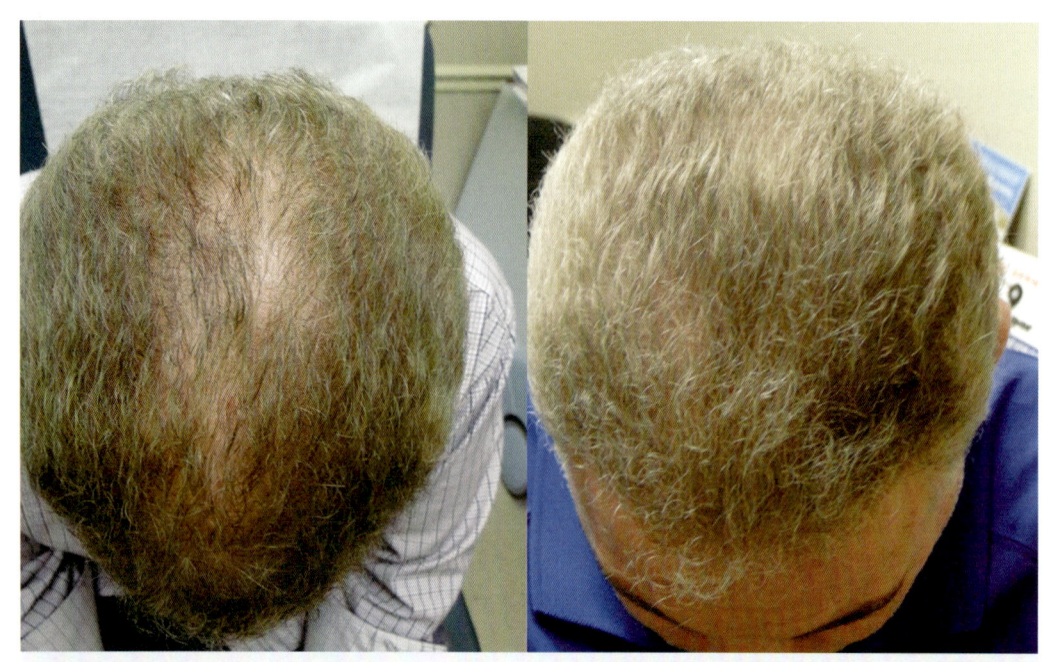

Fig. 4.10 Antes e depois de 7 tratamentos com PRP em homem de 47 anos de idade.

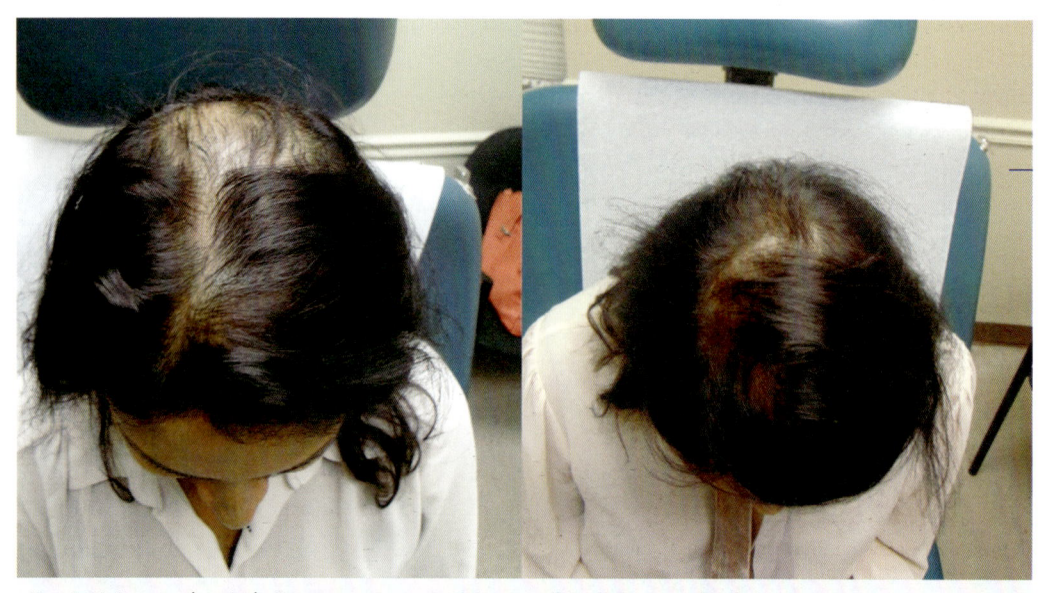

Fig. 4.11 Antes e depois de 7 tratamentos com PRP em mulher de 47 anos de idade.

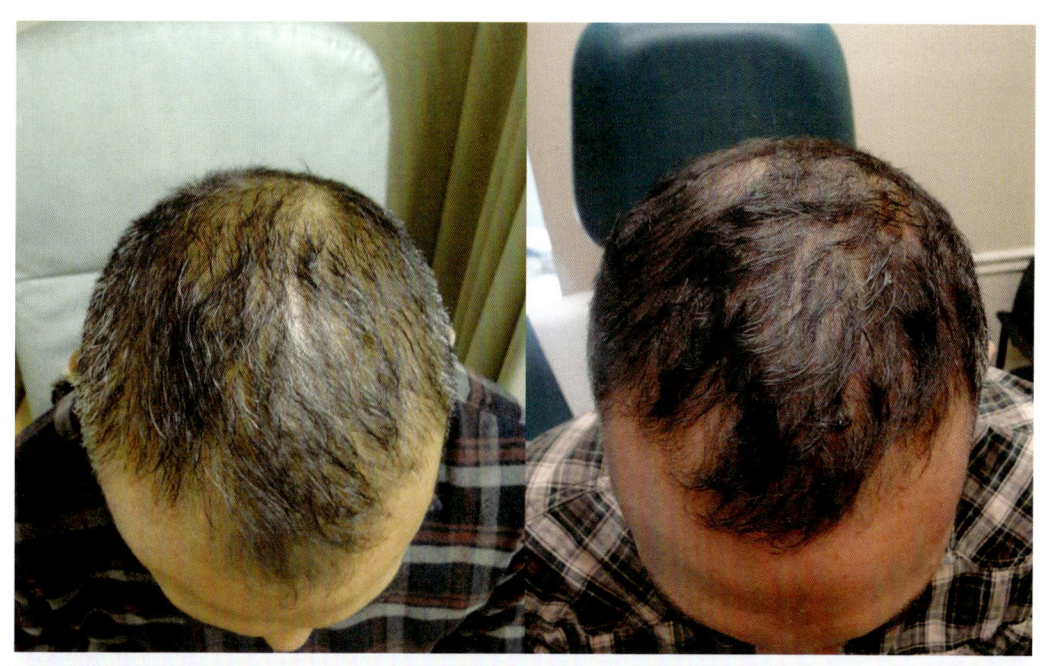

Fig. 4.12 Antes e depois de 7 tratamentos com PRP em um paciente de 54 anos de idade.

canais de microagulhamento pré-fabricados (▶ Fig. 4.2).[34,48,66] É da opinião dos autores que as injeções subdérmicas (p. ex., injeção de depósito subdérmico de PRP de Rapaport) são preferidas às injeções intradérmicas e, assim, pode ocorrer a administração direta de PRP na base do folículo piloso. As injeções subcutâneas também podem permitir melhor difusão do PRP no espaço do tecido conjuntivo frouxo, revestindo efetivamente o folículo piloso e diminuindo o número de injeções necessárias para banhar determinada área.[67] Essa técnica é bem tolerada e pode ser menos dolorosa porque, conforme a solução se difunde, há menos pressão local do que quando exerce pressão sobre a derme. Essas recomendações são apenas diretrizes, uma vez que procedimentos padronizados de PRP ainda precisam ser determinados e nenhum estudo compara diretamente uma técnica de injeção com outra.

4.6 Conclusão

Para concluir, o tratamento com PRP é uma opção promissora de restauração capilar não invasiva, uma vez que estimula o crescimento do cabelo, a sobrevivência celular e a angiogênese. Estudos de curto prazo sugerem que o PRP produz resultados positivos, incluindo aumentar a densidade capilar e melhorar resultados de restauração capilar com melhor sobrevida do enxerto e menor formação de cicatriz, entre pacientes com AGA. Há também algumas evidências entre pacientes que sofrem de AA. Como apenas estudos de caso foram conduzidos no tratamento da CA, são necessárias mais pesquisas para determinar como a terapia PRP se aplica na alopecia cicatricial. Os ensaios clínicos randomizados devem buscar padronizar e otimizar as técnicas de PRP para o tratamento da alopecia, pois isso pode ajudar a alcançar resultados consistentes e permitir um melhor aconselhamento ao paciente.

Referências

[1] Spindler JR. The safety of topical minoxidil solution in the treatment of pattern baldness: the results of a 27-center trial. Clin Dermatol. 1988; 6(4):200–212

[2] PROPECIA (finasteride) tablets for oral use. U.S. Food and Drug Administration. 2014 Available at: http://www.access-data.fda.gov/drugsatfda_docs/label/2014/020788s024lbl.pdf. Accessed June 8, 2017

[3] Monograph P. Hair Regrowth Forumula. Minoxidil Topical Solution USP 20 mg/mL (2% w/v). Health Canada. Drug Product Database. 2016. Available at: https://health-products.canada.ca/dpd-bdpp/dispatch-repartition.do. Accessed June 6, 2017

[4] Men's Rogaine. 5% Minoxidil Topical Aerosol. Hair Regrowth Treatment. U.S. Food and Drug Administration. 2015. Available at: http://www.accessdata.fda.gov/drugsatfda_docs/label/2006/021812s000LBL.pdf. Accessed October 6, 2016

[5] Gupta AK, Carviel J, MacLeod MA, Shear N. Assessing finasteride-associated sexual dysfunction using the FAERS data-base. J Eur Acad Dermatol Venereol. 2017; 31(6):1069–1075

[6] Knudsen RG. The challenge of FUE in women. Hair Transpl Forum International. 2014; 24(4):150

[7] Gupta AK, Carviel J. A mechanistic model of platelet-rich plasma treatment for androgenetic alopecia. Dermatol Surg. 2016; 42(12):1335–1339

[8] Okuda K, Kawase T, Momose M, et al. Platelet-rich plasma contains high levels of platelet-derived growth factor and transforming growth factor-beta and modulates the proliferation of periodontally related cells in vitro. J Periodontol. 2003; 74(6):849–857

[9] Eppley BL, Woodell JE, Higgins J. Platelet quantification and growth factor analysis from platelet-rich plasma: implications for wound healing. Plast Reconstr Surg. 2004; 114(6):1502–1508

[10] Li ZJ, Choi H-I, Choi D-K, et al. Autologous platelet-rich plasma: a potential therapeutic tool for promoting hair growth. Dermatol Surg. 2012; 38(7 Pt 1):1040–1046

[11] El-Sharkawy H, Kantarci A, Deady J, et al. Platelet-rich plasma: growth factors and proand anti-inflammatory properties. J Periodontol. 2007; 78(4):661–669

[12] Shumez H, Prasad P, Kaviarasan P, Deepika R. Intralesional platelet rich plasma vs intralesional triamcinolone in the treatment of alopecia areata: a comparative study. Int J Med Res Health Sci. 2014; 4(1):118–122

[13] Gilhar A, Etzioni A, Paus R. Alopecia areata. N Engl J Med. 2012; 366(16):1515–1525

[14] Hudgens JL, Sugg KB, Grekin JA, Gumucio JP, Bedi A, Mendias CL. Platelet-rich plasma activates proinflammatory signaling pathways and induces oxidative stress in tendon fibroblasts. Am J Sports Med. 2016; 44(8):1931–1940

[15] Schweikert HU, Wilson JD. Regulation of human hair growth by steroid hormones. II. Androstenedione metabolism in isolated hairs. J Clin Endocrinol Metab. 1974; 39(6):1012–1019

[16] Sawaya ME, Price VH. Different levels of 5alpha-reductase type I and II, aromatase, and androgen receptor in hair follicles of women and men with androgenetic alopecia. J Invest Dermatol. 1997; 109(3):296–300

[17] Levy-Nissenbaum E, Bar-Natan M, Frydman M, Pras E. Confirmation of the association between male pattern baldness and the androgen receptor gene. Eur J Dermatol. 2005; 15(5): 339–340

[18] Semalty M, Semalty A, Joshi GP, Rawat MSM. Hair growth and rejuvenation: an overview. J Dermatolog Treat. 2011; 22 (3):123–132

[19] Lattanand A, Johnson WC. Male pattern alopecia a histopathologic and histochemical study. J Cutan Pathol. 1975; 2(2):58–70

[20] Abell E. Histologic response to topically applied minoxidil in male-pattern alopecia. Clin Dermatol. 1988; 6(4):191–194

[21] Whiting D. Inflammation and hair loss. 20th World Congress of Dermatology, Paris; July 2002

[22] Takikawa M, Nakamura S, Nakamura S, et al. Enhanced effect of platelet-rich plasma containing a new carrier on hair growth. Dermatol Surg. 2011; 37(12):1721–1729

[23] Borhan R, Gasnier C, Reygagne P. Autologous platelet rich plasma as a treatment of male androgenetic alopecia: study of 14 cases. Journal of Clinical and Experimental Dermatology Research 2015;06(04). Available at: http://www.omicsonline.org/open-access/autologous-platelet-rich-plasma-asa-treatment-of-male-androgenetic-alopecia-study-of-14-cases-2155-9554-10000292.php?aid=57866. Accessed June 26, 2017

[24] Cervelli V, Garcovich S, Bielli A, et al. The effect of autologous activated platelet rich plasma (AA-PRP) injection on pattern hair loss: clinical and histomorphometric evaluation. BioMed Res Int. 2014; 2014:760709

[25] Gkini M-A, Kouskoukis A-E, Tripsianis G, Rigopoulos D, Kouskoukis K. Study of platelet-rich plasma injections in the treatment of androgenetic alopecia through an one-year period. J Cutan Aesthet Surg. 2014; 7(4):213–219

[26] Gupta AK, Carviel JL. Meta-analysis of efficacy of platelet-rich plasma therapy for androgenetic alopecia. J Dermatolog Treat. 2017; 28(1):55–58

[27] Singhal P, Agarwal S, Dhot PS, Sayal SK. Efficacy of plateletrich plasma in treatment of androgenic alopecia. Asian J Transfus Sci. 2015; 9(2):159–162

[28] Khatu SS, More YE, Gokhale NR, Chavhan DC, Bendsure N. Platelet-rich plasma in androgenic alopecia: myth or an effective tool. J Cutan Aesthet Surg. 2014; 7(2):107–110

[29] Betsi EE, Germain E, Kalbermatten DF, Tremp M, Emmenegger V. Platelet-rich plasma injection is effective and safe for the treatment of alopecia. Eur J Plast Surg. 2013; 36(7):407–412

[30] Gentile P, Garcovich S, Bielli A, Scioli MG, Orlandi A, Cervelli V. The effect of platelet-rich plasma in hair regrowth: a randomized placebo-controlled trial. Stem Cells Transl Med. 2015; 4(11):1317–1323

[31] Lee S-H, Zheng Z, Kang J-S, Kim D-Y, Oh SH, Cho SB. Therapeutic efficacy of autologous platelet-rich plasma and polydeoxyribonucleotide on female pattern hair loss. Wound Repair Regen. 2015; 23(1):30–36

[32] Yu M, Lee JY. Polydeoxyribonucleotide improves wound healing of fractional laser resurfacing in rat model. J Cosmet Laser Ther. 2017; 19(1):43–48

[33] Gupta S, Revathi TN, Sacchidanand S, Nataraj HV. A study of the efficacy of platelet-rich plasma in the treatment of androgenetic alopecia in males. Indian J Dermatol Venereol Leprol. 2017; 83(3):412

[34] Puig CJ, Reese R, Peters M. Double-blind, placebo-controlled pilot study on the use of platelet-rich plasma in women with female androgenetic alopecia. Dermatol Surg. 2016; 42(11):1243–1247

[35] Gentile P, Cole JP, Cole MA, et al. Evaluation of not-activated and activated prp in hair loss treatment: role of growth factor and cytokine concentrations obtained by different collection systems. Int J Mol Sci. 2017; 18(2):E408

[36] McMichael AJ, Pearce DJ, Wasserman D, et al. Alopecia in the United States: outpatient utilization and common prescribing patterns. J Am Acad Dermatol. 2007; 57(2) Suppl:S49–S51

[37] Finner AM. Alopecia areata: clinical presentation, diagnosis, and unusual cases. Dermatol Ther (Heidelb). 2011;24(3):348–354

[38] Alkhalifah A, Alsantali A, Wang E, McElwee KJ, Shapiro J. Alopecia areata update: part I. Clinical picture, histopatho logy, and pathogenesis. J Am Acad Dermatol. 2010; 62(2):177–188, quiz 189–190

[39] Trink A, Sorbellini E, Bezzola P, et al. A randomized, doubleblind, placebo-and active-controlled, half-head study to evaluate the effects of platelet-rich plasma on alopecia areata. Br J Dermatol. 2013; 169(3):690–694

[40] El Taieb MA, Ibrahim H, Nada EA, Seif Al-Din M. Platelets rich plasma versus minoxidil 5% in treatment of alopecia areata: A trichoscopic evaluation. Dermatol Ther (Heidelb). 2017; 30(1):1–6

[41] Donovan J. Successful treatment of corticosteroid-resistant ophiasis-type alopecia areata (AA) with platelet-rich plasma (PRP). JAAD Case Rep. 2015; 1(5):305–307

[42] Harries MJ, Sinclair RD, Macdonald-Hull S, Whiting DA, Griffiths CEM, Paus R. Management of primary cicatricial alopecias: options for treatment. Br J Dermatol. 2008; 159(1):1–22

[43] Saxena K, Saxena DK, Savant SS. Successful hair transplant outcome in cicatricial lichen planus of the scalp by combining scalp and beard hair along with platelet rich plasma. J Cutan Aesthet Surg. 2016; 9(1):51–55

[44] Unger W, Unger R, Wesley C. The surgical treatment of cicatricial alopecia. Dermatol Ther (Heidelb). 2008; 21(4):295–311

[45] Fan J-C, Wang J-P. Plastic surgical management of large cicatricial scalp alopecia. Zhonghua Yi Xue Za Zhi. 2009; 89(16):1098–1101

[46] Zontos G, Rose PT, Nikiforidis G. A mathematical proof of how the outgrowth angle of hair follicles influences the injury to the donor area in FUE harvesting. Dermatol Surg. 2014; 40(10):1147–1150

[47] Uebel CO, da Silva JB, Cantarelli D, Martins P. The role of platelet plasma growth factors in male pattern baldness surgery. Plast Reconstr Surg. 2006; 118(6):1458–1466, discussion 1467

[48] Garg S. Outcome of intra-operative injected platelet-rich plasma therapy during follicular unit extraction hair transplant: a prospective randomised study in forty patients. J Cutan Aesthet Surg. 2016; 9(3):157–164

[49] Arshdeep, Kumaran MS. Platelet-rich plasma in dermatology: boon or a bane? Indian J Dermatol Venereol Leprol. 2014; 80 (1):5–14

[50] Vogt PM, Lehnhardt M, Wagner D, Jansen V, Krieg M, Steinau HU. Determination of endogenous growth factors in human wound fluid: temporal presence and profiles of secretion. Plast Reconstr Surg. 1998; 102(1):117–123

[51] Hitzig G. Regenerative medicine part 1: usage of porcine extracellular matrix in hair loss prevention, hair restoration surgery and donor scar revision. In: Lam S, ed. Hair Transplant 360. New Delhi, India: Jaypee Brothers Publishing; 2014:553–564

[52] Beattie AJ, Gilbert TW, Guyot JP, Yates AJ, Badylak SF. Chemoattraction of progenitor cells by remodeling extracellular matrix scaffolds. Tissue Eng Part A. 2009; 15(5):1119–1125

[53] Badylak SF. The extracellular matrix as a scaffold for tissue reconstruction. Semin Cell Dev Biol. 2002; 13(5):377–383

[54] Badylak SF. Xenogeneic extracellular matrix as a scaffold for tissue reconstruction. Transpl Immunol. 2004; 12(3–4):367–377

[55] ACELL, Inc. Receives new FDA clearances, prepares for future growth. ACell. 2015. Available at: https://acell.com/acell-increceives-new-fda-clearances-prepares-for-future-growth/. Accessed July 24, 2017

[56] ACELL, Inc. Receives FDA clearance for concurrent use of its wound management devices. ACell. 2016. Available at: https:// acell.com/acell-inc-receives-fda-clearance-for-concurrent-useof-its-wound-management-devices/. [July 24, 2017

[57] Cooley J. Use of porcine bladder matrix in hair restoration surgery applications. Hair Transpl Forum Int. 2011; 21(3):65, 71–7–2

[58] Puig C. Use of PRP and dermal matrix. Presented at: Annual Meeting of the American Academy of Cosmetic Surgery; January 14; 2015; New Orleans, LA. Lecture

[59] Rose PT. Hair restoration surgery: challenges and solutions. Clin Cosmet Investig Dermatol. 2015; 8:361–370

[60] Fukaya M, Ito A. A New Economic Method for Preparing Plateletrich Plasma. Plast Reconstr Surg Glob Open. 2014; 2(6):e162

[61] Wu Y, Kanna MS, Liu C, Zhou Y, Chan CK. Generation of autologous platelet-rich plasma by the ultrasonic standing waves. IEEE Trans Biomed Eng. 2016; 63(8):1642–1652

[62] About Eclipse PRP. Eclipse. Available at: http://eclipseaesthetics.com/products/eclipse-prp/. Accessed August 7, 2017

[63] Arthrex Research and Development. Angel vs Magellan: A Comparative Study on Platelet Concentration and Activation. 2015. Available at: https://www.arthrex.com/resources/ white-paper/pS5iTVoznkqc0QFQPdjYQQ/angel-vs-magellana-comparative-study-on-platelet-concentration-and-activation. Accessed August 7, 2017

[64] Godse K. Platelet-rich plasma in androgenic alopecia: where do we stand? J Cutan Aesthet Surg. 2014; 7(2):110–111

[65] Marx RE. Platelet-rich plasma (PRP): what is PRP and what is not PRP? Implant Dent. 2001; 10(4):225–228

[66] Rogers N. Review of the literature: microneedling for hair loss? Hair Transpl Forum Int. 2016; 26(1):39

[67] Bellomo R, Rapaport J. Incorporating platelet-rich plasma for hair restoration into your practice. The Dermatologist. 2017; 25(3). Available at https://www.the-dermatologist.com/content/incorporating-platelet-rich-plasma-hair-restoration-yourpractice. Accessed February 12, 2019

Parte II

Práticas e Princípios de Microagulhamento

5 Microagulhamento: Mecanismo e Considerações Práticas *57*

6 Microagulhamento: Aplicações Clínicas *69*

7 Microagulhamento e Radiofrequência *83*

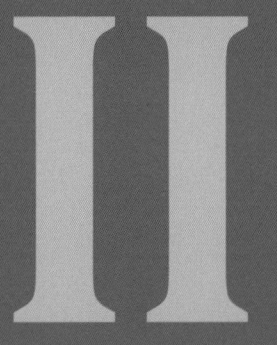

5
Microagulhamento: Mecanismo e Considerações Práticas

Amelia K. Hausauer

Resumo

O microagulhamento é um procedimento cada vez mais popular para tratar uma variedade de condições cutâneas. Ele envolve a ruptura da epiderme e/ou derme por agulhas de calibre fino fixadas a um carimbo, rolo ou uma caneta mecanizada. Embora o mecanismo de ação detalhado continue incerto, existem duas hipóteses concorrentes: lesão mecânica fracionada, que desencadeia a cascata de cicatrização da ferida, e corrente de demarcação — desvios elétricos intercelulares — que estimulam moléculas de sinalização e síntese de ácido desoxirribonucleico (DNA). Independentemente das vias moleculares exatas, estudos histológicos sugerem que o microagulhamento provoca espessamento da epiderme, indução de colágeno, proliferação de fibras elásticas e neoangiogênese. É essencial entender que a diferença nos sistemas de fornecimento e parâmetros clínicos apropriados é crítica para obter as alterações desejadas no tecido.

Palavras-chave: microagulhamento, terapia de indução de colágeno, mecanismo de ação, lesão mecânica fracionada, corrente de demarcação, cicatrização da ferida, fatores de crescimento, considerações técnicas, considerações clínicas.

> **Pontos Principais**
>
> - O microagulhamento evoluiu nas últimas décadas e tem múltiplos usos em dermatologia.
> - Uma compreensão integral do mecanismo de ação do microagulhamento é desconhecida. Existem duas hipóteses principais: (1) microlesão mecânica fracionada com cicatrização de ferida clássica e (2) corrente de demarcação durante a qual desvios do potencial elétrico transepitelial provocam migração, proliferação e remodelagem celular. A estimulação de fatores de crescimento e das vias de síntese do DNA tem um papel crucial nos efeitos subsequentes.
> - Existem três tipos principais de dispositivos: carimbos, rolos e canetas. Cada um tem suas vantagens e desvantagens. As agulhas também variam.
> - Os profissionais precisam entender quais sistemas devem ser utilizados nos diferentes cenários clínicos e como personalizar os tratamentos para a localização anatômica e a condição cutânea.

5.1 Introdução

Um procedimento minimamente invasivo e cada vez mais popular, o microagulhamento combina os antigos princípios da acupuntura e mesoterapia com as tecnologias mais modernas para tratar uma variedade de condições cutâneas. Na década de 1990, Orentreich e Orentreich relataram pela primeira vez a "subcisão" envolvendo o uso de uma agulha inserida paralelamente à superfície da pele para romper manualmente cicatrizes, um procedimento mais adequado para pequenas áreas de tratamento em decorrência do risco de contusões.[1] Camirand e Doucet, em seguida, trataram cicatrizes usando uma pistola de tatuagem para quebrar feixes de colágeno dérmicos unidos, mas esta técnica era trabalhosa e lenta, com pouco controle sobre a profundidade da penetração.[2] Mais tarde, Fernandes utilizou estes princípios em seu artigo original de 2005 e criou o termo "terapia de indução de colágeno percutâneo" (PCI), referindo-se ao rejuvenescimento e remodelagem da pele com pequenas agulhas montadas em um rolo cilíndrico (também conhecido como *dermaroller*).[3] Desde esta época, a técnica sofreu várias duplicações com seus arquétipos, incluindo a terapia de indução de colágeno, agulhamento dérmico, tatuagem a seco, intradermoabrasão e microagulhamento.

5.2 Mecanismo(s) de Ação

O microagulhamento envolve a produção de poros epidérmicos e dérmicos transitórios que variam de 25 a 3.000 μm de profundidade, com o objetivo fundamental de suprarregular os mecanismos normais de síntese cutânea, sem induzir inflamação ou trauma prolongados que possam provocar fibrose. Existem duas teorias principais que explicam como as agulhas induzem a remodelagem e proliferação do tecido.

5.2.1 Microlesão Mecânica Fracionada

A primeira explicação envolve o que os autores gostam de chamar de *microlesão mecânica fracionada* (▶ Fig. 5.1). O agulhamento forma perfurações minúsculas em agrupamentos próximos. A ruptura capilar superficial e dérmica quase confluente resultante fornece um intenso estímulo para liberação de fator de crescimento e infiltração de fibroblastos.[4-7]

Os microcanais são cicatrizados de acordo com as três fases clássicas de cicatrização da ferida: inflamação, proliferação e remodelagem. Na verdade, estas fases estão sobrepostas e uma discussão completa do processo está além do escopo deste capítulo. Contudo, em resumo, a fase inflamatória começa quando a ruptura do estrato córneo, o revestimento endotelial e a matriz subendotelial recrutam plaquetas e neutrófilos para o local

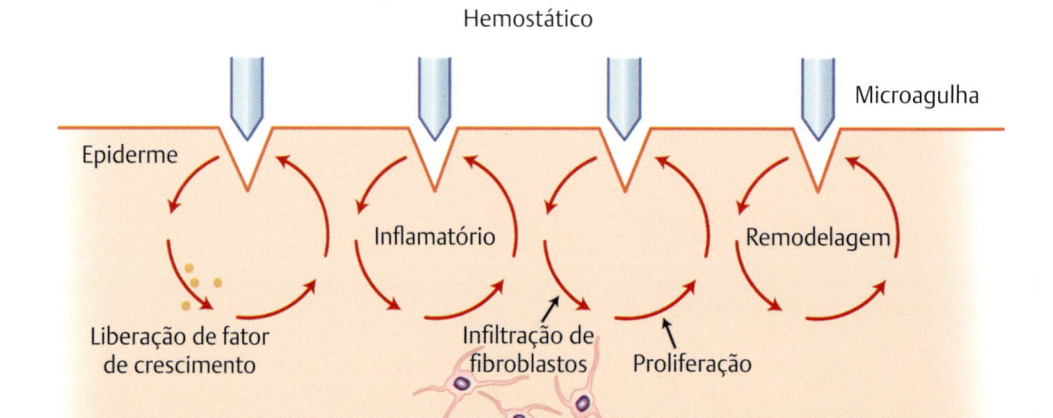

Fig. 5.1 Hipótese da microlesão mecânica fracionada para o mecanismo de ação no microagulhamento. Pequenas feridas superficiais fornecem um estímulo intenso para liberação do fator de crescimento e infiltração de fibroblastos de acordo com as fases clássicas da cicatrização.

de lesão. O agulhamento expõe trombina e fragmentos de colágeno, que atraem e ativam plaquetas no local dentro de alguns minutos. Por sua vez, as plaquetas formam um tampão, iniciam a coagulação e liberam uma miríade de fatores de crescimento e citocinas (▶ Tabela 5.1). Estas moléculas sinalizadoras controlam a formação de coágulo, aumentam a permeabilidade vascular e atraem leucócitos e fibroblastos para o local de lesão. Nas primeiras 48 horas, há predomínio de neutrófilos; contudo, o influxo subsequente de macrófagos é crítico não apenas para fagocitose, mas também para perpetuar as cascatas de sinalização que induzem migração e divisão celular — sem as quais a cicatrização não ocorre.[3,7] Isto também marca uma transição para a fase proliferativa de cicatrização da ferida, durante a qual os fatores de crescimento derivados de macrófagos (ou seja, PDGF [fator de crescimento derivado de plaquetas], TGF-

Tabela 5.1 Fatores de Crescimento Importantes, Citocinas e Outras Moléculas de Sinalização Necessários para Cicatrização da Ferida e Remodelagem Cutânea

Molécula	Abreviação	Funções
Fator de crescimento de fibroblastos	FGF	• Proliferação de fibroblastos, células epiteliais • Deposição de matriz • Angiogênese • Contração da ferida
Fator de crescimento derivado de plaquetas	PDGF	• Quimiotaxia de fibroblastos, macrófagos e neutrófilos • Proliferação de fibroblastos, células epiteliais e musculares lisas, células mesenquimais • Metabolismo do colágeno • Angiogênese
Fator de crescimento transformador alfa	TGF-α	• Migração e proliferação de queratinócitos, (reepitelização)
Fator de crescimento transformador beta	TGF-β	• Quimiotaxia e proliferação de fibroblastos • Metabolismo de colágeno, matriz • Inibição de protease • Angiogênese • Imunomodulação • TGF-β1 e TGF-β2 são pró-fibróticos, enquanto TGF-β3 é antifibrótico
Fator de crescimento epidérmico	EGF	• Migração e proliferação de queratinócitos • Proliferação e modulação de fibroblastos, células endoteliais, células mesenquimais • Angiogênese • Regulação da colagenase
Fator de crescimento semelhante à insulina 1	IGF-1	• Migração e proliferação de queratinócitos • Quimiotaxia de fibroblastos • Síntese proteica
Fator de crescimento vascular endotelial	VEGF	• Angiogênese • Permeabilidade vascular • Quimiotaxia, proliferação de células endoteliais • Quimiotaxia de macrófagos
Fator de crescimento do tecido conjuntivo	CTGF	• Quimiotaxia e proliferação de fibroblastos • Metabolismo de colágeno • Angiogênese • Adesão plaquetária • Fibrose
Fator de crescimento de queratinócitos	KGF	• Proliferação de queratinócitos
Peptídeo ativador de tecido conjuntivo III		• Proliferação e produção de matriz
Peptídeo ativador de neutrófilos 2		• Quimiotaxia de neutrófilos
Interleucina 1	IL-1	• Proliferação de fibroblastos • Regulação de colagenase 3 (MMP-13) • Pró-inflamação, pirogênese
Interleucina 10	IL-10	• Remodelagem de colágeno • Expressão do gene de MMP • Anti-inflamatório

Abreviação: MMP, metaloproteinases da matriz.
Observação: Esta tabela é apresentada como resumo e não está completa.[3,6,8-11]

-α [fator de crescimento transformador] e TGF-β, interleucina-1, fator de necrose tumoral, FGF [fator de crescimento de fibroblastos]) recrutam fibroblastos e alteram a síntese da matriz extracelular. Os fibroblastos que migram ao longo de uma estrutura de fibronectina permitem a fibroplasia e granulação da ferida. Tipicamente, na cicatrização de feridas maiores, os queratinócitos alteram seu fenótipo e migram para reparar lacerações da membrana basal. Desmossomos dissolvem-se e ocorre formação de actina para unir os queratinócitos. As pequenas lesões criadas pelas microagulhas perturbam a membrana basal e expõem os queratinócitos ao colágeno dérmico, consequentemente estimulando sua multiplicação. Contudo, estes defeitos são minúsculos e fecham rapidamente — dentro de algumas horas — portanto, os queratinócitos em proliferação servem mais para espessar a epiderme que para fechar os canais de agulhamento.[3,7,12]

Ao mesmo tempo, a hipóxia relativa do tecido constitui outro sinal para acionar a liberação de citocinas, em resposta às quais os fibroblastos produzem PDGF, FGF e EGF. Ocorre suprarregulação do mRNA de pró-colágeno, que, mais tarde, é convertido em colágeno III na presença do oxigênio fornecido por novos vasos.[3,6] VEGF e outros fatores de crescimento são essenciais no processo de angiogênese.[6]

A remodelagem começa, em dias, com a formação da matriz de fibronectina, mas sua execução completa demora meses a anos. Portanto, grande parte da melhora da qualidade cutânea observada após o microagulhamento aparece após três a quatro semanas e continua por meses.[13] O colágeno tipo I substitui o III, que substitui o tecido de granulação precoce depositado na derme superior. Curiosamente, este colágeno integra um padrão entrelaçado regular e não os feixes paralelos observados nas cicatrizes.[13-16] Os ensaios da pele agulhada em ratos sugerem que níveis desproporcionalmente elevados de TGF-β3, uma citocina antifibrótica, podem explicar o reparo sem cicatrizes visíveis observado no microagulhamento.[8] Vitamina A ou ácido retinoico favorece a produção de TGF-β3 em relação aos membros da família pró-fibrótica TGF-β1 e TGF-β2, o que explica por que alguns profissionais combinam ésteres de retinil tópicos em seu protocolo.[8] Alguns pesquisadores afirmam que metaloproteinases da matriz também têm um papel essencial para diminuir a fibrose e talvez minimizar a hiperpigmentação,[13] porém estes mecanismos ainda não foram elucidados por completo.

5.2.2 Corrente de Demarcação

Leibl propôs uma explicação alternativa para o estado de efeitos cutâneos após o microagulhamento — desvios dos potenciais transepiteliais chamados de "corrente de demarcação" (▶ Fig. 5.2).[13] No estado de repouso, o potencial intracelular das células epidérmica é negativo (aproximadamente –70 mV), enquanto o potencial extracelular é positivo. A lesão libera potássio intracelular e proteínas para o compartimento extracelular, diminuindo ainda mais o potencial negativo do compartimento intracelular para valores baixos — de até 120 mV, consequentemente aumentando a diferença de potencial entre o interior e o exterior da célula. Quando este processo ocorre repetidamente em grande proximidade, a corrente bioelétrica gerada desencadeia cascatas de fator de crescimento que estimulam a migração de fibroblastos, que proliferam e produzem colágeno.[13,17] Enquanto cortes cutâneos profundos cicatrizam por meio dos mecanismos de cicatrização da ferida clássica descritos anteriormente, lesões superficiais produzem apenas uma inflamação menor e têm maior probabilidade de interferir com campos elétricos intracelulares para alterar a expressão de DNA e aumentar a motilidade das células. Em última análise, as fases hemostática, inflamatória, proliferativa e de remodelagem da cicatrização da ferida são evitadas ou abreviadas e, por isso, o reparo ocorre sem formação de cicatriz.[13] Esta hipótese pode explicar porque alguns estudos encontram melhores resultados com tratamentos superficiais repetidos (profundidade de 1 mm) em comparação ao agulhamento mais profundo e mais agressivo (3 mm), embora isso tenha sido explorado completamente.[8]

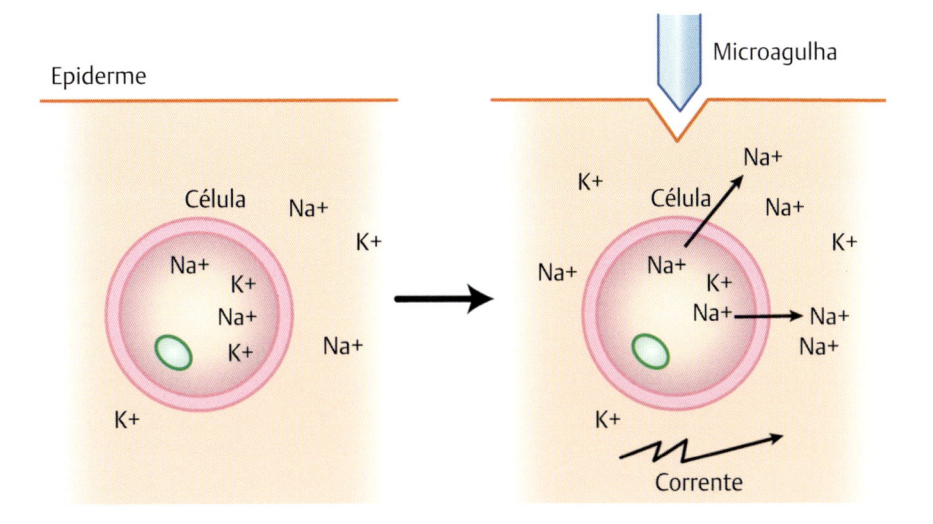

Fig. 5.2 Hipótese da corrente de demarcação para o mecanismo de ação no microagulhamento. Alterações em massa do potencial de membrana celular criam uma corrente bioelétrica que altera a síntese de DNA e a produção de fator de crescimento. (Adaptada de Liebl H e Kloth LC. Skin cell proliferation stimulated by microneedles. J Am Coll Clin Wound Spec 2012;4:2-6.)

5.2.3 Potencialização do Fornecimento de Fármacos

O microagulhamento melhorou o fornecimento de fármacos para a epiderme mais profunda e derme ao desviar-se do estrato córneo. Embora muitas vezes isto seja benéfico para aumentar os efeitos de medicações tópicas e cosméticos, os autores sugerem cautela, pois os riscos de inflamação ou outros efeitos colaterais adversos aumentam quando preparações antigênicas destinadas para uso externo são depositadas intradermicamente (ou seja, soros de vitamina C).[18]

5.3 Alterações Histológicas após o Microagulhamento: Ciência Básica

Vários estudos empregam amostras histológicas obtidas 3 e/ou 6 meses após a terapia para documentar as alterações epidérmicas e dérmicas induzidas pelo microagulhamento. Zeittler *et al.* relataram espessamento da epiderme com aumento de células na granular e mais ou menos vitamina A (óleo de palmitato de retinol) e C (óleo de ascorbil tetraisopalmitato) tópicas em um modelo animal. Em comparação a ratos sem agulhamento, aqueles tratados apresentaram uma matriz mais densa de fibras de colágeno mais espessas, e tratamentos repetitivos produziram uma resposta ainda mais acentuada, observada pela coloração tricrômica de Masson.[8] Curiosamente, a quantificação dos teores *absolutos* de colágeno I e III favoreceu um tratamento único em relação aos múltiplos; contudo, este achado pode ter sido um artefato do desenho de estudo, uma vez que todos os animais foram analisados 10 semanas após a randomização,[8] o que significa que o tempo de acompanhamento após a última sessão de agulhamento foi diferente, e, por isso, a histologia capturou apenas a neocolagenôgenese precoce nos grupos de tratamento repetido.

Existem evidências também na pele humana. Aust *et al.* mostraram que quatro sessões mensais de microagulhamento desencadearam um aumento de até 400% da deposição de colágeno e elastina em 6 meses. Esta neocolagenôgenese ocorreu em uma configuração de entrelaçamento normal em uma profundidade de até 0,6 mm, usando-se agulhas de 1,5 mm de comprimento. Em um ano, os pesquisadores também observaram um espessamento do estrato espinhoso e arquitetura normal das cristas interpapilares em comparação ao padrão achatado observado em uma cicatriz.[16] El-Domyati *et al.* obtiveram biópsias por punção de 3 mm na avaliação basal e após 1 e 3 meses em 10 pacientes com tipo cutâneo III a IV de Fitzpatrick, que receberam um total de seis sessões de microagulhamento (1 mm) a cada 2 semanas nas regiões periorbital e temporal da testa. A coloração histológica e imuno-histoquímica demonstrou um aumento estatisticamente significante da espessura da epiderme após 1 e 3 meses. Porém, aumentos significativos de colágeno ocorreram apenas após 3 meses, correspondendo à progressão e sequência do reparo tecidual. É interessante observar que a porcentagem total de elastina na verdade diminuiu, embora o precursor de elastina, tropoelastina tenha aumentado. Embora este achado inicialmente pareça desfavorável e contraditório aos dados de 6 meses apresentados por Aust *et al.*, é provável que a avaliação aos 3 meses seja muito precoce para capturar a conversão de tropoelastina em elastina e que, no período de 6 meses, o teor geral de elastina seria maior. Talvez o aumento da elasticidade do tecido demore mais que o aumento do colágeno, em que fibras elastóticas solares observadas na avaliação basal são eliminadas (diminuição do teor de elastina aos 3 meses) e o trauma induza a produção de novos elementos precursores que seriam processados mais tarde em fibras elásticas de aspecto mais normal (elevação do teor de elastina aos 6 meses).[14,16]

Além das alterações epidérmicas e dérmicas, foi constatado que o microagulhamento alarga o infundíbulo folicular em aproximadamente 47% e remove sebo e escamas que obstruem o óstio folicular.[19] Estes processos aumentam a penetração de medicamentos tópicos além do conceito básico de ruptura da epiderme.

5.4 Considerações Técnicas

5.4.1 Dispositivos

Evoluindo da subcisão inicial[1] e dispositivos de tatuagem,[2] os sistemas de microagulhamento, em geral, são distribuídos em três classes: carimbos, rolos e canetas eletrônicas ou mecânicas (▶ Fig. 5.3). Cada um tem seu próprio conjunto de vantagens e desvantagens e muitos só estão disponíveis no exterior (▶ Tabela 5.2).

a **Agulhas de comprimento fixo**

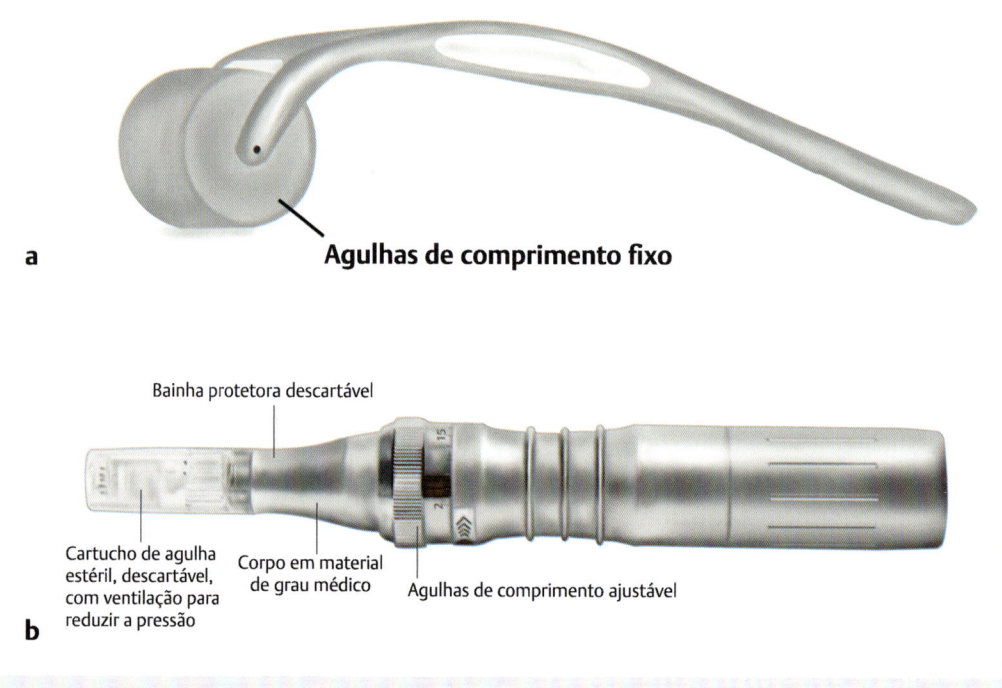

b
Bainha protetora descartável
Cartucho de agulha estéril, descartável, com ventilação para reduzir a pressão
Corpo em material de grau médico
Agulhas de comprimento ajustável

Fig. 5.3 (a, b) Protótipos de dispositivos de rolo e caneta.

Tabela 5.2 Comparação de Rolos *versus* Dispositivos Eletrônicos

Aspecto	Rolos	Dispositivos eletrônicos
Número de sessões	Uso único (múltiplo, se houver possibilidade de limpeza, embora já não seja mais estéril) Baixa possibilidade de contaminação cruzada	Corpo de uso múltiplo, cartuchos de uso único Bainhas descartáveis protegem o corpo
Esterilidade	A maioria não é segura para autoclave	Cartuchos estéreis embalados em blísteres
Profundidade da agulha	Fixa Requer múltiplos rolos se o plano de tratamento incluir profundidades diferentes	Variável
Parâmetros do dispositivo	Não há necessidade de ajuste da velocidade ou profundidade da agulha A pressão manual e a velocidade do rolo podem ser mais lentas em áreas sensíveis	Velocidade e profundidade ajustáveis, individualizadas para a área ou condição tratada Parâmetros reprodutíveis em múltiplas sessões
Área de tratamento	Cobertura mais rápida de grandes áreas	Acesso mais fácil a sulcos e contornos
Desconforto	Maior	Menor, especialmente em altas velocidades
Trauma cutâneo	Penetra no tecido mais espesso (ou seja, cicatriz) com fricção ou laceração mínima Locais curvos de lesão (não perpendiculares), um possível risco de laceração da pele se a técnica for inadequada	Requer lubrificação para deslizar na pele Muitos dispositivos têm portas para minimizar fricção Risco de maceração ou cisalhamento da pele, se a técnica for inadequada
Reação de corpo estranho	Se uma agulha se deslocar de um rolo barato	Improvável
Lesão do profissional	Maior risco de perfuração por agulha	Menor risco de perfuração por agulha As agulhas sofrem retração quando "desativadas"
Custo-efetividade	Não há investimento inicial Os rolos são mais dispendiosos que os cartuchos	Investimento inicial no dispositivo Os cartuchos são mais baratos que os rolos

Carimbos

Os carimbos ganharam popularidade na década de 1990, mas deixaram de ser favorecidos com o advento dos rolos. Mesmo assim, os carimbos têm várias vantagens em relação aos rolos:

1. Tipicamente cobrem uma pequena área de superfície corporal e podem-se adaptar com mais precisão em áreas confinadas, como o lábio superior ou as asas do nariz.
2. Não puxam e nem embaraçam os pelos quando usados no couro cabeludo, especialmente em pacientes com cabelos mais longos.
3. Geralmente são mais vantajosos economicamente para pequenas áreas de tratamento, como cicatrizes, ou tratamento periorificial.[12]

Rolos

Os rolos consistem em muitas agulhas de calibre fino fixadas em intervalos regulares ao redor de um cilindro. Uma vez que as agulhas são fixadas em uma superfície cilíndrica, elas entram com angulação, perfuram mais profundamente quando estão perpendiculares e saem novamente com angulação. Portanto, os canais criados são curvos e cercados por epiderme intacta com uma interrupção apenas da largura aproximada de quatro células.[3] A relevância clínica desta trajetória curva é incerta e não se sabe se a rolagem é mais traumática para a pele que os dispositivos que entram de modo ortogonal. Observe que a aplicação rápida e vigorosa de agulhas perpendiculares (carimbos, canetas) pode causar laceração da epiderme, em vez de uma punção real, se realizada de modo incorreto (ver adiante). Dermaroller

Tabela 5.3 Parâmetros da Agulha

Material da agulha

Aço inoxidável	Mais comum
Titânio	Mantém a forma afiada por mais tempo
Prata, ouro	Antimicrobiano, menor oxidação, risco raro de reação alérgica

Comprimento da agulha

0,2–3,0 mm

Diâmetro da agulha

Diâmetro ideal incerto – a maioria com calibre entre calibre 30 e 33	
> 0,25 mm	Possivelmente maior risco de cicatrização

Número de agulhas

Rolos	24–1.080	Depende do tamanho e número de fileiras. Mais fileiras, menor tempo de tratamento, porém, maior força é necessária e menos penetração (efeito do faquir)
Canetas	6–18	Dependente do dispositivo

Observação: Os parâmetros ideais são discutidos e dados comparativos são escassos.

foi a primeira empresa a produzir um instrumento de rolagem manual, mas atualmente existem muitos dispositivos disponíveis que variam em termos de material, comprimento, calibre e número de agulhas (▶ Tabela 5.3). Para qualquer rolo específico, estes parâmetros são fixos, de modo que o tratamento abrangente pode exigir mais de um dispositivo para obter várias profundidades.

Além disso, é importante observar que os rolos mais baratos podem ser frágeis, tornam-se rombos com facilidade ou arrastam-se na superfície da pele, consequentemente criando maior dano colateral, e encorajam a preensão inadequada. As agulhas também podem-se afrouxar e deslocar-se com mais facilidade. Se ficarem incrustadas na pele, pode ocorrer uma reação de corpo estranho.[3,7,20]

Canetas

Desenvolvidas para superar algumas limitações associadas a rolos, canetas com fio ou operadas por bateria representam a tecnologia mais recente (▶ Fig. 5.4). A maioria utiliza cartuchos descartáveis estéreis, com agulhas que oscilam rapidamente em frequência fixa ou ajustável. A velocidade da agulha ajuda a determinar a intensidade do tratamento. Uma vibração rápida geralmente é menos dolorosa, enquanto dispositivos com maior velocidade e maior potência produzem penetração mais profunda das agulhas. O comprimento da agulha é outro parâmetro ajustável, de modo que um único cartucho pode tratar múltiplos locais do corpo em múltiplas profundidades diferentes (▶ Fig. 5.5). As canetas também são convenientes para sulcos e contornos, porque as pontas têm um diâmetro pequeno (geralmente 5 mm) em relação aos barris volumosos do rolo e podem ser carimbadas ou deslizadas na superfície da pele. Como já mencionado, durante o deslizamento, é importante que a mão do profissional seja movida em velocidade semelhante à oscilação da agulha, para que as agulhas entrem de modo perpendicular. Se o movimento for muito rápido, elas podem derrapar na superfície sem obter a profundidade desejada ou cortar a epiderme causando um trauma não pretendido.

Outros recursos importantes, encontrados em algumas, mas não em todas as canetas incluem: ventilação para limitar o arrasto na pele e acúmulo de fluidos, placas de inclinação da agulha que se ajustam ao ângulo da pele, bainha estéril descartável para cobrir a empunhadura e um pedal para ativação/desativação com os pés.

Agulhas

Também existem vários modelos diferentes de agulhas, incluindo: sólidas, revestidas, biodegradáveis, ocas e expansíveis (▶ Fig. 5.6).[7] A seleção depende do objetivo do tratamento. Microagulhas sólidas são as mais comuns. Contudo, agulhas ocas podem oferecer vacinas ou medicamentos de modo efetivo na derme, enquanto agulhas revestidas ou isoladas são usadas com mais frequência em dispositivos de radiofrequência porque o revestimento protege a melanina da epiderme do calor excessivo e limita os efeitos adversos (Capítulo 7). A ▶ Tabela 5.3 descreve vários outros aspectos importantes das microagulhas.

Microagulhamento: Mecanismo e Considerações Práticas

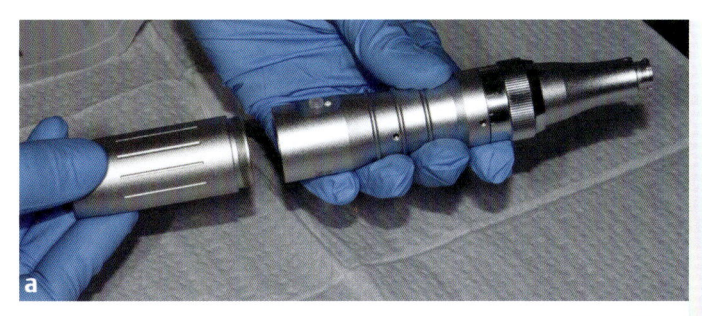

Fig. 5.4 Principais componentes e montagem de uma caneta de microagulhamento representativa para uso em consultório.
(a) Fixação da bateria seguida por **(b)** ajuste da bainha proativa e **(c)** cartucho de agulhas estéreis descartável.

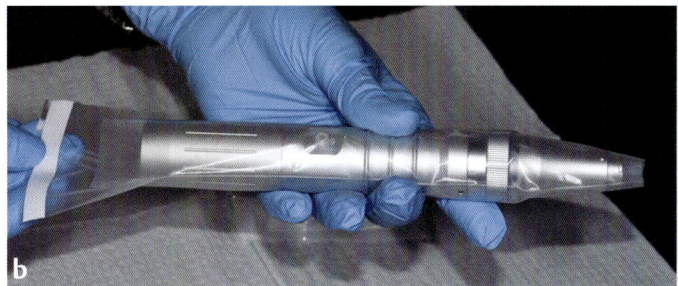

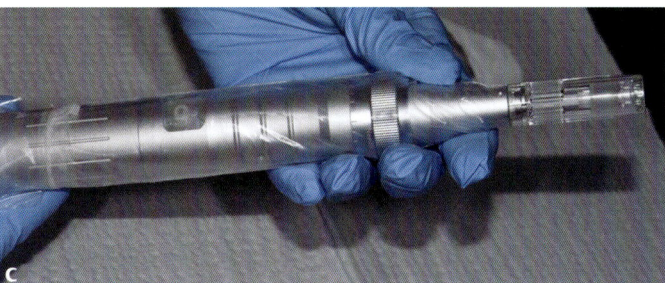

Fig. 5.5 Comprimento de agulha ajustável 0,25 e 2,0 mm.

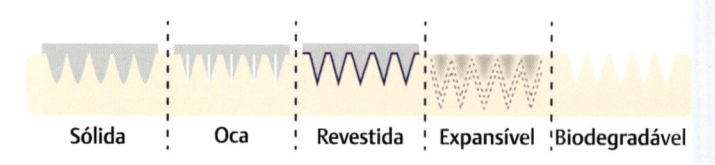

Fig. 5.6 Exemplos de diferentes tipos de agulhas.

Sólida | Oca | Revestida | Expansível | Biodegradável

5.5 Considerações Clínicas

O Capítulo 6 detalha as evidências clínicas de suporte e as considerações práticas relevantes aos procedimentos de microagulhamento. Independentemente do dispositivo, os princípios do tratamento são semelhantes e envolvem a passagem das agulhas em trajetória vertical, horizontal e diagonal com uma pressão uniforme. Múltiplas passagens garantem cobertura adequada da superfície com os canais agrupados de modo denso. Quando realizado adequadamente, é quase impossível causar ablação completa da epiderme, uma vez que as agulhas deslizam para orifícios existentes se estiverem muito próximos, deixando a pele ao redor intacta.[3,13]

Um plano de tratamento refinado deve considerar a posição anatômica e a condição clínica, uma vez que a espessura e textura do tecido variam. Estudos em cadáveres sugerem que pele facial varia de aproximadamente 0,5 mm de profundidade na pálpebra superior até 1,6 a 1,9 mm na parede lateral inferior do nariz e lábio superior. O pescoço pode variar de 0,75 a 1,5 mm.[21,22] Portanto, a penetração na derme papilar e/ou reticular requer diferentes comprimentos de agulhas em diferentes locais. O uso de uma profundidade maior que esta (ou seja, na gordura subcutânea) pode não ser mais eficaz, e, em alguns casos, pode ser até menos eficaz, como foi demonstrado em vários estudos que mostraram melhoras semelhantes usando agulhas de 1 e 3 mm de profundidade.[16,23] Os feixes densos de colágeno das cicatrizes podem justificar uma configuração de 2 mm para atravessar uma derme espessada e muito compacta.

5.6 Conclusão

O microagulhamento é um método cada vez mais popular para *resurfacing* cutâneo. As feridas mecânicas estimulam a liberação do fator de crescimento e a síntese de DNA por meio dos mecanismos tradicionais de cicatrização da ferida ou por um fluxo na corrente elétrica celular. De qualquer modo, estas lesões minúsculas parecem suprarregular a replicação epidérmica e dérmica normal sem produzir fibrose ou cicatrizes. Existem vários tipos diferentes de dispositivos e agulhas disponíveis. Cada um tem vantagens e desvantagens, por isso uma essencial compreensão da localização anatômica, da meta terapêutica e dos resultados desejados é primordial.

Referências

[1] Orentreich DS, Orentreich N. Subcutaneous incisionless (subcision) surgery for the correction of depressed scars and wrinkles. Dermatol Surg. 1995; 21(6):543–549
[2] Camirand A, Doucet J. Needle dermabrasion. Aesthetic Plast Surg. 1997; 21(1):48–51
[3] Fernandes D. Minimally invasive percutaneous collagen induction. Oral Maxillofac Surg Clin North Am. 2005; 17(1):51–63, vi
[4] Fabbrocini G, Fardella N, Monfrecola A, Proietti I, Innocenzi D. Acne scarring treatment using skin needling. Clin Exp Dermatol. 2009; 34(8):874–879
[5] Fabbrocini G, De Vita V, Monfrecola A, et al. Percutaneous collagen induction: an effective and safe treatment for postacne scarring in different skin phototypes. J Dermatolog Treat. 2014; 25(2):147–152
[6] Falabella A, Falanga V. Wound Healing. In: Freinkel RK, Woodley DT, eds. The Biology of the Skin. New York, NY:Parethenon; 2001:281–299
[7] McCrudden MT, McAlister E, Courtenay AJ, González-Vázquez P, Singh TR, Donnelly RF. Microneedle applications in improving skin appearance. Exp Dermatol. 2015; 24(8):561–566
[8] Zeitter S, Sikora Z, Jahn S, et al. Microneedling: matching the results of medical needling and repetitive treatments to maximize potential for skin regeneration. Burns. 2014; 40 (5):966–973
[9] Eppley BL, Woodell JE, Higgins J. Platelet quantification and growth factor analysis from platelet-rich plasma:

[10] Steed DL. The role of growth factors in wound healing. Surg Clin North Am. 1997; 77(3):575–586
[11] Eming SA. Skin repair—cellular and molecular aspects. In: Bolognia JL, Jorizzo JL, Schaffer JV, eds. Dermatology. 3rd ed. Philadelphia, PA: Elsevier Saunders; 2012:2315–2317
[12] Setterfield L. The Concise Guide to Dermal Needling (expanded Medical Edition). Canada: Acacia Dermacare Inc.; 2013
[13] Liebl H, Kloth LC. Skin cell proliferation stimulated by microneedles. J Am Coll Clin Wound Spec. 2012; 4(1):2–6
[14] El-Domyati M, Barakat M, Awad S, Medhat W, El-Fakahany H, Farag H. Microneedling therapy for atrophic acne scars: an objective evaluation. J Clin Aesthet Dermatol. 2015; 8(7):36–42
[15] El-Domyati M, Barakat M, Awad S, Medhat W, El-Fakahany H, Farag H. Multiple microneedling sessions for minimally invasive facial rejuvenation: an objective assessment. Int J Dermatol. 2015; 54(12):1361–1369
[16] Aust MC, Fernandes D, Kolokythas P, Kaplan HM, Vogt PM. Percutaneous collagen induction therapy: an alternative treatment for scars, wrinkles, and skin laxity. Plast Reconstr Surg. 2008; 121(4):1421–1429
[17] Jaffe LF. Control of development by steady ionic currents. Fed Proc. 1981; 40(2):125–127
[18] Soltani-Arabshahi R, Wong JW, Duffy KL, Powell DL. Facial allergic granulomatous reaction and systemic hypersensitivity associated with microneedle therapy for skin rejuvenation. JAMA Dermatol. 2014; 150(1):68–72
[19] Serrano G, Almudéver P, Serrano JM, et al. Microneedling dilates the follicular infundibulum and increases transfollicular absorption of liposomal sepia melanin. Clin Cosmet Investig Dermatol. 2015; 8:313–318
[20] Majid I, Sheikh G. Microneedling and its applications in dermatology. PRIME: International Journal of Aesthetics and Anti-Ageing Medicine. 2014
[21] Ha RY, Nojima K, Adams WP, Jr, Brown SA. Analysis of facial skin thickness: defining the relative thickness index. Plast Reconstr Surg. 2005; 115(6):1769–1773
[22] Chopra K, Calva D, Sosin M, et al. A comprehensive examination of topographic thickness of skin in the human face. Aesthet Surg J. 2015; 35(8):1007–1013
[23] Setterfield L. Cosmetic vs. Medical Microneedling. World Aesthetic Medicine Conference, 2009

6
Microagulhamento: Aplicações Clínicas

Brenda L. Pellicane ▪ *Tina S. Alster*

Resumo

A popularidade do microagulhamento cresceu **nos últimos anos** para uma variedade de condições cutâneas, como alopecia, queratose actínica, discromia, fotolesão e cicatrizes. As vantagens do microagulhamento incluem custo-efetividade, alta eficácia clínica e excelente perfil de segurança com uma baixa taxa de complicações. Como resultado, o microagulhamento constitui uma alternativa ou complemento valioso para procedimentos mais invasivos, como *resurfacing* cutâneo a *laser* e *peeling* químico em profundidade. Embora o microagulhamento possa ser usado de modo independente ou em combinação com outros tratamentos, são necessários mais estudos para padronizar melhor os protocolos de tratamento.

Palavras-chave: microagulhamento, cicatrizes de acne, alopecia, queratose actínica, melasma, rejuvenescimento cutâneo, estrias

Pontos Principais

- **Condições tratadas**
  - Alopecia não cicatricial.
  - Queratose actínica.
  - Discromia.
  - Rugas.
  - Cicatrizes.
  - Estrias.
- **Evitar**
  - Infecção ou inflamação ativa (p. ex., acne).
- **Preparação**
  - Agente de limpeza leve.
  - Anestésico tópico.
- **Técnica**
  - Gel de ácido hialurônico (ou plasma rico em plaquetas na terapia combinada) para facilitar o deslizamento do dispositivo.
  - Tração cutânea com colocação perpendicular da ponta do dispositivo.
  - Passagens cruzadas de microagulhamento.
  - Sangramento pontilhado como desfecho.
  - Compressão com água gelada para hemostasia.
- **Pós-cuidados**
  - Gel ou creme hidratante (p. ex., ácido hialurônico ou hidrocortisona).
  - Bloqueador solar mineral (no mínimo SPF 30+).

6.1 Condições Tratadas

6.1.1 Microagulhamento para Alopecia

Foi demonstrado que o microagulhamento (MN) estimula as células-tronco na região saliente do folículo piloso, libera fatores de crescimento por meio da ativação plaquetária e cicatrização da ferida e induz a ativação de genes importantes envolvidos em fases do ciclo de crescimento capilar, incluindo fator de crescimento endotelial vascular (VEG-F), B-catenina, Wnt3a e Wnt10b.[1] Embora o uso do microagulhamento na alopecia seja relativamente limitado, estudos iniciais mostram que ele tem utilidade clínica.

Alopecia Androgenética

O microagulhamento isolado e em combinação com minoxidil tópico é usado na alopecia androgenética (AGA) com resultados positivos. Um estudo randomizado, cego para o avaliador, comparou o uso do microagulhamento com agulhas de 1,5 mm e solução de minoxidil 5% duas vezes ao dia com o uso de minoxidil isolado em 100 homens com alopecia androgenética leve a moderada. Os parâmetros primários de eficácia foram avaliados após 12 semanas, incluindo a alteração da contagem de cabelos em relação ao valor basal, avaliação do crescimento capilar pelo paciente e avaliação do crescimento capilar pelo pesquisador. O grupo de tratamento combinado foi estatisticamente superior ao grupo de minoxidil isolado em todas as três medidas de eficácia.[2]

Uma série de casos subsequentes avaliou quatro pacientes do sexo masculino com AGA estável tratada com finasterida e solução de minoxidil 5% que receberam uma série de 15 tratamentos por microagulhamento durante um período de 6 meses. O tratamento com finasterida e minoxidil continuou. O microagulhamento foi realizado em um couro cabeludo preparado com betadina, usando um Dermaroller de 1,5 mm, com eritema leve como desfecho clínico. Após 8 a 10 sessões, foi observado novo crescimento capilar em todos os quatro pacientes. A satisfação do paciente variou de 50 a 75% e os resultados foram mantidos no acompanhamento aos 18 meses.[3]

Um estudo que comparou minoxidil tópico com sessões mensais de uma combinação de mesoterapia com plasma rico em plaquetas e microagulhamento do couro cabeludo mostrou resultados comparáveis em relação à melhora da densidade capilar; contudo, início foi significativamente mais rápido com minoxidil (▶ Fig. 6.1).[4]

Alopecia Areata

A *alopecia areata* é uma condição inflamatória autoimune que afeta os folículos pilosos, provocando áreas irregulares geralmente distintas ou, com menor frequência, perda difusa do cabelo. O tratamento padrão com corticosteroides tópicos e intralesionais muitas vezes é ineficaz ou fornece melhora apenas temporária. Foi demonstrado que o microagulhamento é efetivo para induzir o crescimento capilar em dois pacientes com *alopecia areata* que não tinham respondido ao tratamento prévio com triancinolona acetonida intralesional, esteroides tópicos e loção de minoxidil 5%.[5] A triancinolona acetonida (10 mg/mL) foi aplicada ao couro cabeludo antes e após o microagulhamento, usando um Dermaroller com agulhas de 1,5 mm. Foram realizados três tratamentos com intervalos de 3 semanas. A anestesia não foi necessária porque os pacientes relataram que o procedimento foi indolor. Os pes-

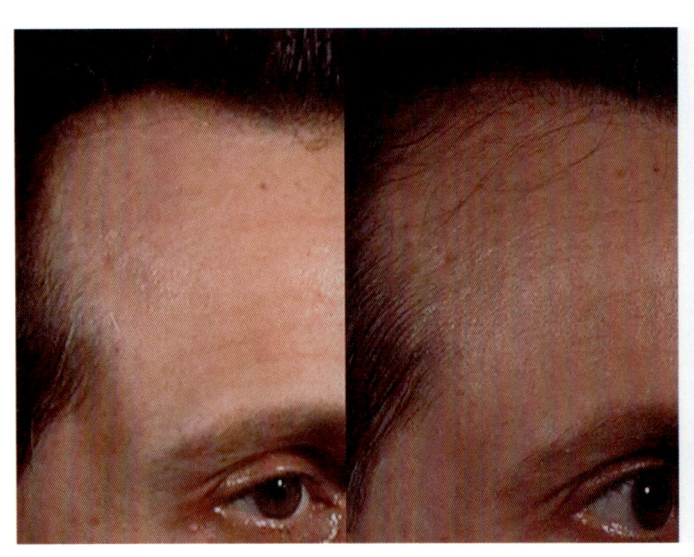

Fig. 6.1 Alopecia androgenética na avaliação basal (esquerda) e 3 meses após a terceira sessão de microagulhamento mensal sem tratamento tópico concomitante (direita).

quisadores utilizaram sangramento pontilhado como desfecho clínico e observaram melhora progressiva após cada sessão. Três semanas após o tratamento final, o novo crescimento foi considerado excelente, com resultados mantidos 3 meses após o tratamento. Os autores propuseram que o microagulhamento tivesse facilitado uma absorção uniforme e potencializada da triancinolona acetonida, que poderia mitigar a atrofia associada aos esteroides e limitar o desconforto sofrido com os tratamentos intralesionais.

6.1.2 Microagulhamento para Queratose Actínica

A terapia fotodinâmica (PDT) é um tratamento efetivo aprovado para o tratamento de queratoses actínicas (AKs). Além disso, PDT demonstrou benefícios cosméticos. Os efeitos da PDT dependem da dose e do tempo e, em parte, da penetração do agente fotossensibilizante. O estrato córneo (SC) é a principal barreira para a absorção do medicamento. O pré-tratamento físico da pele facilita a captação local e é recomendado para otimizar os resultados.[6] Estudos que demonstraram maior fluorescência de protoporfirina IX (PPIX) sugerem que o microagulhamento antes e após a aplicação de fotossensibilizantes, como metilaminolevulinato (MAL) e ácido delta-aminolevulínico (ALA), aumentam sua absorção.[7]

Clementoni *et al.* demonstraram uma melhora estatisticamente significante das pontuações globais de fotoenvelhecimento em 21 pacientes tratados com uma combinação de luz vermelha e luz de banda larga pulsada após o microagulhamento em uma profundidade de 0,3 mm em comparação à incubação com 5-ALA por 1 hora.[8] Contudo, por causa da ausência de controles, foi impossível determinar se a melhora clínica foi decorrente da combinação de técnicas ou da PDT isolada.

Um estudo em meia face comparou MAL-PDT convencional precedido por curetagem em uma metade da face com MAL-PDT seguido por microagulhamento na metade contralateral.[9] Após uma incubação de 90 minutos, a pele foi irradiada com LED vermelho. Os efeitos colaterais foram mais comuns, intensos e persistiram por mais tempo no lado tratado com um dispositivo de microagulhamento de 1,5 mm. Não foi observada uma diferença significativa nas taxas de eliminação da queratose actínica entre as metades do rosto, porém o lado com PDT assistido por microagulhamento exibiu resultados cosméticos superiores com mais importante melhora da pigmentação pontilhada, aspereza, rugas grosseiras, linhas finas e aspecto sem viço. Os autores atribuíram a melhora cosmética mais acentuada ao melhor fornecimento tecidual de MAL e à resposta de cicatrização da ferida induzida pelo microagulhamento.

Outro estudo em meia face demonstrou maior diminuição na porcentagem média de queratoses actínicas e maior benefício cosmético no lado tratado com microagulhamento antes de PDT em comparação ao lado tratado apenas com PDT padrão.[10] O microagulhamento foi realizado com um dispositivo de carimbo mecânico a 0,5 mm. A pele foi incubada com ALA por 1 hora antes do uso de luz azul BLU U por 1.000 segundos. Não ficou certo se a melhora cosmética foi resultado do procedimento de microagulhamento em si, da penetração mais profunda do fotossensibilizante ou de ambos.

Um estudo randomizado em 33 indivíduos com queratose actínica revelou que uma incubação com ALA por 20 minutos após o tratamento com rolo de microagulhas (200 μm) e exposição à luz azul por 1.000 segundos (fluência total de 10 J/cm^2) foi superior a um tempo de incubação de 10 minutos com ALA.[11] A eliminação média da queratose actínica correspondeu a 76% para incubação com ALA por 20 minutos e 43% para incubação com ALA por 10 minutos, mas a última não atingiu significância estatística. O protocolo acelerado de incubação com

ALA por 20 minutos refletiu a eficácia clínica geralmente obtida com o tempo de incubação de ALA convencional de 1 hora, consequentemente fornecendo uma alternativa adequada para carga temporal do tratamento padrão com PDT.

Embora estudos justifiquem uso de microagulhamento em associação a PDT, seja para o tratamento de queratose actínica ou melhora cosmética, é importante observar que outras técnicas também podem facilitar a absorção de fotossensibilizantes. Bay et al. constataram que o acúmulo de protoporfirina IX foi mais acentuado após o pré-tratamento com *laser* fracionado ablativo (dióxido de carbono [CO_2] fracionado a 10.600 nm), seguido por microdermoabrasão, microagulhamento (Dermaroller de 0,2 mm) e curetagem.[12] Na prática clínica, porém, os aspectos práticos devem ser considerados, uma vez que o microagulhamento é minimamente doloroso, muito menos dispendioso, sua realização é mais rápida e apresenta um menor tempo de inatividade em comparação ao tratamento com *laser* fracionado ablativo.

A melhor eficácia de PDT tem implicações importantes e pode ser particularmente útil em receptores de transplante de órgãos. Esta população é imunodeprimida e apresenta uma incidência substancialmente maior de queratose actínica em comparação a indivíduos imunocompetentes. Um estudo em 12 receptores de transplante com queratose actínica resistente à PDT clássica mostrou uma taxa de eliminação elevada e um baixo risco de recorrência após uma série de três tratamentos com PDT, nos quais os pacientes foram previamente tratados com microagulhamento em uma profundidade de 0,5 mm.[13]

6.1.3 Microagulhamento para Despigmentação (▶ Fig. 6.2a, b)
Melasma

Melasma é um distúrbio de pigmentação crônico, comum e, muitas vezes, recalcitrante ao tratamento. Fotoproteção, tratamentos tópicos, *peelings* químicos e *lasers* são usados para tratar melasma com resultados variáveis. O microagulhamento foi usado com sucesso para potencializar os resultados do tratamento do melasma, embora o mecanismo de clareamento da pele ainda não esteja bem estabelecido. Um estudo de Fabbrocini et al. comparou o uso de microagulhamento (Dermaroller de 0,5 mm) seguido por aplicação de um soro despigmentador (contendo rucinol e sophora-alfa) em um lado do rosto, com soro despigmentador isolado no lado contralateral. Os dois tratamentos foram realizados em intervalos de 1 mês. Após cada tratamento, os pacientes utilizaram um dispositivo de rolo doméstico (Dermaroller Modelo C8, comprimento de agulha de 0,13 mm) uma vez ao dia, seguido imediatamente por aplicação do soro despigmentador. Filtro solar foi aplicado nos dois lados da face. Em comparação à metade da face tratada apenas com soro despigmentador, o lado da terapia combinada apresentou uma redução estatisticamente significante da pigmentação e melhor índice de luminosidade.[14]

Em um estudo, 22 pacientes com melasma refratário ao tratamento tópico e filtro solar foram tratados com duas sessões de microagulhamento usando um Dermaroller de 1,5 mm em intervalos de 1 mês. Vinte e quatro horas após o procedimento, os pacientes iniciaram a aplicação diária de um agente clareador tópico (tretinoína 0,05% + hidroquinona 4% + fluocinolona acetonida 1%) e filtro solar SPF 60. O tratamento foi bem tolerado e todos os pacientes responderam e ficaram satisfeitos com os resultados clínicos.[15]

O ácido tranexâmico (TA), um derivado sintético do aminoácido lisina, é usado, principalmente, por suas propriedades anti-hemorrágicas e antifibrinolíticas em um contexto cirúrgico.[16] Foi constatado que TA tópico diminui a atividade da melanócito tirosinase por meio da inibição da ativi-

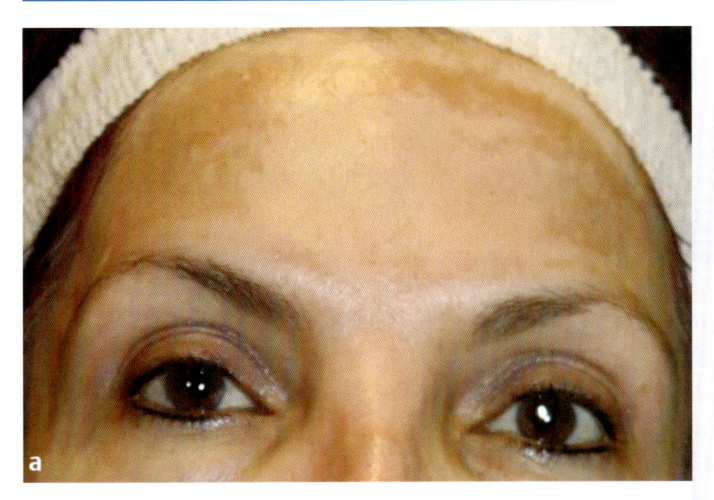

Fig. 6.2 Melasma na testa **(a)** na avaliação basal e **(b)** 6 meses após uma sessão de microagulhamento, e após o tratamento com o uso diário de bloqueador solar SPF 50 mineral e soro tópico de vitamina C.

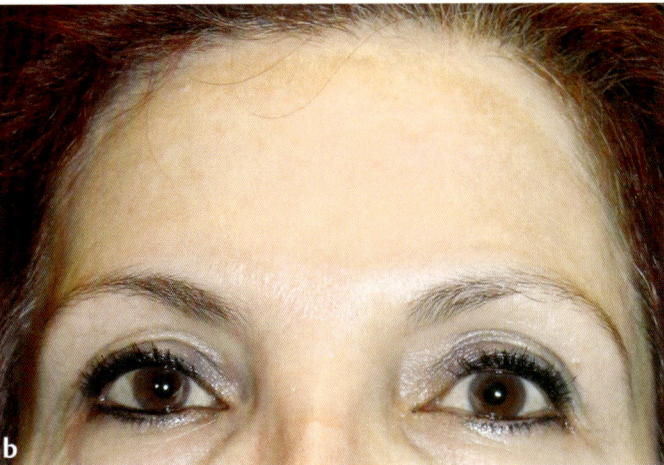

dade de plasmina induzida por luz ultravioleta (UV) nos queratinócitos.[17] Microinjeções intradérmicas foram usadas como tratamento para o melasma.[18] Um estudo comparou microinjeções de TA com TA tópico precedido e seguido por microagulhamento de 1,5 mm (TA 4 mg/mL; Grupo 1, com injeção de no máximo 8 mg em uma única área, *versus* Grupo 2 com 4 a 5 ciclos de 0,5 a 1 mL de TA aplicado topicamente durante o agulhamento) e demonstrou uma melhor resposta terapêutica no grupo de microagulhamento, que foi atribuída a um fornecimento mais profundo e mais uniforme de TA.[19]

Também foi demonstrado que o microagulhamento aumenta a resposta do melasma ao tratamento com *laser*. Um estudo em meia face comparou Q-switched Nd:YAG (QS) seguido imediatamente por microagulhamento e aplicação de vitamina C com QS Nd:YAG isolado por uma série de quatro tratamentos mensais.[20] O lado de tratamento combinado demonstrou uma resposta ao tratamento significativamente melhor e melhora mais acentuada das pontuações MASI (Índice de Gravidade da Área de Melasma). Foi proposto que o *laser* QS Nd:YAG aumentou a circulação dérmica, consequentemente, potencializando o efeito mecânico do microagulhamento e facilitando a penetração da vitamina C. É importante observar, porém, que o risco de eventos adversos (particularmente dermatite) aumenta com o uso concomitante de lasers e/ou microagulhamento com produtos tópicos que não sejam destinados à aplicação intradérmica.

Melanose Periorbital

O microagulhamento é usado com sucesso para tratar a melanose periorbital, uma condição multifatorial muitas vezes refratária ao tratamento. Círculos escuros infraorbitais foram tratados com sucesso em 13 mulheres, usando a combinação de microagulhamento seguido pela aplicação de ácido tricloroacético a 10% (TCA) por 5 minutos. Uma melhora estética significativa foi observada em quase todas as pacientes.[21]

Um relato de caso, usando DermaFrac (Genesis Biosystems), que combina microagulhamento e infusão assistida a vácuo simultânea de um soro, demonstrou melhora importante da melanose periorbital em um paciente indiano do sexo masculino.[22] Um total de 12 tratamentos foi realizado em intervalos de 2 semanas, com aplicação de um "soro antienvelhecimento" ou "soro iluminador" (contendo ácido kójico). Os resultados favoráveis relatados podem ter sido decorrentes da maior hidratação e estimulação de colágeno novo e elastina, reduzindo a visibilidade do pigmento dérmico e vasos sanguíneos.

6.1.4 Microagulhamento para Rejuvenescimento da Pele (▶ Fig. 6.3a, b)

A terapia de microagulhamento é usada com sucesso como tratamento minimamente invasivo para envelhecimento da pele.[23,24] Um estudo em 10 pacientes tratados com seis sessões de microagulhamento em intervalos de 2 semanas demonstrou evidência de eficácia histológica e clínica.[25] Amostras de biópsia aos 3 meses confirmaram acantose epidérmica com desenvolvimento de cristas interpapilares. Curiosamente, o teor total de elastina diminuiu,

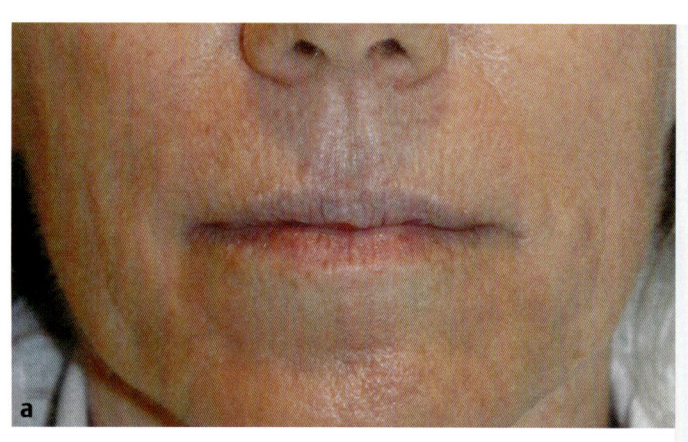

Fig. 6.3 Rugas periorais **(a)** na avaliação basal e **(b)** 3 meses após uma sessão de microagulhamento.

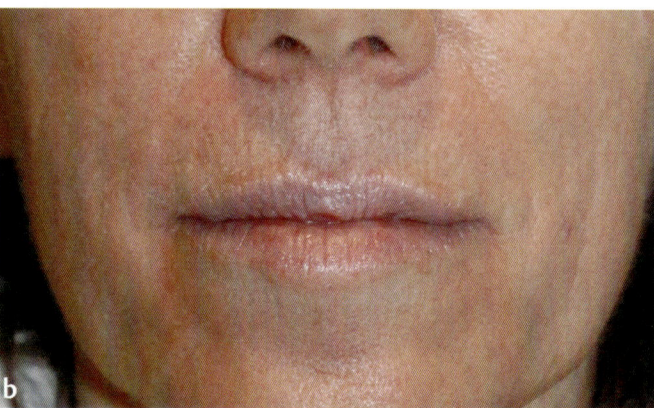

provavelmente porque o material elastótico solar diminuiu, enquanto a tropoelastina, um precursor da elastina, aumentou. Esta observação sugere que a histologia obtida em um ponto de tempo inicial de 3 meses não foi capaz de capturar a resposta completa de regeneração de tecido, e biópsias subsequentes poderiam mostrar uma elevação geral no teor de elastina, conforme o precursor tropoelastina fosse agregado em fibras maduras e bem organizadas em vez de fibras irradiadas por UV. A nova síntese de colágenos tipos I, III e VII também foi demonstrada. Os resultados para o teor de colágeno foram estatisticamente significantes já 3 meses após o tratamento, e foi previsto que melhorariam ainda mais durante o processo de neocolagenogênese em 1 ano.[26] O colágeno formado nas fases iniciais de cicatrização da ferida é de tipo III e, em seguida, é substituído gradualmente por colágeno I, que continua na área por 5 a 7 anos.[23] Resultados semelhantes foram obtidos em uma análise retrospectiva de 480 pacientes que receberam uma série de um a quatro tratamentos. O aumento do colágeno, em um padrão entrelaçado normal, foi observado 6 meses após o tratamento, e um aumento de 40% da espessura da epiderme foi evidente após 1 ano. Este estudo também encontrou um aumento das fibras elásticas nos pontos de tempo mais tardios aos 6 meses.[27]

O microagulhamento foi utilizado para rejuvenescimento da mão, uma área de preocupação cada vez mais popular. Um estudo de viabilidade inicial mostrou melhora da textura da pele, enriquecimento da pele e neovascularização dérmica sem despigmentação da pele no dorso da mão após o tratamento com microagulhamento (profundidade não especificada).[28] O microagulhamento também tratou com sucesso o envelhecimento do pescoço em 8 pacientes. Múltiplas modalidades foram usadas para avaliar a eficácia, incluindo fotografias, imagens ultrassonográficas e impressões de microrrelevo com borracha de silicone. Dois tratamentos produziram redução do grau de intensidade da ruga em quase 90% dos pacientes.[29] Do mesmo modo, duas sessões de microagulhamento do lábio superior demonstraram redução acentuada na intensidade das rugas, avaliada por fotografia e análise computadorizada de impressões de borracha de silicone das rugas.[30]

6.1.5 Microagulhamento para Cicatrizes

Existem vários tratamentos para revisão de cicatrizes e, muitas vezes, os melhores resultados cosméticos são obtidos pela combinação de terapias.[31,32]

Cicatrizes de Acne (▶ Fig. 6.4a, b)

Acne é uma das condições cutâneas mais comuns e, com frequência, provoca cicatrização causada por uma inflamação que destrói as estruturas de suporte dérmico. O resultado consiste em cicatrizes atróficas, geralmente classificadas como *ice pick*, *rolling* ou *box car*.[33] Várias modalidades terapêuticas são usadas para tratar cicatrizes de acne. O microagulhamento tem um perfil de tratamento favorável, por ser minimamente invasivo, apresentar um tempo de recuperação relativamente rápido com um baixo risco de hiperpigmentação pós-inflamatória (PIH), ser comparativamente barato e poder ser usado com segurança em uma grande variedade de fotótipos cutâneos.[34-36] O procedimento rompe feixes fibróticos que prendem as cicatrizes à derme[37] e induz neoangiogênese e neocolagenogênese por meio da indução de uma cascata de cicatrização da ferida.[38]

Múltiplos estudos demonstraram a melhora clínica e histológica da cicatrização da acne após o tratamento com microagulhamento. Usando análise histológica, El-Domyati *et al.* demonstraram aumento significativo no espessamento da epi-

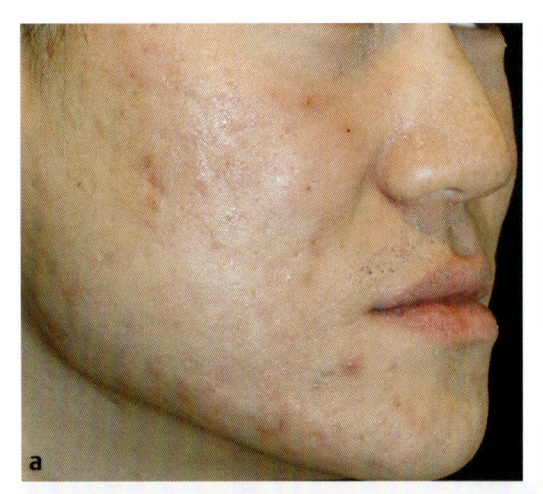

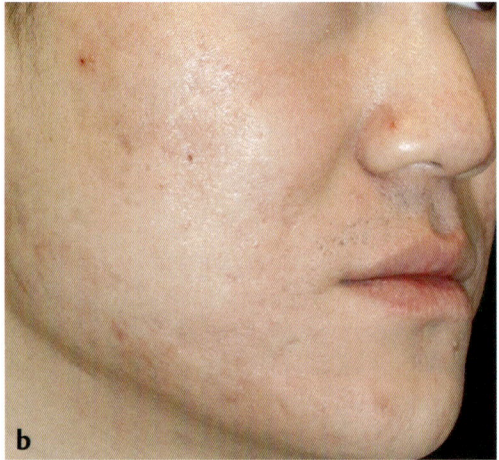

Fig. 6.4 Cicatrizes faciais atróficas de acne **(a)** na avaliação basal e **(b)** 6 meses após três sessões de microagulhamento em intervalos mensais.

derme, colágeno I, III, VII e tropoelastina.[39] Foi demonstrada melhora estatisticamente significativa da gravidade da cicatriz, textura da pele e satisfação do paciente. Uma melhora clínica mais acentuada foi observada em cicatrizes *rolling* e *box car* que nas cicatrizes *ice pick*.

O uso de *laser* de érbio fracionado não ablativo de 1.340 nm para cicatrizes de acne atrófica foi comparado ao uso de microagulhamento (Dr. Roller, agulhas de 2 mm) em 46 pacientes randomizados para receber três sessões mensais de *laser* ou microagulhamento.[40] Os dois grupos mostraram uma melhora clínica significativa sem uma diferença clínica estatisticamente significante entre os grupos de tratamento; contudo, os participantes tratados com *laser* exibiram uma duração mais longa do eritema (mediana de 3 *vs.* 1 dia) e 13,6% dos pacientes exibiram hiperpigmentação. Nenhum paciente tratado no grupo de microagulhamento apresentou despigmentação. Embora uma maior proporção de pacientes tratados com *laser* tenha relatado uma melhora perceptível após um tratamento, 100% nos dois grupos perceberam melhora após a segunda sessão terapêutica.[40]

Outro estudo comparativo de 30 pacientes com cicatrizes atróficas por acne empregou um *laser* Er:YAG fracionado em uma metade da face e microagulhamento (Dermapen, 12 agulhas, 2 mm de profundidade) na metade contralateral da face.[41] Embora as duas modalidades tenham induzido melhora clínica e histológica perceptível 3 meses após uma série de cinco tratamentos mensais, resultados clínicos significativamente melhores foram observados nas áreas irradiadas com *laser* Er:YAG fracionado que nas áreas de microagulhamento (70 *vs.* 30%, respectivamente). As áreas tratadas por microagulhamento apresentaram cicatrização em uma velocidade significativamente maior.

Estudos recentes sugerem que os resultados clínicos possam ser potencializados pelo uso de tratamentos adicionais fornecidos em conjunto. O microagulhamento seguido imediatamente pela aplicação de TCA a 20% ou *laser* fracionado não ablativo de 1.540 nm foi superior a qualquer tratamento isolado.[42] De modo semelhante, o uso combinado de microagulhamento mais *peeling* com ácido glicólico a 35% mostrou resultados superiores ao microagulhamento isolado.[43] Em outro estudo, melhoras na cicatrização por acne foram obtidas com sessões alternadas de microagulhamento e *peeling* com TCA a 15% realizadas em intervalos de 2 semanas; contudo, 6% dos pacientes desenvolveram PIH.[44]

Também foi demonstrado que PRP em combinação com microagulhamento aumenta a eficácia do tratamento das cicatrizes por acne, além do microagulhamento isolado (Capítulo 9).[45,46] Embora PRP possa melhorar os resultados cosméticos, a significância clínica do tratamento suplementar deve ser ponderada contra os maiores gastos, uma vez que PRP geralmente dobra os custos do procedimento.

Outras Cicatrizes (▶ Fig. 6.5a, b)

Cicatrizes de varicela mimetizam clinicamente as cicatrizes atróficas de acne e não é surpreendente que tenham sido tratadas com eficácia pelo microagulhamento. Uma menina de 15 anos de idade com fotótipo cutâneo V de Fitzpatrick e uma história de varicela na infância demonstrou melhora importante das cicatrizes após três sessões mensais de microagulhamento (rolo cilíndrico, agulhas de 1,5 mm) sem complicações.[47]

O microagulhamento também foi efetivo no tratamento de cicatrizes por queimadura com melhora clínica e histológica acentuada. Uma série de 16 pacientes com cicatrizes de queimadura maduras (pelo menos 2 anos após a lesão) receberam de um a quatro tratamentos com microagulhamento (Medical Roll-CIT, profundidade não especificada).[48] As cicatrizes foram pré-tratadas com cremes de vitamina A (palmitato de retinol) e vitamina C (ascorbil tetraisopalmitato) por, no mínimo, um mês antes do microagulhamento e também entre as sessões de tratamento. Os pacientes classificaram a melhora clínica média como 80%, ou melhor, em uma escala análoga visual. A análise histológica um ano após a terapia revelou um aumento da deposição de colágeno e elastina, espessamento de 45% do estrato espinhoso com cristas interpapilares normais e normalização da matriz de colágeno-elastina da derme reticular.

A repigmentação de grandes cicatrizes hipopigmentadas não foi efetiva no tratamento por microagulhamento isolado.[49] O uso tópico de uma suspensão de células cutâneas autólogas não cultivadas em combinação com microagulhamento, porém, demonstrou melhora das pontuações do índice de melanina em comparação ao microagulhamento isolado.[50]

Estrias

Estrias representam uma condição cutânea comum e angustiante para a qual não existem tratamentos totalmente efetivos até o momento.[51] Uma sessão de microagulhamento em 22 mulheres resultou em melhora da textura da pele, enrijecimento cutâneo e neovascularização dérmica 6 meses após o tratamento, com a histologia demonstrando aumento do teor de colágeno I e elastina.[52] Park *et al.* demonstraram de modo semelhante a melhora clínica de estrias vermelhas e brancas em um estudo-piloto.[53]

Khater *et al.* também demonstraram o efeito clínico superior do microagulha-

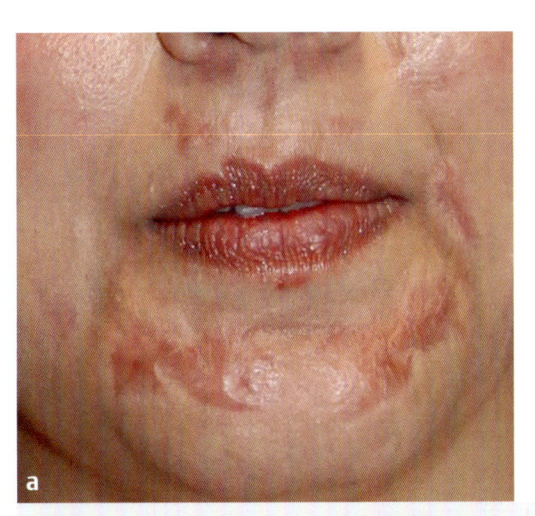

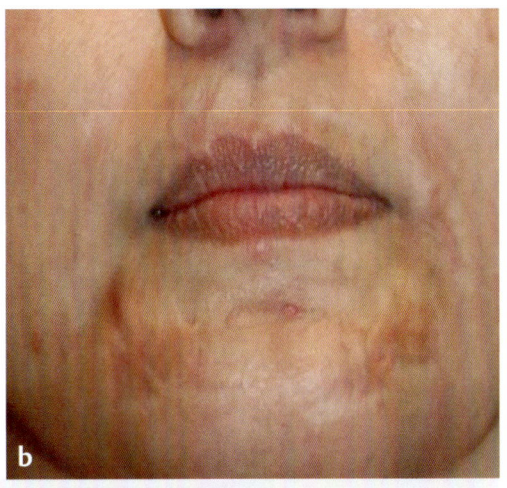

Fig. 6.5 Cicatrizes faciais por queimadura **(a)** na avaliação basal e **(b)** 3 meses após duas sessões de microagulhamento com um intervalo de 1 mês.

mento em relação ao *laser* de CO_2 fracionado para estrias.[54] O abdome e os membros inferiores dos pacientes foram tratados com terapia de agulhamento (agulha de 1,5 mm de comprimento) ou *laser* de CO_2 fracionado a cada mês em três sessões. Embora os dois grupos tenham mostrado aumento da espessura epidérmica e fibroblastos 6 meses após o tratamento, 90% dos pacientes tratados por microagulhas demonstraram melhora clínica em comparação a 50% dos pacientes tratados com *laser*. Maior satisfação dos pacientes foi relatada no grupo tratado por microagulhamento, com cicatrização significativamente mais rápida e menos efeitos colaterais. Em outro estudo, de modo semelhante foi constatado que o microagulhamento foi superior à microdermoabrasão com sonoforese.[55]

6.2 Microagulhamento: Considerações Técnicas e Clínicas

6.2.1 Considerações Técnicas

Os dispositivos de microagulhamento originais consistiam em agulhas distribuídas de modo regular, fixadas a um rolo em forma de tambor. A maioria das publicações sobre microagulhamento até o momento envolveu o uso destes dispositivos de rolo. Nos últimos anos, os dispositivos de microagulhamento evoluíram para incluir canetas com fio e acionadas por bateria com pontas descartáveis contendo 12 a 36 agulhas.[24,56] Dispositivos de canetas automatizadas oferecem variabilidade na profundidade de agulhas (0,25 a 3,0 mm) com um único cartucho e são pequenas o suficiente para tratar áreas de difícil acesso para um dispositivo de rolo. Além da melhor esterilidade e capacidade de manobra, elas podem penetrar de modo mais efetivo e confiável na derme mais profunda e produzir melhores resultados clínicos (Capítulo 5).

6.2.2 Preparação para o Tratamento (▶ Fig. 6.6)

O microagulhamento é um procedimento simples realizado em consultório, cuja duração tipicamente varia de 5 a 15 minutos, dependendo do tamanho da área a ser tratada. Alguns profissionais preconizam o pré-tratamento por no mínimo de três semanas com vitaminas A e C tópicas tendo em vista seus efeitos sobre a proliferação e diferenciação das células cutâneas (Vitamina A) e neocolagenogênese (Vitamina C).[29,57] Embora o uso de agulhas curtas (< 0,5 mm) não exija o uso de anestesia tópica, esta muitas vezes é aplicada para procedimentos de microagulhamento mais agressivos. Acne e outras cicatrizes geralmente requerem comprimentos de agulha de 1,5 a 2,0 mm, enquanto o rejuvenescimento cutâneo pode exigir apenas agulhas de 0,5 a 1,0 mm, considerando a espessura da pele nas diferentes regiões anatômicas (Capítulo 5).[58] Neste último caso, a anestesia tópica é aplicada na pele limpa por 15 a 60 minutos, dependendo do anestésico usado, da área tratada e da profundidade da agulha usada.

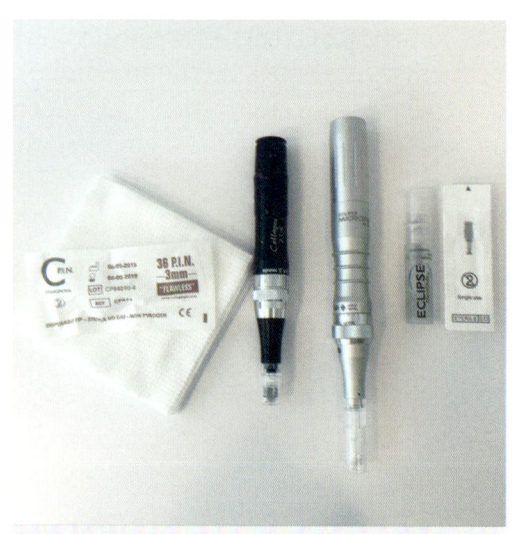

Fig. 6.6 Dispositivos para microagulhamento, pontas de agulha e gel deslizante.

6.2.3 Técnica Operatória
(▶ Fig. 6.7 e ▶ Fig. 6.8)

Após o anestésico tópico ser removido, a pele é preparada com um antisséptico. Uma tração delicada da pele durante a aplicação do dispositivo de microagulhamento perpendicularmente à superfície auxilia no fornecimento suave e vertical das microagulhas para a derme. Em áreas de pele frouxa como o lábio superior ou bochechas, um rolo de gaze ou um dedo enluvado podem ser colocados entre os dentes e a mucosa bucal para suporte adicional. Um soro tópico (p. ex., ácido hialurônico ou PRP, no caso da terapia combinada) costuma ser aplicado nas áreas de tratamento para facilitar o deslizamento do dispositivo na pele e prevenir uma lesão não intencional na epiderme acima. Múltiplas passagens do dispositivo são aplicadas na área de tratamento em um padrão multidirecional ou cruzado, até que seja observado o desaparecimento da lesão e/ou um sangramento pontilhado. Alguns profissionais também utilizam movimentos circulares. Água gelada estéril ou gaze estéril embebida em solução salina é usada para remover o excesso de sangue e obter hemostasia.

Configuração do Microagulhamento

- Dispositivo de microagulhamento e pontas descartáveis.
- Luvas descartáveis.
- Gel de ácido hialurônico.
- Água gelada em uma vasilha.
- Gaze 4 × 4.
- Anestésico tópico.

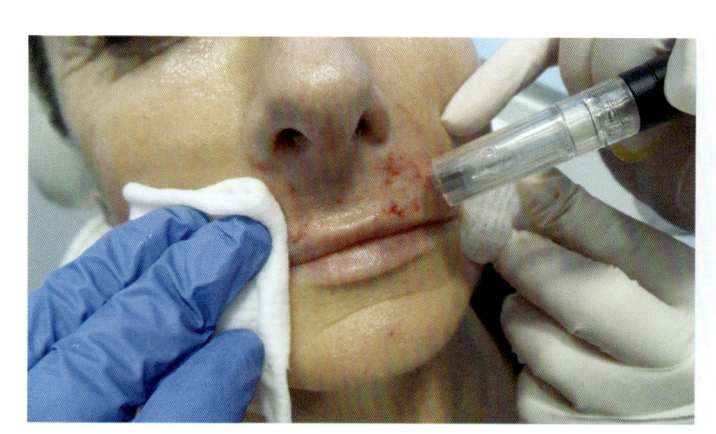

Fig. 6.7 Uma tração leve é aplicada enquanto a ponta da microagulha é mantida perpendicular à superfície da pele para facilitar a distribuição suave das microagulhas na pele em um padrão multidirecional (ou cruzado).

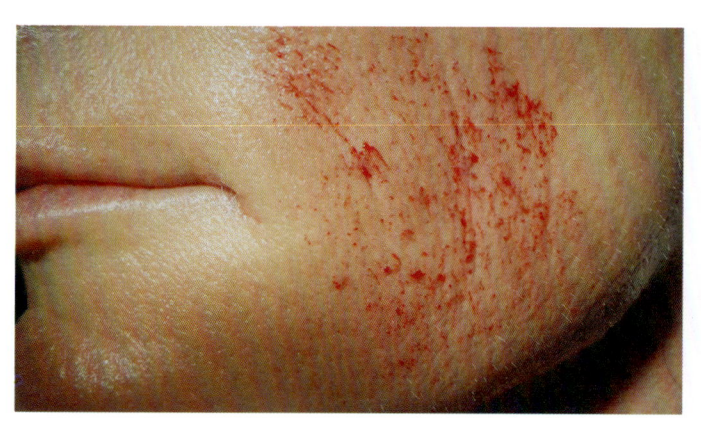

Fig. 6.8 O sangramento pontilhado é usado como desfecho visual do tratamento. A hemostasia é obtida pela aplicação de gaze estéril embebida em água gelada.

6.2.4 Cuidados Pós-Tratamento

Uma fina camada de gel de ácido hialurônico ou um bálsamo tópico contendo hidrocortisona pode ser aplicado imediatamente após o tratamento. O cuidado cutâneo após o tratamento consiste em limpeza delicada com sabão suave e aplicação de um creme hidratante não alergênico ou hidrocortisona tópica várias vezes ao dia. É importante evitar a aplicação de substâncias que não sejam aprovadas para uso intradérmico em decorrência da possibilidade de dermatite ou formação de granuloma, uma vez que foi relatado que os canais induzidos pelas microagulhas permanecem abertos por várias horas após o tratamento.[59] O uso de um bloqueador solar mineral (não químico) com SPF 30 ou maior é preconizado para evitar uma alteração da pigmentação indesejada após o tratamento. A aplicação de maquiagem pode ser iniciada 2 dias após o tratamento e produtos de cuidados cutâneos regulares (ativos) podem ser reintroduzidos em 5 a 7 dias (quando o eritema tiver desaparecido).

Sessões de tratamento adicionais são geralmente recomendadas em intervalos de tempo mensais ou, de modo menos comum, a cada duas semanas até que os resultados clínicos desejados sejam obtidos. Alguns pacientes preferem receber sessões de tratamento de manutenção em caráter anual ou semianual para aumentar seus resultados cosméticos.[24,58]

6.3 Conclusão

O microagulhamento tornou-se uma parte integral do algoritmo do tratamento diário para alopecia, queratose actínica, discromia, fotolesão e cicatrizes. Seu excelente perfil de segurança, alta eficácia clínica e rápida recuperação pós-tratamento tornam o microagulhamento uma alternativa valiosa aos procedimentos mais invasivos. Outros estudos são necessários para definir protocolos de tratamento específicos para estas e outras condições, com o objetivo de melhorar a prática clínica.

Referências

[1] Kim YS, Jeong KH, Kim JE, Woo YJ, Kim BJ, Kang H. Repeated microneedle stimulation induces enhanced hair growth in a murine model. Ann Dermatol. 2016; 28(5):586–592
[2] Dhurat R, Sukesh M, Avhad G, Dandale A, Pal A, Pund P. A randomized evaluator blinded study of effect of microneedling in androgenetic alopecia: a pilot study. Int J Trichology. 2013; 5(1):6–11
[3] Dhurat R, Mathapati S. Response to microneedling treatment in men with androgenetic alopecia who failed to respond to conventional therapy. Indian J Dermatol. 2015; 60(3):260–263
[4] Farid CI, Abdelmaksoud RA. Platelet-rich plasma microneedling versus 5% topical minoxidil in the treatment of patterned hair loss. J Egyptian Women Dermatol Society. 2016; 13(1):29–36
[5] Chandrashekar B, Yepuri V, Mysore V. Alopecia areata-successful outcome with microneedling and triamcinolone acetonide. J Cutan Aesthet Surg. 2014; 7(1):63–64
[6] Christensen E, Warloe T, Kroon S, et al. Norwegian Photodynamic Therapy (PDT) Group. Guidelines for practical use of MAL-PDT in non-melanoma skin cancer. J Eur Acad Dermatol Venereol. 2010; 24(5):505–512
[7] Mikolajewska P, Donnelly RF, Garland MJ, et al. Microneedle pre-treatment of human skin improves 5-aminolevulininc acid (ALA)-and 5-aminolevulinic acid methyl ester (MAL)-induced PpIX production for topical photodynamic therapy without increase in pain or erythema. Pharm Res. 2010; 27 (10):2213–2220
[8] Clementoni MT, B-Roscher M, Munavalli GS. Photodynamic photorejuvenation of the face with a combination of microneedling, red light, and broadband pulsed light. Lasers Surg Med. 2010; 42(2):150–159
[9] Torezan L, Chaves Y, Niwa A, Sanches JA, Jr, Festa-Neto C, Szeimies RM. A pilot split-face study comparing conventional methyl aminolevulinate-photodynamic therapy (PDT) with microneedling-assisted PDT on actinically damaged skin. Dermatol Surg. 2013; 39(8):1197–1201
[10] Spencer JM, Freeman SA. Microneedling prior to levulan PDT for the treatment of actinic keratoses: a split-face, blinded trial. J Drugs Dermatol. 2016; 15(9):1072–1074
[11] Petukhova TA, Hassoun LA, Foolad N, Barath M, Sivamani RK. Effect of expedited microneedle-assisted photodynamic therapy for field treatment of actinic keratoses: a randomized clinical trial. JAMA Dermatol. 2017; 153(7):637–643
[12] Bay C, Lerche CM, Ferrick B, Philipsen PA, Togsverd-Bo K, Haedersdal M. Comparison of physical pretreatment regimens to enhance protoporphyrin IX uptake in photodynamic therapy: a randomized clinical trial. JAMA Dermatol. 2017; 153(4):270–278
[13] Bencini PL, Galimberti MG, Pellacani G, Longo C. Application of photodynamic therapy combined with pre-illumination microneedling in the treatment of actinic keratosis in organ transplant recipients. Br J Dermatol. 2012; 167(5):1193–1194
[14] Fabbrocini G, De Vita V, Fardella N, et al. Skin needling to enhance depigmenting serum penetration in the treatment of melasma. Plast Surg Int. 2011; 2011:158241
[15] Lima EdeA. Microneedling in facial recalcitrant melasma: report of a series of 22 cases. An Bras Dermatol. 2015; 90(6):919–921
[16] Dunn CJ, Goa KL. Tranexamic acid: a review of its use in surgery and other indications. Drugs. 1999; 57(6):1005–1032

[17] Maeda K, Naganuma M. Topical trans-4-aminomethylcyclo-hexanecarboxylic acid prevents ultraviolet radiation-induced pigmentation. J Photochem Photobiol B. 1998; 47(2-3):136–141

[18] Lee JH, Park JG, Lim SH, et al. Localized intradermal microinjection of tranexamic acid for treatment of melasma in Asian patients: a preliminary clinical trial. Dermatol Surg. 2006; 32 (5):626–631

[19] Budamakuntla L, Loganathan E, Suresh DH, et al. A randomised, open-label, comparative study of tranexamic acid microinjections and tranexamic acid with microneedling in patients with melasma. J Cutan Aesthet Surg. 2013; 6(3):139–143

[20] Ustuner P, Balevi A, Ozdemir M. A split-face, investigator-blinded comparative study on the efficacy and safety of Q-switched Nd:YAG laser plus microneedling with vitamin C versus Q-switched Nd:YAG laser for the treatment of recalcitrant melasma. J Cosmet Laser Ther. 2017; 19(7):383–390

[21] Kontochristopoulos G, Kouris A, Platsidaki E, Markantoni V, Gerodimou M, Antoniou C. Combination of microneedling and 10% trichloroacetic acid peels in the management of infraorbital dark circles. J Cosmet Laser Ther. 2016; 18(5):289–292

[22] Sahni K, Kassir M. Dermafrac™: an innovative new treatment for periorbital melanosis in a dark-skinned male patient. J Cutan Aesthet Surg. 2013; 6(3):158–160

[23] Fernandes D, Signorini M. Combating photoaging with percutaneous collagen induction. Clin Dermatol. 2008; 26(2):192–199

[24] Alster TS, Graham PM. Microneedling: a review and practical guide. Dermatol Surg. 2018; 44:397–404

[25] El-Domyati M, Barakat M, Awad S, Medhat W, El-Fakahany H, Farag H. Multiple microneedling sessions for minimally invasive facial rejuvenation: an objective assessment. Int J Dermatol. 2015; 54(12):1361–1369

[26] Fernandes D. Minimally invasive percutaneous collagen induction. Oral Maxillofac Surg Clin North Am. 2005; 17(1):51–63, vi

[27] Aust MC, Fernandes D, Kolokythas P, Kaplan HM, Vogt PM. Percutaneous collagen induction therapy: an alternative treatment for scars, wrinkles, and skin laxity. Plast Reconstr Surg. 2008; 121(4):1421–1429

[28] Lee HJ, Lee EG, Kang S, Sung JH, Chung HM, Kim DH. Efficacy of microneedling plus human stem cell conditioned medium for skin rejuvenation: a randomized, controlled, blinded split-face study. Ann Dermatol. 2014; 26(5):584–591

[29] Aust M, Knobloch K, Gohritz A, Vogt PM, Fernandes D. Percutaneous collagen induction therapy for hand rejuvenation. Plast Reconstr Surg. 2010; 126(4):203e–204e

[30] Fabbrocini G, De Vita V, Di Costanzo L, et al. Skin needling in the treatment of the aging neck. Skinmed. 2011; 9(6):347–351

[31] Fabbrocini G, De Vita V, Pastore F, et al. Collagen induction therapy for the treatment of upper lip wrinkles. J Dermatolog Treat. 2012; 23(2):144–152

[32] Eilers RE, Jr, Ross EV, Cohen JL, Ortiz AE. A combination approach to surgical scars. Dermatol Surg. 2016; 42 Suppl 2:S150–S156

[33] Sobanko JF, Alster TS. Management of acne scarring, part I: a comparative review of laser surgical approaches. Am J Clin Dermatol. 2012; 13(5):319–330

[34] Jacob CI, Dover JS, Kaminer MS. Acne scarring: a classification system and review of treatment options. J Am Acad Dermatol. 2001; 45(1):109–117

[35] Fabbrocini G, De Vita V, Monfrecola A, et al. Percutaneous collagen induction: an effective and safe treatment for post-acne scarring in different skin phototypes. J Dermatolog Treat. 2014; 25(2):147–152

[36] Dogra S, Yadav S, Sarangal R. Microneedling for acne scars in Asian skin type: an effective low cost treatment modality. J Cosmet Dermatol. 2014; 13(3):180–187

[37] Fabbrocini G, Fardella N, Monfrecola A, Proietti I, Innocenzi D. Acne scarring treatment using skin needling. Clin Exp Dermatol. 2009; 34(8):874–879

[38] Liebl H, Kloth LC. Skin cell proliferation stimulated by microneedles. J Am Coll Clin Wound Spec. 2012; 4(1):2–6

[39] El-Domyati M, Barakat M, Awad S, Medhat W, El-Fakahany H, Farag H. Microneedling therapy for atrophic acne scars: an objective evaluation. J Clin Aesthet Dermatol. 2015; 8(7):36–42

[40] Cachafeiro T, Escobar G, Maldonado G, Cestari T, Corleta O. Comparison of nonablative fractional erbium laser 1,340 nm and microneedling for the treatment of atrophic acne Scars: a randomized clinical trial. Dermatol Surg. 2016; 42(2):232–241

[41] Osman MA, Shokeir HA, Fawzy MM. Fractional erbium-doped yttrium aluminum garnet laser versus microneedling in treatment of atrophic acne scars: a randomized split-face clinical study. Dermatol Surg. 2017; 43 Suppl 1:S47–S56

[42] Leheta TM, Abdel Hay RM, Hegazy RA, El Garem YF. Do combined alternating sessions of 1540 nm nonablative fractional laser and percutaneous collagen induction with trichloroacetic acid 20% show better results than each individual modality in the treatment of atrophic acne scars? A randomized controlled trial. J Dermatolog Treat. 2014; 25(2):137–141

[43] Sharad J. Combination of microneedling and glycolic acid peels for the treatment of acne scars in dark skin. J Cosmet Dermatol. 2011; 10(4):317–323

[44] Garg S, Baveja S. Combination therapy in the management of atrophic acne scars. J Cutan Aesthet Surg. 2014; 7(1):18–23

[45] Asif M, Kanodia S, Singh K. Combined autologous platelet-rich plasma with microneedling verses microneedling with distilled water in the treatment of atrophic acne scars: a concurrent split-face study. J Cosmet Dermatol. 2016; 15(4):434–443

[46] Ibrahim ZA, El-Ashmawy AA, Shora OA. Therapeutic effect of microneedling and autologous platelet-rich plasma in the treatment of atrophic scars: A randomized study. J Cosmet Dermatol. 2017; 16(3):388–399

[47] Costa IM, Costa MC. Microneedling for varicella scars in a dark-skinned teenager. Dermatol Surg. 2014; 40(3):333–334

[48] Aust MC, Knobloch K, Reimers K, et al. Percutaneous collagen induction therapy: an alternative treatment for burn scars. Burns. 2010; 36(6):836–843

[49] Aust MC, Reimers K, Repenning C, et al. Percutaneous collagen induction: minimally invasive skin rejuvenation without risk of hyperpigmentation-fact or fiction? Plast Reconstr Surg. 2008; 122(5):1553–1563

[50] Busch KH, Bender R, Walezko N, Aziz H, Altintas MA, Aust MC. Combination of medical needling and non-cultured autologous skin cell transplantation (ReNovaCell) for repigmentation of hypopigmented burn scars. Burns. 2016; 42(7):1556–1566

[51] Alster TS, Greenberg HL. Laser treatment of scars and striae. In: Kauvar ANB, Hruza G, eds. Principles and Practices in Cutaneous Laser Surgery. New York, NY: Taylor & Francis; 2005:619–635

[52] Aust MC, Knobloch K, Vogt PM. Percutaneous collagen induction therapy as a novel therapeutic option for Striae distensae. Plast Reconstr Surg. 2010;126(4):219e–220e

[53] Park KY, Kim HK, Kim SE, Kim BJ, Kim MN. Treatment of striae distensae using needling therapy: a pilot study. Dermatol Surg. 2012;38(11):1823–1828

[54] Khater MH, Khattab FM, Abdelhaleem MR. Treatment of striae distensae with needling therapy versus CO2 fractional laser. J Cosmet Laser Ther. 2016;18(2):75–79

[55] Nassar A, Ghomey S, El Gohary Y, El-Desoky F. Treatment of striae distensae with needling therapy versus microdermabrasion with sonophoresis. J Cosmet Laser Ther. 2016; 18(6):330–334

[56] Hashim PW, Levy Z, Cohen JL, Goldenberg G. Microneedling therapy with and without platelet-rich plasma. Cutis. 2017;99(4):239–242

[57] Fernandes D. Percutaneous collagen induction: an alternative to laser resurfacing. Aesthet Surg J. 2002;22(3):307–309

[58] Singh A, Yadav S. Microneedling: advances and wideninghorizons. Indian Dermatol Online J. 2016;7(4):244–254

[59] Bal S, Kruithof AC, Liebl H, et al. In vivo visualization of micro-needle conduits in human skin using laser scanning microscopy. Laser Phys Lett. 2010;7(3):242–246

7
Microagulhamento e Radiofrequência

Chatchadaporn Chunharas ▪ Douglas C. Wu ▪ Mitchel P. Goldman

Resumo

O microagulhamento com radiofrequência é um procedimento seguro e eficaz, com tempo de inatividade mínimo e baixo risco de hiperpigmentação pós-inflamatória. As informações revisadas neste capítulo demonstram que o microagulhamento com radiofrequência pode melhorar significativamente várias condições da pele, como acne, cicatrizes de acne, linhas finas e rugas, hiperidrose axilar primária, distensão das estrias e rosácea. O tratamento é apropriado para todos os tipos de pele e oferece uma alternativa para pacientes com pele mais escura.

Palavras-chave: microagulhamento com radiofrequência, radiofrequência fracionada, radiofrequência fracionada subliminar, radiofrequência fracionada bipolar, acne, cicatriz de acne, rejuvenescimento da pele, rugas, hiperidrose axilar primária, rosácea, estrias distensivas.

Pontos Principais

- A cicatriz da acne é a indicação mais comum para o tratamento de microagulhamento com radiofrequência (MRF). A combinação de MRF com outras modalidades, como a radiofrequência ou subcisão bipolar de diodo a *laser*, tem-se mostrado eficaz. Além disso, resultados favoráveis podem ser obtidos combinando *lasers* ablativos e não ablativos fracionados e não fracionados, *lasers* vasculares, *lasers* de pigmento, ultrassom focalizado e preenchedores de tecidos moles injetáveis.
- O MRF mostra um benefício prometido para o controle da acne ativa. A melhora da acne pode ser devida à redução de algumas glândulas sebáceas e redução da perifoliculite.
- Melhorias de um sinal de fotoenvelhecimento, frouxidão da pele, textura, linhas finas e rugas são observadas em vários estudos em diferentes tipos de pele e etnia. MRF pode ser usado para o rejuvenescimento facial, bem como a frouxidão do pescoço. O tratamento com MRF pode fornecer uma opção não cirúrgica para o tratamento da flacidez da pele facial em pacientes.
- O MRF também é benéfico em outras condições de pele difíceis de tratar, como hiperidrose axilar primária, rosácea e distensão da estria.
- Eventos adversos da MRF são limitados a dor leve, eritema transitório ou edema e, raramente, atrofia epidérmica após o procedimento. Poucos pacientes demonstram hiperpigmentação pós-inflamatória em comparação com recapeamento a *laser* ablativo e não ablativo. Depressões cutâneas foram relatadas. Podem ser evitadas pelo contato ideal da peça de mão com a pele e usando a energia apropriada.

7.1 Radiofrequência (RF)

Radiofrequência (RF) é o termo dado a qualquer corrente elétrica alternada que, se aplicada a uma antena, cria um campo eletromagnético, que se propaga através do espaço e do tempo na área circundante. O espectro de radiofrequência pode ser dividido em bandas que variam de frequências muito baixas (3 a 30 kHz) a frequências extremamente altas (30 a 300 GHz). A energia gerada pode ser transmitida e aplicada diretamente aos tecidos, que absorvem e até retransmitem a corrente. Como a radiação de RF tem um comprimento de onda curto, ela interage com moléculas polares, como água, aminoácidos e ácidos nucleicos, produzindo uma vibração molecular que é convertida em energia térmica. Essa transmissão de energia muda de acordo com a resistência do tecido. Portanto, a RF fornece energia térmica aos tecidos inespecificamente. Esse processo é diferente dos *lasers*, que dependem de cromóforos que absorvem energia óptica, convertendo-a em calor.[1] A RF não afeta a cor da pele e, portanto, pode ser usada com segurança em vários tipos de pele.

7.2 Microagulhamento

Microagulhamento é um procedimento minimamente invasivo usando agulhas finas para perfurar a epiderme. O agulhamento por si só provou ser benéfico para a pele, melhorando o fluxo sanguíneo e a cicatrização de feridas em um modelo de retalho de animal.[2] Fernandes desenvolveu o dermaroller montado com minúsculas agulhas para criar os microferimentos na pele.[3] Os dispositivos de microagulhamento podem ser usados para tratar várias condições da pele, incluindo acne e outras cicatrizes, rejuvenescimento facial, despigmentação, alopecia e hiperidrose.

7.3 Microagulhamento com RF (MRF)

Um estudo-piloto de Hantash *et al.* foi a primeira aplicação clínica do Microagulhamento com RF (MRF). Análises histológicas da pele tratada extirpada de procedimentos subsequentes de abdominoplastia ou *facelift* mostraram um padrão fracional de lesão, cicatrização de feridas e remodelação dérmica, enquanto poupavam a epiderme e as principais estruturas anexiais. Havia zonas de colágeno desnaturado, separadas por zonas de derme poupada. Eles também descobriram um aumento no fator de crescimento transformador β (TGF-β), metaloproteinases de matriz 1 e 13, e proteínas de choque térmico 47 e 72, tropoelastina, fibrilina, bem como procolágeno 1 e 3. Estas moléculas induziram neocolagênese e neoelastogênese.[4] Posteriormente, foi introduzida uma tecnologia ablativa alternativa chamada "**radiofrequência sublativa**" para o recapeamento da pele. Essa tecnologia cria uma coagulação dérmica superficial e epidérmica fracional de baixa densidade sob os pinos condutores e fornece RF viajando através da derme reticular, combinando um efeito ablativo de baixa densidade na epiderme com aquecimento subnecrótico em camadas mais profundas da pele.[5]

Este capítulo revisa a aplicação clínica de microagulhamento com RF. Esses dispositivos podem ser classificados de acordo com o tipo de padrão de fornecimento térmico através da pele: RF fracionada sublativa, Microagulhamento com RF com agulhas isoladas e Microagulhamento com RF com agulhas não isoladas.

7.4 Dispositivos e Especificação

7.4.1 RF Fracionada Sublativa (RF Fracionada Bipolar)

Esse tipo de RF usa microagulhas ou pares de eletrodos para fornecer energia de radiofrequência à pele, enquanto o calor elevado nos pontos de contato cria a ablação da epiderme. A RF sublativa é capaz de melhorar as irregularidades superficiais com o mínimo de tempo de inatividade (▶ Tabela 7.1).

7.4.2 Microagulhamento com RF com Agulhas Isoladas (Revestidas)

A primeira geração de sistemas MRF cobriu a maior parte do comprimento da agulha e deixou apenas uma pequena parte da ponta não isolada para proteger a epiderme superficial, resultando, assim, em uma pequena zona de coagulação em forma esférica na derme. Múltiplas passadas com diferentes profundidades são necessárias para cobrir camadas dérmicas inteiras (▶ Tabela 7.2).

Tabela 7.1 RF Fracionada Sublativa (RF Fracionada Bipolar)

Nome do dispositivo	Peça de mão	Características únicas
Fractora (Invasix, Israel)	Matriz de ponta de 60 pinos que fornece 10% de cobertura de superfície e uma ponta de 20 pinos para a pálpebra inferior, pálpebra superior, linhas de lábio e lesões vasculares. Pino revestido *versus* não revestido pode ser escolhido. As agulhas revestidas são isoladas ao longo de 2.000 μm, deixando os 500 μm distais não revestidos	Criar uma cratera ablativa (recapeamento sublativo do tipo cone, como visto no recapeamento de CO_2) combinada com aquecimento subnecrótico dérmico profundo
eMatrix (Syneron-Candela, Irvine, CA)	Ponta de 144 pinos de alta densidade ou pino padrão de 64 pinos cobertos de ouro. A energia até 25 J (60–100 mJ/pin) pode ser aplicada diretamente na pele com uma taxa de cobertura de 5 ou 10%, através de um pino de 200 μm de diâmetro. Este dispositivo pode penetrar até 450 μm na derme	Causa forte aquecimento focal, principalmente na derme média, por condutividade tecidual específica, quando comparada ao recapeamento fracionado, que causa um dano epidérmico extenso, com menos danos na derme[6]
Venus Viva (Venus Concept, Toronto, CA)	A ponta SmartScan fornece mais de 1.000 pulsos de energia, profundidade de penetração de até 500 μm. A RF nanofracionada é fornecida através de um pino de 160 pinos por ponta, com uma energia máxima de 62 mJ por 1 pino com 150×20 μm	Pelo tamanho menor do pino, este dispositivo reduz o efeito colateral e o tempo de recuperação. Um estudo retrospectivo de 43 indivíduos mostrou uma eficácia deste dispositivo para várias condições faciais dermatológicas, como rítides, hiperpigmentação ou vermelhidão.[7] Outro estudo em 12 pacientes, demonstrou melhora na pigmentação facial, textura e rugas avaliadas por fotografia inicial e pós-tratamento e por meio da quantificação assistida por *software* após um único tratamento[8]

Abreviação: RF, radiofrequência.

Tabela 7.2 Microagulhamento com RF com Agulhas Isoladas (Revestidas)

Nome do dispositivo	Peça de mão	Características únicas
INFINI (Lutronic, Inc., Burlington, MA)	Microagulhas com isolamento de 200 μm de diâmetro dispostas em um arranjo 7×7 (49 microagulhas) com um tamanho total de pontos de 10×10 mm e 16 pontas de agulha (5×5 mm). O modelo mais novo vem com eletrodos grandes 144, 12×12, 20×20 mm ou pequenos eletrodos 64, 8×8, 10×10 mm para o modo de RF sublativa	Agulha de menor tamanho. Cria uma zona de coagulação tridimensional. Por poupar a epiderme e a DEJ elimina a necessidade de resfriamento e o risco de hiperpigmentação pós-inflamatória. Ajuste da profundidade de 0,5 a 3,5 mm, tempo de exposição de 10 a 1.000 ms, levando a maior controle sobre os danos nos tecidos. Um estudo-piloto multicêntrico de segurança utilizou as maiores energias de RF (acima de 100 mJ/pin) no total de 4 KJ por tratamento, demonstrando alto grau de tolerabilidade com 1 a 2 dias de inatividade. Em 1 semana, todos os efeitos colaterais foram resolvidos em 77% das pessoas[9]
INTRAcel (Jeisys Medical, Seoul, South Korea)	49 microagulhas parcialmente isoladas por cm^2. Cada eletrodo tem 1,5 mm de comprimento com 0,3 mm distais não isolados emitindo ondas de RF. O diâmetro de uma microagulha é de 100 a 200 μm. Profundidade controlada de 0,5 a 2 mm	Esses eletrodos de microagulhas emitem e fornecem diretamente ondas de RF no nível dérmico enquanto poupam a epiderme. Quatro modos de diferentes aplicações: bipolar, monopolar, agulhamento sem RF e modalidade de superfície fracionada não invasiva

Abreviações: DEJ, junção dermoepidérmica; MRF, microagulhamento com radiofrequência; RF, radiofrequência.

Os modelos mais novos possuem um sensor de controle de temperatura. O *software* é programado para emitir energia até que as temperaturas-alvo pré-selecionadas sejam atingidas para manter a temperatura durante o tempo desejado para a desnaturação ideal do colágeno (▶ Tabela 7.3).

7.4.3 Microagulhamento com RF com Agulhas Não Isoladas (Não Revestidas)

As agulhas não isoladas têm a capacidade de eliminar o microssangramento durante o tratamento em decorrência da coagulação efetiva e um amplo campo elétrico através da derme papilar e reticular ao longo de toda a extensão das agulhas. Harth *et al.* estudou o efeito histológico do microagulhamento com RF não isolado na pele do animal. O exame histológico mostrou ruptura mecânica clara da epiderme relacionada com a penetração da agulha com dano térmico mínimo. A ruptura mecânica fecha-se rapidamente e é inexistente 4 dias após a terapia, uma descoberta que implica que há uma redução significativa de dano epidérmico (▶ Tabela 7.4).[10]

7.5 Acne e Cicatriz de Acne

A fisiopatologia da acne é complexa e decorrente da desregulação de processos múltiplos, incluindo desequilíbrio em mediadores inflamatórios e do microbioma com superpopulação de *Propionibacterium acnes*, hiperqueratose distrófica do folículo piloso e produção excessiva de sebo. Esses fatores levam à ruptura da parede folicular com liberação de pelos, lipídios, queratina e *P. acnes* na derme, causando inflamação e ativação das vias clássica e alternativa do complemento. As fibras elásticas e o colágeno, desorganizados e destruídos, da desregulação fibroblástica ao redor do folículo inflamado levam ao aparecimento de cicatriz de acne. Existem três tipos de cicatriz de acne atrófica: picada de gelo (*ice pick*), cicatriz de rolamento ou *rolling* (cicatriz superficial e suavemente profunda) e cicatriz de *boxcar* (cicatriz fibrosa deprimida). Cada subtipo tem um grau variável de resposta a diferentes opções de tratamento. Cicatrizes deprimidas podem atingir até 0,7 mm de profundidade. Portanto, o tratamento efetivo terá que ir além desse ponto para romper mecanicamente o tecido distrófico.[11]

Não existe um padrão para o tratamento de cicatrizes de acne por causa da diferença de tipo e grau de cicatrizes em cada paciente. Opções para a redução de cicatrizes de acne incluem excisão por punção, enxerto por punção, excisão cirúrgica, subcisão, dermoabrasão, *peelings* químicos, injeção de preenchimentos e uma varieda-

Tabela 7.3 MRF com Agulhas Isoladas (Revestidas) e Sensor de Controle de Temperatura

Nome do dispositivo	Peça de mão	Características únicas
Miratone (Primaeva Medical, Inc, Pleasanton, CA)	Cinco eletrodos pareados que são isolados, exceto pelas pontas distais que se estendem de 0,75 a 2 mm abaixo da superfície da pele. Sensor de temperaturas embutido	*Feedback* de temperatura em tempo real programado para emitir energia até que as temperaturas-alvo pré-selecionadas sejam atingidas e para manter a temperatura por um tempo desejado para a desnaturação ideal do colágeno
ePrime; conhecido como Profound (Syneron-Candela, Yokneam Illit, Israel)	Cinco pares de eletrodos de microagulhas implantados na derme em um ângulo de 20 a 25 graus, com a porção exposta estendendo-se de 1 a 2 mm abaixo da superfície da pele. A metade proximal de cada microagulha de 6 mm é eletricamente isolada	Sistema de *feedback* Inteligente avalia a temperatura do local de tratamento a cada décimo de segundo por meio da sonda de temperatura no final da agulha para manter a temperatura-alvo em ampla faixa de impedância dérmica clinicamente relevante

Abreviação: MRF, radiofrequência de microagulhamento.

Tabela 7.4 MRF com Agulhas Não Isoladas (Não Revestidas)

Nome do dispositivo	Peça de mão	Características únicas
Intensif (EndyMed Medical, Caesarea, Israel)	25 eletrodos de microagulhas banhados a ouro não isolados. A profundidade de penetração da agulha foi de até 3,5 mm em incrementos controlados digitalmente de 0,1 mm. A potência é ajustável de 0 a 25 W. O tempo de exposição varia de 30 a 200 ms	Agulhas afiadas na ponta. Penetração de profundidade de agulha controlada por programa digital com movimento suave para reduzir o desconforto do paciente. A placa eletrônica integrada utiliza as diferenças de impedância elétrica entre a epiderme (alta impedância) e a derme (baixa impedância) para aumentar ainda mais a seletividade dérmica
Scarlet (Viol Co., Korea)	25 eletrodos de microagulhas não isolados por área de 10 mm^2, com o eletrodo exposto estendendo-se de 0,5 a 3 mm com incremento de 0,1 mm com diâmetro de 0,3 mm	Eletrodos de controle usando tecnologia avançada (Agulhas sem Choque) para minimizar a dor. Tensão de RF ajustável até um máximo de 40 V pode ser fornecida, em relação à intensidade (1–10) e tempo de condução (100–800 m segundos)

Abreviações: MRF, microagulhamento com radiofrequência; RF, radiofrequência.

de de procedimentos de recapeamento de pele a *laser*, como ablativo, não ablativo e tecnologias de *laser* fracionado, isoladamente ou, melhor ainda, em combinação, o que costuma ser mais eficaz.

Ong e Bashi revisaram o uso da fototermólise fracionada (FP) para o tratamento de cicatrizes de acne, incluindo 13 aparelhos ablativos e 13 não ablativos. Para o FP ablativo, a melhora variou de 26 a 83% com eritema facial com duração de 3 a 14 dias e PIH em até 92,3% dos pacientes, enquanto, para FP não ablativa, a eficácia variou de 26 a 50% com eritema facial por 1 a 3 dias e PIH em até 13% dos pacientes.[12] Embora a FP ablativa tenha apresentado eficácia superior, a incidência de PIH limita seu uso em pacientes de pele mais escura.

7.5.1 MRF para Tratamento da Acne

Em 2005, Prieto *et al.* relataram 32 pacientes com acne moderada que foram tratados duas vezes por semana, durante 4 semanas, com uma combinação de luz pulsada e energia de RF. O resultado revelou uma redução de 47% na contagem média de lesões ($p < 0,05$). A porcentagem de folículos com perifoliculite diminuiu de 58 para 33% e as glândulas sebáceas diminuíram de 0,092 para 0,07 mm^2. A melhoria da acne pode ser devida à redução de algumas glândulas sebáceas e/ou redução da perifoliculite.[13]

Como a superprodução de atividade das glândulas sebáceas é um dos principais fatores fisiopatológicos da acne, Kobayashi usou uma agulha de 1,50 mm de comprimento com isolamento de 0,45 mm, inserido nos poros da testa e bochechas, e uma corrente elétrica de alta frequência foi aplicada por 0,25 para 0,50 segundos, com uma potência de 40 W. A taxa de redução média dos lipídios da superfície da pele foi de 31,5% por medição de sebometer ($p < 0,01$) aos 6 meses de seguimento. A histologia mostrou menos glândulas sebáceas e o desenvolvimento de fibrose.[14] Lee *et al.* descobriram um efeito favorável da MRF **Scartlet** (**Viol Co., Korea**) na acne pustulosa moderada a grave.[11] Após dois tratamentos mensais, usando intensidade 7 a 3 mm de profundidade para duas passagens, houve uma melhora significativa na contagem e gravidade da lesão de acne. Outro estudo confirmou o efeito sebossupressivo da MRF. Vinte pacientes coreanos com acne moderada a grave receberam um único tratamento de **INFINI** (**Lutronic, Inc., Burlington, MA**) para a face completa no nível de energia 5, tempo de exposição de 50 a 100 ms em 1,0 a 1,5 mm de profundidade.

CSL (nível de sebo casual) e SER (taxa de excreção de sebo) mostraram redução de 30 a 60% e 70 a 80%, respectivamente, na semana 2 ($p < 0,01$), e permaneceu abaixo do nível basal até a semana 8. A contagem de lesão de acne mostrou melhora clínica com máxima eficácia na semana 2, mas retornando ao início na maioria dos pacientes até a 8ª semana. Os resultados sugerem que há efeito a longo prazo do MRF na glândula sebácea, mas efeito de curto prazo para o controle da acne após um único tratamento do MRF.[15]

Kim et al.[16] avaliaram a eficácia do MRF usando o **INTRAcel** (**Jeisys Medical, Seul, Coreia do Sul**) em 25 pacientes com acne moderada a grave. O tratamento foi realizado três vezes ao mês, com tempo de exposição de 80 ms, nível de potência 3 e profundidade de 1,5 mm. O resultado mostrou reduções estatisticamente significativas nas lesões de acne às 4, 8 e 12 semanas após o tratamento em comparação com a linha de base, com lesões inflamatórias respondendo melhor do que as lesões não inflamatórias. A diminuição média da secreção de sebo em 1 mês após o terceiro tratamento foi de 42,18%. A secreção de sebo aumentou subsequentemente de forma lenta, mas permaneceu abaixo da linha de base até 3 meses após o tratamento. Com múltiplos tratamentos, foi demonstrado um controle mais prolongado das lesões ativas da acne.

Shin et al. realizaram um estudo comparativo de face dividida para avaliar a eficácia e a segurança do ***laser* de CO_2 fracionado (10.600 nm)** *versus* **MRF (Scarlet)** para o tratamento ativo da acne. CO_2 fracionado foi feito a 80 mJ e 100 *spots*/cm^2 para duas passagens. A configuração do tratamento de MRF estava no nível de intensidade 8, densidade de 25 MTZ/cm^2 a 1,5 a 2,5 mm de profundidade. Ambos mostraram melhora na acne, sem diferenças significativas nos parâmetros medidos pelo médico, classificações dos pacientes ou dor intraoperatória. O tempo de inatividade foi significativamente maior para o lado tratado com CO_2 fracionado (11,75 *versus* 2,35 dias). A maioria dos pacientes recusou-se a fazer outro tratamento com CO_2 em razão do longo período de eritema. Dois casos de PIH ocorreram apenas no lado tratado com CO_2.[17] O MRF mostrou-se mais conveniente e tolerável para a maioria dos pacientes.

O eritema pós-inflamatório (PIE) é muito comum após a acne inflamatória e é cosmeticamente inaceitável para os pacientes. Min et al. realizaram uma revisão retrospectiva de 25 pacientes tratados com duas sessões de **INFINI**. Houve uma diferença significativa no grau de eritema pela classificação do investigador, medição fotométrica e análise de imagens por *software* entre o grupo MRF e o grupo-controle. Além disso, estudos histológicos revelaram redução da inflamação, microvasos, interleucina 8 (IL-8), fator nuclear kappa-light-chain-enhancer de células B ativadas (NF-kB) e fator de crescimento endotelial vascular (VEGF) após o tratamento. O MRF pode ser um tratamento eficaz para o PIE em virtude das propriedades anti-inflamatórias e antiangiogenéticas.[18]

7.5.2 MRF para Tratamento da Cicatriz da Acne

Uma revisão de seis estudos composta por 121 pacientes comparou a eficácia do tratamento de RF bipolar, RF unipolar e RF fracionada e demonstrou que, dentre todas as modalidades de RF, RF bipolar e bipolar fracionada oferecem o melhor resultado para cicatrizes de acne, e 25-75% de melhora geralmente é alcançada em 3 meses pós-tratamento.[19]

Kaminaka et al. estudaram a histologia de biópsias por punção de pacientes com cicatrizes de acne submetidos à RF fracional sublativa. Os resultados mostraram que o RF fracional sublativa com duas passadas causou uma profunda lesão térmica com profunda desnaturação das glândulas sebáceas e folículos pilosos na derme.

Os resultados indicam que RF fracional sublativa pode levar ao remodelamento na estrutura dérmica profunda.[20] Os mesmos autores, consequentemente, realizaram um estudo clínico de cinco sessões de tratamento de **eMatrix** (**Syneron, Yokneam Illit, Israel**) em pacientes com acne e cicatriz atrófica. O parâmetro de tratamento foi de 64 pinos, o pico de energia foi de 62 mJ/pino e a cobertura foi de 10%. Eles notaram melhora acentuada no volume da cicatriz entre os pacientes com cicatrizes leves. Melhora moderada foi alcançada em 57,5% das áreas tratadas. As áreas tratadas exibiram significativamente menos lesões em comparação com o valor basal em cada momento ($p < 0,05$). A qualidade de vida do paciente também melhorou consideravelmente. Além disso, foram observadas reduções significativas nos níveis de sebo dos pacientes, rugosidade da pele e profundidade da cicatriz. No entanto, 10% dos indivíduos experimentaram um surto de lesões acneiformes no final do estudo.[21]

Uma nova geração de **eMatrix** foi desenvolvida para maximizar a capacidade de fornecer energia de até 100 mJ/pin. Em um estudo chinês, os pacientes receberam quatro tratamentos mensais de alta energia (85-95 mJ/pin) com este dispositivo de RF. A avaliação da melhora global e satisfação aumentou na visita de avaliação de 12 semanas em comparação com o valor inicial.[22] Phothong *et al.* realizaram um estudo randomizado, duplo-cego, usando um ajuste de alta energia de 100 mJ/pin *versus* um ajuste moderado de 60 mJ/pin para tratar a cicatriz da acne. O lado da face que recebeu energia mais alta demonstrou melhora estatisticamente significativa em relação ao lado de energia moderada ($p = 0,03$). O escore de dor e a duração do eritema após o tratamento foram significativamente maiores no lado de alta energia também. Além disso, a hiperpigmentação pós-inflamatória (PIH) desenvolveu 17,5% no lado de alta energia em comparação com 13,3% no lado de energia moderada.[23]

Hellman relatou uma revisão retrospectiva de pacientes que foram submetidos ao tratamento com **Fractora** (**Invasix, Israel**). Oito pacientes receberam quatro sessões de tratamento com doses iniciais de 20 a 40 mJ/pin; as doses aumentaram a cada visita, com base na tolerância do paciente. Amostras histológicas foram coletadas de dois pacientes pré e pós-tratamento. Todos os participantes tiveram uma melhora significativa avaliada pela fotografia. A biópsia após o tratamento demonstrou que a espessura da cicatriz diminuiu em profundidade de 1,5 a 0,8 mm com fibras colágenas recém-formadas, estrutura anexial e tecido elástico.[24] Um estudo de seguimento subsequente com quatro de oito pacientes demonstrou que a melhora aumentou ao longo do tempo durante um período de acompanhamento variando de 4 meses a 2 anos.[25] Outro estudo prospectivo usando **Intensif** (**EndyMed Medical, Caesarea, Israel**) para tratamento de cicatrizes de acne revelou uma escala global de melhora estética excelente em 25% dos pacientes, boa em 50% e mínima em 20%.[10]

MRF para o Tratamento da Cicatriz da Acne em um Tipo de Pele mais Escura

Cho *et al.* revelaram que o grau de cicatrizes de acne melhorou em 73,3% dos pacientes coreanos após dois tratamentos de **INTRAcel**, usando a profundidade de agulha de 1,5 mm. Curiosamente, os poros dilatados também melhoraram em 70% dos participantes, o que foi confirmado pela análise de imagens com a área dos poros faciais diminuindo em 58,7% ($p < 0,001$). Os efeitos colaterais foram leves, incluindo dor, eritema e foliculite. Nenhuma PIH foi observada.[26] **INTRAcel** também mostrou efeito favorável em indivíduos tailandeses. Vinte e seis pacientes foram submetidos a três sessões mensais de tratamento utilizando o nível de energia 3, 30 W, tempo de exposição de 80 ms por duas passadas. Em um grupo com idade média de cicatriz de 7 anos (variação: 0,5 a 15 anos), todos os indivíduos (100%) classificaram pelo menos 25 a 50% de satisfação geral, enquanto o médico classificou 82% dos pacientes com melhora de pelo menos 25 a 50%. O risco de PIH foi de 3,85%. Uma avaliação objetiva usando o Visioscan demonstrou melhora estatisticamente significativa da rugosidade da pele ($p = 0,012$) e do volume da cicatriz ($p = 0,03$) no seguimento de 1 mês, mas sem alteração significativa aos 3 e 6 meses.[27]

Em indivíduos indianos, Chandrashekar *et al.* realizaram uma análise fotográfica retrospectiva em 31 pacientes de pele de tipos III a IV com cicatriz de acne. O sistema **INFINI**, com energia de 25 a 40 W e profundidade de agulha de 1,5 a 3,5 mm, demonstrou eficácia no tratamento da cicatriz de acne avaliada pelo sistema de cicatrizes global Acne de Goodman e Baron. Dos pacientes com cicatrizes de acne graus 3 e 4, 80,64% apresentaram melhora em 2 graus e 19,35% apresentaram melhora em 1 grau. Cinco pacientes relataram PIH e dois tinham marcas da sonda do dispositivo.[28] Pudukadan avaliou ainda os efeitos da MRF no tratamento de cicatrizes de acne em pacientes com pele mais escura. Dezenove pacientes receberam três tratamentos com **Intensif**. Os parâmetros de tratamento foram 15 a 25 W, tempo de exposição de 110 a 140 ms e profundidade de agulha de 2,0 a 3,0 mm. A melhora de pelo menos 1 grau de cicatriz de acne foi observada em 11 de 19 pacientes (57,9%) após 1 mês e 9 de 9 pacientes (100%) após 3 meses. Os pesquisadores também observaram melhora da discromia em 9 pacientes (47,4%) e levantaram a hipótese de que esse efeito resultasse da destruição do melanossomo dérmico "caído".[29]

Estudo Comparativo para o Tratamento da Cicatriz da Acne

O **INFINI** foi mais efetivo para a picada de gelo e cicatriz *boxcar* comparado com o **Polaris WRA bipolar (Syneron Medical Inc., Yokneam, Israel)** em um ensaio clínico prospectivo, randomizado e duplo-cego de 12 semanas. O MRF foi aplicado nos níveis 2 a 3 por 50 a 70 ms. A RF bipolar forneceu fluência de 100 mJ/cm^2 a 100 Hz. Ambas as modalidades foram feitas com ligeira sobreposição em três passadas. Os espécimes obtidos para este estudo demonstraram aumento da expressão de TGF-β e colágeno I e diminuição da expressão de NF-κB, IL-8 no lado tratado com MRF.[30] Um estudo clínico randomizado de face dividida em pacientes tailandeses revelou que ambos o *laser* de érbio *doped glass* fracionado de 1.550 nm **Fraxel re: store DUAL 1550/1927 (Solta Medical, Hayward, CA)** e **eMatrix RF bipolar fracionada (Syneron-Candela, Irvine, CA)** melhoraram significativamente a cicatriz da acne e a textura da pele, sem diferença estatística entre os dois dispositivos. O parâmetro **eMatrix** foi o Programa C usando 53 a 59 mJ/pin para duas passadas. **Fraxel re: store** configuração de tratamento foi de 30 a 50 mJ/MTZ com níveis de tratamento 4 a 5, 10 a 14% de cobertura para oito passadas. O escore de dor foi maior e um paciente (5%) apresentou eritema prolongado e PIH no lado do érbio fracionado *doped glass* com 1.550 nm. No entanto, a duração da descamação foi menor após o tratamento com o érbio fracionado *doped glass*.[31]

Outro estudo comparativo randomizado entre o *laser* fracionado Er: Glass de 1.550 nm e o MRF foi realizado na Coreia. Quarenta pacientes receberam aleatoriamente o *laser* fracionado Er: Glass de 1.550 nm ou o tratamento com MRF. Escores de gravidade da cicatriz (escala de classificação ECCA) melhoraram em uma média de 25,0 e 18,6% para os dispositivos, respectivamente, mas não houve diferença significativa entre o grupo. As cicatrizes do tipo *boxcar* e de rolamento responderam significativamente após o tratamento, enquanto a cicatriz de picada de gelo não o fez. Novamente, neste estudo, dois pacientes desenvolveram PIH e erupção acneiforme no grupo de *laser* fracionado. No geral, o grupo MRF teve significativamente menos dor, menor tempo ocioso e menos efeitos colaterais, levando a uma maior satisfação do paciente.[32]

7.5.3 Combinando MRF com Outras Modalidades para o Tratamento da Cicatriz de Acne

A RF fracionada bipolar combinada com o *laser* de diodo/radiofrequência bipolar (DLRF) tem-se mostrado eficaz e segura, para o tratamento da cicatriz da acne. O DLRF foi desenvolvido para criar coagulação focal e necrose da derme reticular a 1,5 mm de profundidade da pele como um meio de estimular a neocolagênese, enquanto a adição da RF fracionada bipolar produz então a ablação da epiderme e da derme papilar. Faixa de ajuste de radiofrequência bipolar de diodo de *laser* (DLRF) é de 60 a 70 J/cm² com RF a 80 a 100 J/cm.³ Então, RF fracionada bipolar segue com energia 19 e 25 J (Programa C, 5% de cobertura). Com este protocolo, Peterson revelou que escores de cicatriz de acne diminuíram estatisticamente com significância em 72,3% ($p < 0,001$), com textura da pele aumentada em 66,7% ($p < 0,001$) e a pigmentação da cicatriz melhorou em 13,3% ($p = 0,05$) após cinco sessões mensais. Nenhum indivíduo apresentou PIH.[33] Taub e Garretson encontraram resultados semelhantes. Os escores medianos da avaliação da cicatriz melhoraram significativamente após três tratamentos de um total de cinco e persistiram durante todo o estudo. O tipo de pele não afetou o resultado, e a PIH ocorreu em um único paciente com pele do tipo IV, mas foi resolvida sem intervenção.[34]

O MRF também melhorou uma variedade de cicatrizes de acne, enquanto a RF sublativa induz a ablação da epiderme superior com uma coluna de remodelação dérmica. Combinar duas modalidades diferentes demonstra bons resultados. Vinte pacientes asiáticos com pele dos tipos III a IV receberam três tratamentos do **INFINI de modo duplo** mensalmente. O parâmetro de tratamento do MRF foi: nível 7,50 ms, a 1,5 mm de profundidade. Em seguida, aplicou-se a RF sublativa com tempo de exposição de 16 a 17 e 70 a 80 ms. Avaliadores médicos cegamente classificaram todos os indivíduos como tendo grau 2 ou mais de melhora clínica; 4 (20%) apresentaram grau 4, 10 (50%) grau 3 e 6 (30%) grau 2. Além disso, houve melhora significativa em todos os três tipos de cicatriz ($p < 0,05$). No entanto, com uma combinação de duas modalidades de tratamento, dois pacientes desenvolveram PIH transitória, dois, rubores e uma piora da acne ativa.[35]

A subcisão é um método convencional usado para interromper mecanicamente o tecido fibrótico na derme que prende as cicatrizes. Faghihi *et al.* conduziram um estudo randomizado dividido para avaliar a eficácia do tratamento do MRF (**INFINI**) com e sem subcisão. O tratamento combinado com a subcisão teve melhora significativamente mais bem classificada pelos dois dermatologistas cegos e pela classificação do paciente usando uma escala visual analógica.[36] A partir de nossas experiências, combinar MRF com subcisão mostrou resultados benéficos com risco mínimo de tempo de inatividade e efeitos adversos (▶ Fig. 7.1).

7.6 Rejuvenescimento

Uma característica histológica da pele fotodanificada é o acúmulo de fibrilas contendo elastina na derme papilar e na parte média da derme, conhecida como elastose solar. As fibras de colágeno também se tornam desorganizadas e degradadas. Essas alterações se manifestam clinicamente como linhas finas, rugas, discromias, telangiectasias e flacidez da pele. A reversão dessas mudanças pode ser obtida por meio da aplicação seletiva de dispositivos de energia, incluindo *lasers*, luzes, ultrassom e radiofrequência.

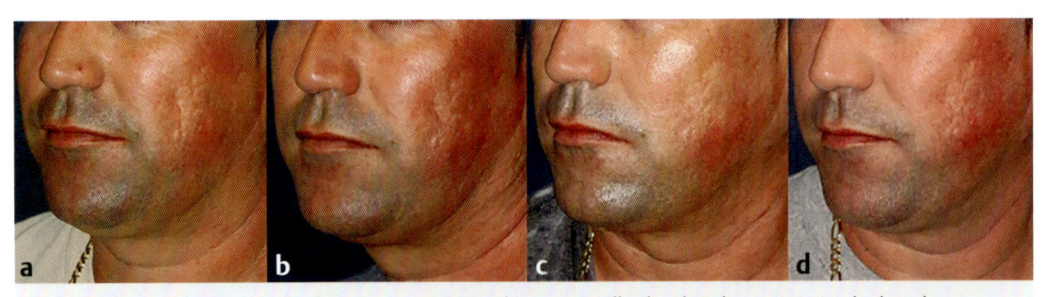

Fig. 7.1 Homem de 30 anos de idade, com cicatrizes de acne espalhadas de rolamento, picada de gelo e boxcar - lado esquerdo mais proeminente. **(a)** A foto de linha de base, **(b)** 1 mês, **(c)** 2 meses e **(d)** 3 meses de acompanhamento após o tratamento mensal com Microagulhamento com RF (INFINI) combinado com a subcisão mostraram um grau moderado de melhora.

7.6.1 MRF para Rejuvenescimento Facial

A RF fracionada sublativa cria uma lesão epidérmica ablativa mais dano coagulativo dérmico profundo. Em um estudo multicêntrico, 20 pacientes caucasianos (tipos de pele I e II) e 30 pacientes asiáticos (tipos de pele III e IV) receberam um único tratamento de radiofrequência fracionada ablativa, de face inteira, usando a peça de mão **Fractora**. Os pesquisadores usaram energia de 50 a 62 mJ/pin para pele clara e 10 a 40 mJ/pin para pele mais escura. As amostras histológicas foram tomadas imediatamente após o tratamento e às 1, 2 e 6 semanas após o tratamento para analisar o caráter das lesões fracionadas e o processo de cicatrização da ferida. Com uma configuração alta de 60 mJ/pin, a profundidade da cratera de ablação atingiu 500 a 600 μm, passando pela epiderme, a derme papilar até a derme reticular média-profunda. A arquitetura e a forma da zona de ablação era uma típica lesão "em forma de cone", semelhante à observada com os *lasers* ablativos de CO_2. A zona de coagulação é medida em 60 a 100 μm ao redor da cratera de ablação. A melhora da textura da pele asiática *versus* caucasiana foi de 70 *versus* 67%; dos poros foi de 40 *versus* 22%; das rugas e linhas foi de 45 *versus* 63%; das cicatrizes de acne foi de 40 *versus* 40%; e da pigmentação foi de 30 *versus* 60%, respectivamente.[37] Outro estudo revelou a eficácia e a segurança do RF fracionada sublativa para o rejuvenescimento facial. Um estudo prospectivo de um único centro envolveu 25 participantes do sexo feminino entre as idades de 35 a 60 anos. Cada participante foi submetida a três tratamentos usando a **eMatrix** em intervalos mensais. Todos os tratamentos foram entregues com energia entre 40 a 50 mJ. Aos 6 meses após o tratamento final com RF, fotodanos, flacidez da pele, textura, linhas finas e rugas foram analisados. Houve uma diferença estatisticamente significativa observada na aparência da escala de rugas de Fitzpatrick-Goldman entre as fotografias da linha de base e pós-tratamento ($p < 0,001$).[38]

Um estudo multicêntrico da eficácia e segurança para o tratamento de rugas faciais usando o sistema **INFINI** incluiu 499 pacientes com pele classificada pela escala de Fitzpatrick tipos I a V de cinco centros de estudo na Itália, Índia, Coréia, Polônia e Turquia. Eles usaram uma grande variedade de parâmetros de tratamento empregados em vários centros. A profundidade da agulha variou de 0,5 a 3 mm, o nível de potência de 4 a 12 e o tempo de exposição de 20 a 200 ms, através de uma a três passagens. Melhora clínica avaliada por dermatologistas e satisfação do paciente com uma escala de 5 partes mostrou um resultado semelhante de mais de 80% de melhora média. Os efeitos colaterais foram leves com a PIH observada em cinco pacientes (2,3%) do centro italiano.[39] Em nossa experiência, o MRF é um dispositivo útil para melhorar a textura da pele de certas áreas cosméticas, como as rítides periorais. O procedimento de tratamento passo a passo é ilustrado na ▶ Fig. 7.2a-f.

A aplicação de MRF a tipos de pele asiáticos também foi estudada. Vinte e cinco mulheres (idade média 54,2; fotótipos de pele de Fitzpatrick III-IV) receberam três tratamentos fracionados consecutivos (**Scarlet**) em intervalos de 4 semanas com passadas *non-overlap*. Os resultados incluíram melhora na hidratação e rugosidade da pele ($p < 0,05$). O exame histológico revelou um aumento acentuado da espessura dérmica, do colágeno dérmico e do conteúdo de fibrilina.[40] Os mesmos pesquisadores mostraram ainda o efeito sinérgico do meio condicionado de células-tronco humanas no tratamento de RF fracionada

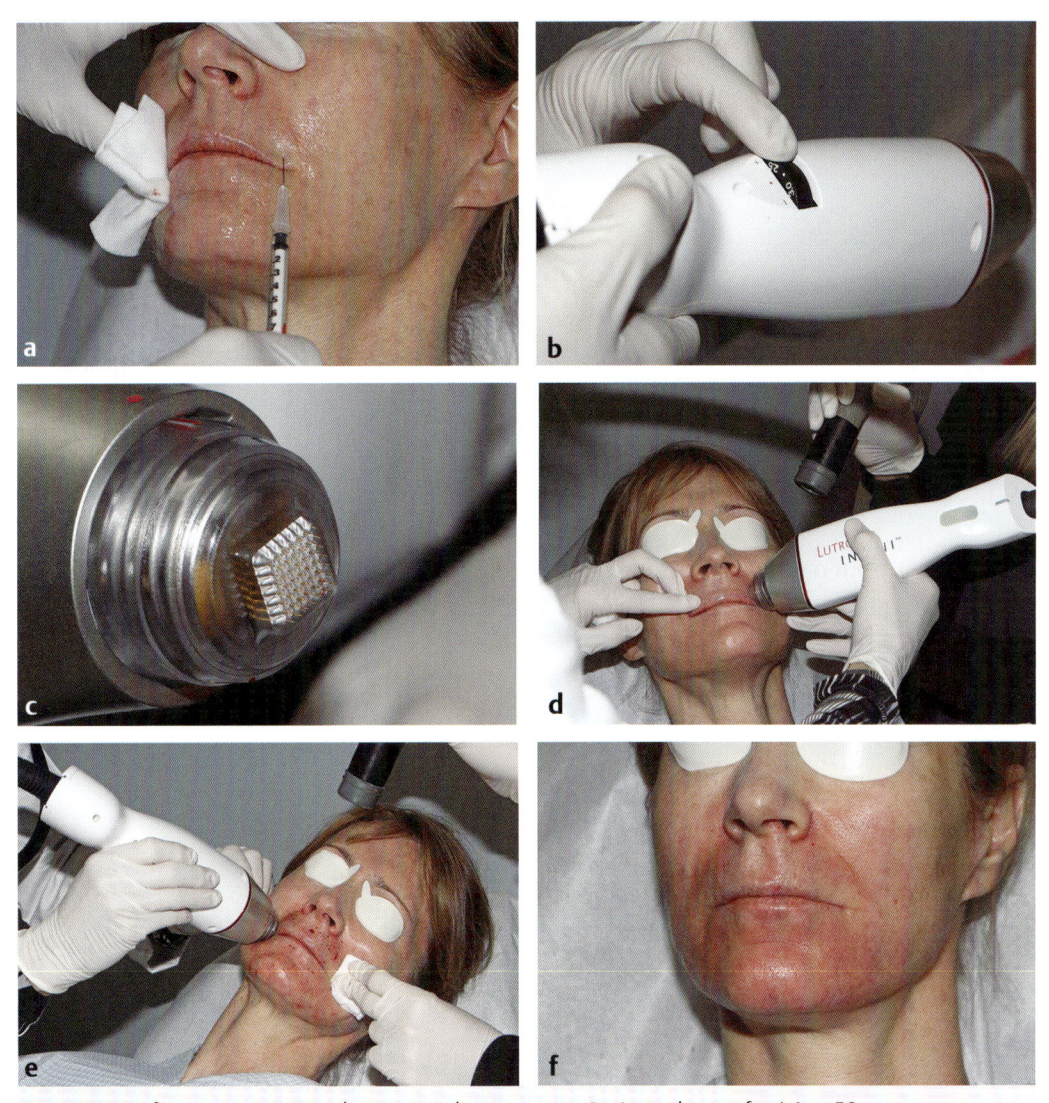

Fig. 7.2 Uma figura passo a passo do processo de tratamento. Paciente do sexo feminino, 56 anos, com indicação de tratamento de rugas periorais. **(a)** Para controle da dor, a paciente foi pré-tratada com agente anestésico tópico ou injetável. **(b)** O ajuste de energia e a profundidade do tratamento dependem da condição da paciente. A figura mostra a profundidade ajustável das agulhas. **(c)** Microagulhas com isolamento de 200 μm de diâmetro dispostas em um arranjo 7×7 (49 microagulhas). **(d)** A peça de mão entra em contato ideal com a pele durante o processo de tratamento. Simultaneamente, o resfriador de ar Zimmer ajuda a resfriar a epiderme. **(e)** O sangramento pontual é comumente observado com este tipo de agulhas isoladas.
(f) Imediatamente após o tratamento, a paciente apresentou leve grau de eritema, que se resolveu em poucos dias. (Imagens cortesia da Dra. Kimberly Butterwick.)

usando um estudo randomizado, controlado e dividido. Eles encontraram evidências de proteínas do meio condicionado de células-tronco humanas na epiderme e na derme após o tratamento.[41]

7.6.2 MRF para Frouxidão da Face Inferior e Pescoço

O tratamento da pele do pescoço precisa levar em conta as características anatômicas únicas desta região, incluindo a pele geralmente mais fina, maior frouxidão e menos unidades pilossebáceas, resultando em uma cura mais lenta e uma necessidade de maior cautela. O *laser* ablativo fracionado pode ser usado criteriosamente nessa área, embora os resultados tendam a ser modestos.[42] O *laser* não ablativo é útil para o tratamento de discromias e rugas, mas não é eficaz para a flacidez da pele.[43] O MRF provou ser seguro e eficaz para o tratamento da frouxidão da pele do pescoço.

Em um ensaio clínico prospectivo multicêntrico usando **ePrime, Syneron-Candela, Yokneam Illit, Israel (Profound)**, 100 indivíduos com rugas e flacidez de leve a grave na face e pescoço (média de idade: 54,5) receberam um tratamento de uma única passada em uma avaliação pré-selecionada em tempo real de temperatura fixa de 62 a 78°C, duração de energia de 3 a 5 segundos, restrições de impedância de 200 a 3.000 Ohms. Os participantes obtiveram uma melhoria média de 25,6% na escala de rugas de Fitzpatrick-Goldman e 24,1% na escala de flacidez de Alexiades-Armenakas aos 6 meses. No entanto, a inserção superficial da agulha causou duas incidências de atrofia pontuada.[44]

Além disso, a eficácia do MRF foi confirmada por um estudo multicêntrico internacional nos Estados Unidos e no Japão.[45] Quarenta e nove pacientes completaram três tratamentos mensais com **Intensif.** A área da bochecha recebeu tratamento com tempo de exposição de 110 a 140 ms, potência de 10 a 20 W e profundidade de 1,8 a 2,8 mm. A área do pescoço recebeu tratamento com tempo de exposição de 80 a 140 ms, potência de 10 a 20 W e profundidade de 1,3 a 2,5 mm. Melhoria na escala de rugas e elastose de Fitzpatrick-Goldman foi observada em 100% dos pacientes. Sessenta e cinco por cento dos pacientes tiveram melhora significativa. Em outro estudo utilizando medidas computadorizadas de melhora dos ângulos *gnathion* e cervicomental, 35 pacientes receberam três tratamentos mensais com **INFINI**. Houve uma redução pós-tratamento significativa nos ângulos *gnathion* e cervicomental de 28,5 e 16,6 graus, respectivamente, aos 6 meses de seguimento. Uma "pesquisa por telefone" em 1 ano após o tratamento implicava satisfação duradoura.[46]

Um estudo randomizado e cego comparou 15 pacientes que foram submetidos a um único tratamento de MRF **Miratone** (**Primaeva Medical, Inc., Pleasanton, Califórnia**) com seis pacientes cirúrgicos. No grupo MRF, os indivíduos receberam tratamento de 62 a 78°C por 3 a 5 segundos. Aqueles pacientes no grupo MRF alcançaram uma correção de grau médio de 0,44 em uma escala de graduação de flacidez de 4 pontos, enquanto os pacientes de *lifting* melhoraram 1,20 ($p < 0,001$). As melhorias em relação à linha de base foram de 16% para o tratamento com MRF em comparação com 49% para a cirurgia, ou seja, um único tratamento com MRF rendeu resultados equivalentes a 37% dos resultados de um *face lift*. Com base nesses achados, os autores concluíram que o tratamento com MRF pode fornecer uma opção não cirúrgica importante para o tratamento da flacidez da pele facial.[47]

7.6.3 MRF para Tratamento de Rugas Periorbitais

As contrações musculares repetidas mais o fotoenvelhecimento cumulativo induzido por ultravioleta dão origem a rugas periorbitais. O MRF tem sido usado com sucesso para alcançar o rejuvenescimento desta área. Em um estudo coreano, 11 mulheres com pele tipo III a IV e um sistema de classificação de rugas Fitzpatrick-Goldman com 5,59 unidades completaram três sessões de tratamento com MRF, usando o **RFXEL** (**Medipark, Uiwang-si, Gyeonggi-do, Coreia**). O nível de energia foi de 20 com duração de pulso de 0,4 segundo a 2 mm de profundidade para duas passadas. Aos 3 meses de acompanhamento, encontraram melhora significativa ($p < 0,001$) com uma redução média no sistema de classificação de rugas de Fitzpatrick com pontuação em 2,2 unidades. A PIH não foi observada.[48] Outro estudo prospectivo incluiu 20 pacientes coreanos com pele classificada pela escala de Fitzpatrick tipo IV a V. Todos os indivíduos foram tratados pelo modo bipolar de **INTRAcel** três vezes em intervalos de 4 semanas (0,8 mm de profundidade, potência 12,5, 100 ms). Resultados de seguimento aos 6 meses mostraram melhora estatisticamente significativa da escala de avaliação de rugas em 5 pontos ($p < 0,001$).[49] Neste estudo, dois pacientes relataram PIH leve, que se resolveu em 4 semanas.

Em comparação com a toxina botulínica intradérmica tipo A (BoNT-A), a injeção de BoNT-A foi superior ao MRF no seguimento de curto prazo, mas inferior no seguimento de longo prazo. A BoNT-A foi mais eficaz após 3 semanas do tratamento. No entanto, o MRF (**INFINI**), realizado a uma profundidade de 0,5 mm por 80 ms com intensidade de 150 W (nível 6) por duas passadas em 0, 3 e 6 semanas, apresentou melhora às 18 semanas. Biópsias de pele encontraram expressão aumentada de procolágeno-3 e elastina no lado do MRF em comparação com a pele não tratada e o lado da injeção de BoNT-A. Estes resultados implicam que a terapia com MRF produz benefícios a longo prazo no rejuvenescimento periorbital.[50]

7.6.4 MRF para Tratamento de Rugas Nasais e Periorais

Alguns pacientes queixam-se de alterações do nariz relacionadas com a idade, como pontas nasais caídas secundárias a atrofia óssea subjacente. **Intensif** mostrou efeitos preliminares sobre o tensionamento não cirúrgico e modelagem da ponta nasal, bem como rejuvenescimento da área perioral mostrado em estudo de imagem tridimensional em 15 pacientes asiáticos na classificação Fitzpatrick de pele tipo III a IV após um único tratamento. Os parâmetros do procedimento foram 80 a 110 ms em 12 a 14 W e 1,5 a 2,5 mm em profundidade.[51]

7.7 MRF para Outras Condições

7.7.1 MRF para Tratamento da Hiperidrose Axilar

A hiperidrose axilar primária (PAH) envolve a produção excessiva de suor devida ao mau funcionamento do sistema nervoso autônomo. Embora existam várias opções conservadoras de tratamento, incluindo cloreto de alumínio, iontoforese da água da torneira, drogas anticolinérgicas ou BoNT, os resultados dessas modalidades são temporários, com efeitos neuromoduladores na produção de glândulas sudoríparas, com duração de 6 a 18 meses, dependendo da dose utilizada. O tratamento cirúrgico por curetagem e/ou excisão da pele geralmente tem um perfil de efeito colateral indesejável de cura, dor e cicatrização retardadas no pós-operatório. O bloqueio do nervo simpático tem o efeito adverso de produzir sudorese compensatória em outro lugar.

A desnaturação das proteínas em alta temperatura, resultando em danos permanentes à glândula sudorípara, é o mecanismo provável para o MRF no tratamento da hiperidrose. Kim et al.[52] introduziram o uso de MRF para PAH em um estudo-piloto. Com base no relato de que os dispositivos de micro-ondas tiveram efeitos em longo prazo no tratamento da PAH, causando termólise irreversível da glândula sudorípara apócrina e écrina,[53] 20 pacientes asiáticos com grau de gravidade da doença de hiperidrose (HDSS) 3 a 4 receberam dois tratamentos no intervalo mensal com o **INFINI**. Eles levaram em conta o fato de que as glândulas sudoríparas surgem a uma profundidade média da pele de 3,5 mm de pele[54] ao projetar seu protocolo, e a histologia confirmou a necrose coagulativa imediatamente após o tratamento. HDSS melhora significativamente após o tratamento. 75% e 60% dos pacientes atingiram uma pontuação HDSS de 1 ou 2 após 4 e 8 semanas de acompanhamento, respectivamente. Em comparação, um estudo usando BoNT descobriu que 85 e 90% dos pacientes atingiram a pontuação HDSS de 1 ou 2 após 4 e 12 semanas de acompanhamento.[55] Embora o resultado da MRF fosse um pouco menos eficiente, ele destruiu permanentemente as glândulas apócrinas e écrinas *versus* os efeitos temporários da BoNT-A. Neste estudo, nenhum indivíduo apresentou efeitos colaterais importantes. Dois pacientes desenvolveram hiperidrose compensatória em outras áreas do corpo. Um queixou-se de dormência transitória do braço direito. Outro estudo controlado demonstrou que o HDSS e o VAS melhoraram significativamente no lado tratado em comparação ao controle. A avaliação de acompanhamento revelou que 79% dos pacientes tiveram uma redução de 1 ou 2 pontos no HDSS.[56]

Schick *et al.* revelaram a eficácia do MRF para o tratamento da hiperidrose axilar em 30 pacientes com grau 3 a 4 de HDSS. A redução subjetiva média da sudorese foi de 72%, e os escores HDSS e DLQI melhoraram significativamente após três sessões de tratamento com intervalos de 6 semanas ($p < 0,05$). Medição quantitativa objetiva usando gravimetria também revelou uma redução estatisticamente significativa no suor de 221 mg/min, no início, para 33 mg/min ($p < 0,05$), um nível final que é apenas ligeiramente acima da sudorese normal de 30 mg/minuto. Os efeitos colaterais incluíram exsudação ou descamação (87%), crescimento irregular dos pelos axilares (56%), contração dos braços durante o procedimento (27%), sensibilidade levemente reduzida (20%) e ulceração superficial (7%). A PIH não foi observada neste estudo.[57]

O tratamento da PAH com MRF é uma opção não invasiva promissora, com bons efeitos terapêuticos e poucos, se houver, efeitos colaterais duradouros. Mais estudos devem ser realizados para estabelecer o protocolo de tratamento mais benéfico.

7.7.2 MRF para Tratamento de Rosácea

A hipótese de que o MRF pode tratar a rosácea veio de dados no tratamento da acne inflamatória[15,16,58] e eritema pós-inflamatório relacionado com a acne.[18] Um ensaio clínico prospectivo, randomizado, dividido, investigou o impacto clínico e histológico do **MRF** (**INFINI**) entre pacientes com rosácea. Park *et al.* demonstraram melhora modesta, mas estatisticamente significativa, do lado tratado, avaliado por classificação clínica e medição fotométrica, após duas sessões mensais de tratamento. Amostras histológicas e imunológicas mostraram redução da contagem de células inflamatórias, mastócitos, VEGF, NF-κB e IL-8, LL-37 e TLR-2 e potencial de receptores transitórios (TRPV-2, TRPV-3, TRPV-4) em comparação com a linha de base. Na semana 12, os pacientes relataram melhora das pápulas ou pústulas (57,5%), eritema persistente (28,2%), ardor (27,9%) e eritema transitório (25,6%). Curiosamente, o MRF foi ligeiramente mais eficiente na redução do eritema em pacientes com subtipos papulopustulares do que eritematotelangiectásicos. Correlacionado com esses resultados histológicos, o MRF pode ter efeito anti-inflamatório e antiangiogenético. Novos estudos devem confirmar a eficácia deste dispositivo em pacientes com rosácea.[59]

7.7.3 MRF para Tratamento de Estrias Distensas

Estrias distensas (SD) são comuns, mas cosmeticamente inaceitáveis para muitos pacientes. Em estágios iniciais, SD são cor-de-rosa ou vermelhas (*striae rubra*) e gradualmente desenvolvem alterações atróficas, resultando em rugas brancas (*striae alba*). Vários fatores são responsáveis pela formação de estrias: genética, obesidade, crescimento linear rápido, estresse mecânico da gravidez e corticosteroides tópicos ou sistêmicos. Atualmente, não existe uma escolha terapêutica ideal ou universalmente bem-sucedida. A fototermólise fracionada ou o *laser* de corante pulsado são tratamentos recomendados para as SD, mas os resultados são imprevisíveis.[60-62]

O mecanismo do MRF no tratamento das SD pode-se relacionar com a remodelação dérmica e estimulação do fator de crescimento a partir do aquecimento global da derme. Em 2013, Ryu *et al.* realizaram um estudo para avaliar o efeito da combinação MRF com o *laser* fracionado de CO_2. Trinta pacientes coreanos com pele tipo Fitzpatrick IV foram randomizados para receber somente MRF, somente CO_2 ou ambos. Após três tratamentos mensais, o grupo de combinação mostrou maior melhora clínica com base em avaliações de dois dermatologistas cegos e pacientes. O escore médio de melhora clínica foi de 1,8 no grupo tratado com MRF, de 2,2 no grupo tratado com *laser* de CO_2 fracionado e de 3,4 no grupo de combinação. A biópsia de pele após o tratamento combinado revelou espessamento epidérmico, aumento do número de feixes de colágeno e alta expressão de TGF-β1. Curiosamente, também houve aumento da quantidade de estratifina, uma nova molécula de proteína derivada de queratinócitos, que tem um papel crucial na diferenciação de queratinócitos, funções intracelulares, regulação de vias de transdução de sinal, tráfego celular, bem como proliferação e diferenciação celular.[63] Maior expressão de TGF-β1 e estratifina é provavelmente responsável pela acumulação e espessamento das fibras de colágeno na derme. A PIH transitória ocorreu em todos os grupos, mas mais comumente após a terapia combinada.[64]

Posteriormente, Fatemi Naeini *et al.* realizaram outro estudo comparativo mostrando a eficácia em pacientes iranianos. Quarenta e oito pares de estrias albas de seis pacientes foram randomizados para o lado esquerdo e para o direito recebendo tratamento com MRF (**INFINI**) sozinho ou MRF com *laser* de CO_2 fracionado. A diferença média da área de superfície entre pré e pós-tratamento no grupo de combinação foi significativamente maior do que no grupo somente MFR (p = 0,003). Escalas de melhora clínica mostraram resposta significativamente melhor na combinação do que no grupo MRF no primeiro e segundo acompanhamento (p = 0,002 e 0,004). A dor intraoperatória foi semelhante entre os dois grupos. No entanto, a PIH transitória foi observada com maior frequência no grupo de combinação (p = 0,004).[65] Ambos os estudos descritos mostram que o MRF em conjunto com o *laser* de CO_2 fracionado pode ser uma opção promissora no tratamento de estrias sem efeito colateral grave.

Um dispositivo de radiofrequência nanofractional **Venus Viva** (**Venus Concept, Toronto, CA**) também foi aplicado ao tratamento de SD. Trinta e três indivíduos tailandeses inscreveram-se para um total de três sessões em intervalos de 4 semanas. Em 1 mês após o tratamento, a área total (a largura e o comprimento) das estrias albas diminuiu significativamente em relação ao valor basal (p < 0,001). A análise de patologia encontrou número significativamente maior de feixes de colágeno e elastina. Dezoito por cento dos pacientes relataram PIH transitória.[66] Em comparação com a PIH que ocorre após o tratamento de estrias albas com *laser* de CO_2 fracionado (81,8%) ou *laser* de vidro de érbio (36,4%),[67] a taxa de MRF é relativamente baixa. Em resumo, o MRF, bem como os *lasers* ablativos e não ablativos, tem um papel no tratamento de SD com a escolha do tratamento dependente do tipo de pele do paciente. Independentemente da modalidade, várias sessões de tratamento são essenciais para alcançar os melhores resultados. Também sugerimos que a adição de fatores de crescimento tópicos imediatamente após o tratamento possa potencializar ainda mais a eficácia, e a aplicação tópica continuada pode melhorar a função fibroblástica.

7.8 Efeitos Colaterais

Os tipos de pele III a VI tendem a ter um risco aumentado de PIH após a exposição a dispositivos fundamentados em *laser* ou energia. Embora um sistema FP com base em *laser* reduza significativamente o risco de eventos adversos em comparação com o recapeamento a *laser* convencional não fracionado, a PIH ainda pode ocorrer em até 40% dos tratamentos não ablativos e em 92% dos ablativos.[68] Os eventos adversos do MRF são limitados a dor leve, eritema transitório ou edema e, raramente, atrofia epidérmica após o procedimento. Poucos pacientes demonstram a PIH.[39,49] Depressões cutâneas têm sido relatadas e acredita-se que sejam devidas à colocação superficial da peça da mão, usando energia muito alta no nível superior da pele ou contornos faciais irregulares.[44]

Referências

[1] Mutalik S. Radiofrequency in dermatosurgery. J Cutan Aesthet Surg. 2008; 1(2):94
[2] Baris R, Kankaya Y, Ozer K, et al. The effect of microneedling with a roller device on the viability of random skin flaps in rats. Plast Reconstr Surg. 2013; 131(5):1024–1034
[3] Fernandes D. Minimally invasive percutaneous collagen induction. Oral Maxillofac Surg Clin North Am. 2005; 17(1):51–63, vi
[4] Hantash BM, Ubeid AA, Chang H, Kafi R, Renton B. Bipolar fractional radiofrequency treatment induces neoelastogenesis and neocollagenesis. Lasers Surg Med. 2009; 41(1):1–9
[5] Hruza G, Taub AF, Collier SL, Mulholland SR. Skin rejuvenation and wrinkle reduction using a fractional radiofrequency system. J Drugs Dermatol. 2009; 8(3):259–265
[6] Brightman L, Goldman MP, Taub AF. Sublative rejuvenation: experience with a new fractional radiofrequency system for skin rejuvenation and repair. J Drugs Dermatol. 2009; 8(11) Suppl:s9–s13
[7] Ray M, Gold M. A retrospective study of patient satisfaction following a trial of nano-fractional RF treatment. J Drugs Dermatol. 2015; 14(11):1268–1271
[8] Hongcharu W, Gold M. Expanding the clinical application of fractional radiofrequency treatment: findings on rhytides, hyperpigmentation, rosacea, and acne redness. J Drugs Dermatol. 2015; 14(11):1298–1304
[9] Cohen JL, Weiner SF, Pozner JN, et al. Multi-center pilot study to evaluate the safety profile of high energy fractionated radiofrequency with insulated microneedles to multiple levels of the dermis. J Drugs Dermatol. 2016; 15(11):1308–1312
[10] Harth Y, Elman M, Ackerman E, Frank I. Depressed acne scars–effective, minimal downtime treatment with a novel smooth motion non-insulated microneedle radiofrequency technology. Journal of Cosmetics, Dermatological Sciences and Applications. 2014; 4:212–218
[11] Zheng Z, Goo B, Kim D-Y, Kang J-S, Cho SB. Histometric analysis of skin-radiofrequency interaction using a fractionated microneedle delivery system. Dermatol Surg. 2014; 40(2):134–141
[12] Ong MWS, Bashir SJ. Fractional laser resurfacing for acne scars: a review. Br J Dermatol. 2012; 166(6):1160–1169
[13] Prieto VG, Zhang PS, Sadick NS. Evaluation of pulsed light and radiofrequency combined for the treatment of acne vulgaris with histologic analysis of facial skin biopsies. J Cosmet Laser Ther. 2005; 7(2):63–68
[14] Kobayashi T, Tamada S. Selective electrothermolysis of the sebaceous glands: treatment of facial seborrhea. Dermatol Surg. 2007; 33(2):169–177
[15] Lee KR, Lee EG, Lee HJ, Yoon MS. Assessment of treatment efficacy and sebosuppressive effect of fractional radiofrequency microneedle on acne vulgaris. Lasers Surg Med. 2013; 45(10):639–647
[16] Kim ST, Lee KH, Sim HJ, Suh KS, Jang MS. Treatment of acne vulgaris with fractional radiofrequency microneedling. J Dermatol. 2014; 41(7):586–591
[17] Shin JU, Lee SH, Jung JY, Lee JH. A split-face comparison of a fractional microneedle radiofrequency device and fractional carbon dioxide laser therapy in acne patients. J Cosmet Laser Ther. 2012; 14(5):212–217
[18] Min S, Park SY, Yoon JY, Kwon HH, Suh DH. Fractional microneedling radiofrequency treatment for acne-related post-inflammatory erythema. Acta Derm Venereol. 2016; 96(1):87–91
[19] Simmons BJ, Griffith RD, Falto-Aizpurua LA, Nouri K. Use of radiofrequency in cosmetic dermatology: focus on nonablative treatment of acne scars. Clin Cosmet Investig Dermatol. 2014; 7:335–339
[20] Kaminaka C, Uede M, Nakamura Y, Furukawa F, Yamamoto Y. Histological studies of facial acne and atrophic acne scars treated with a bipolar fractional radiofrequency system. J Dermatol. 2014; 41(5):435–438
[21] Kaminaka C, Uede M, Matsunaka H, Furukawa F, Yamamoto Y. Clinical studies of the treatment of facial atrophic acne scars and acne with a bipolar fractional radiofrequency system. J Dermatol. 2015; 42(6):580–587
[22] Qin X, Li H, Jian X, Yu B. Evaluation of the efficacy and safety of fractional bipolar radiofrequency with high-energy strategy for treatment of acne scars in Chinese. J Cosmet Laser Ther. 2015; 17(5):237–245
[23] Phothong W, Wanitphakdeedecha R, Sathaworawong A, Manuskiatti W. High versus moderate energy use of bipolar fractional radiofrequency in the treatment of acne scars: a split-face double-blinded randomized control trial pilot study. Lasers Med Sci. 2016; 31(2):229–234
[24] Hellman J. Retrospective Study of the Use of a Fractional Radio Frequency Ablative Device in the Treatment of Acne Vulgaris and Related Acne Scars. JCDSA. 2015; 05(4):311–316
[25] Hellman J. Long term follow-up results of a fractional radio frequency ablative treatment of acne vulgaris and related acne scars. Journal of Cosmetics

Dermatological Sciences and Applications. 2016; 6(3):100
[26] Cho SI, Chung BY, Choi MG, et al. Evaluation of the clinical efficacy of fractional radiofrequency microneedle treatment in acne scars and large facial pores. Dermatol Surg. 2012; 38(7 Pt 1):1017–1024
[27] Vejjabhinanta V, Wanitphakdeedecha R, Limtanyakul P, Manuskiatti W. The efficacy in treatment of facial atrophic acne scars in Asians with a fractional radiofrequency microneedle system. J Eur Acad Dermatol Venereol. 2014; 28(9):1219–1225
[28] Chandrashekar BS, Sriram R, Mysore R, Bhaskar S, Shetty A. Evaluation of microneedling fractional radiofrequency device for treatment of acne scars. J Cutan Aesthet Surg. 2014; 7(2):93–97
[29] Pudukadan D. Treatment of acne scars on darker skin types using a noninsulated smooth motion, electronically controlled radiofrequency microneedles treatment system. Dermatol Surg. 2017; 43 Suppl 1:S64–S69
[30] Min S, Park SY, Yoon JY, Suh DH. Comparison of fractional microneedling radiofrequency and bipolar radiofrequency on acne and acne scar and investigation of mechanism: comparative randomized controlled clinical trial. Arch Dermatol Res. 2015; 307(10):897–904
[31] Rongsaard N, Rummaneethorn P. Comparison of a fractional bipolar radiofrequency device and a fractional erbium-doped glass 1,550-nm device for the treatment of atrophic acne scars: a randomized split-face clinical study. Dermatol Surg. 2014; 40(1):14–21
[32] Chae WS, Seong JY, Jung HN, et al. Comparative study on efficacy and safety of 1550 nm Er:Glass fractional laser and fractional radiofrequency microneedle device for facial atrophic acne scar. J Cosmet Dermatol. 2015; 14(2):100–106
[33] Peterson JD, Palm MD, Kiripolsky MG, Guiha IC, Goldman MP. Evaluation of the effect of fractional laser with radiofrequency and fractionated radiofrequency on the improvement of acne scars. Dermatol Surg. 2011; 37(9):1260–1267
[34] Taub AF, Garretson CB. Treatment of acne scars of skin types II to V by Sublative fractional bipolar radiofrequency and bipolar radiofrequency combined with diode laser. J Clin Aesthet Dermatol. 2011; 4(10):18–27
[35] Park JY, Lee EG, Yoon MS, Lee HJ. The efficacy and safety of combined microneedle fractional radiofrequency and sublative fractional radiofrequency for acne scars in Asian skin. J Cosmet Dermatol. 2016; 15(2):102–107
[36] Faghihi G, Poostiyan N, Asilian A, et al. Efficacy of fractionated microneedle radiofrequency with and without adding subcision for the treatment of atrophic facial acne scars: a randomized split-face clinical study. J Cosmet Dermatol. 2017; 16(2):223–229
[37] Mulholland RS, Ahn DH, Kreindel M, Paul M. Fractional ablative radio-frequency resurfacing in Asian and Caucasian skin: a novel method for deep radiofrequency fractional skin rejuvenation. Journal of Cosmetics Dermatological Sciences and Applications. 2012; 2(3):144
[38] Bloom BS, Emer J, Goldberg DJ. Assessment of safety and efficacy of a bipolar fractionated radiofrequency device in the treatment of photodamaged skin. J Cosmet Laser Ther. 2012; 14(5):208–211
[39] Calderhead RG, et al. The clinical efficacy and safety of microneedling fractional radiofrequency in the treatment of facial wrinkles: a multicenter study with the Infini System in 499 patients. White paper, Lutronic Corp, Goyang, South Korea (2013)
[40] Seo KY, Yoon MS, Kim DH, Lee HJ. Skin rejuvenation by microneedle fractional radiofrequency treatment in Asian skin; clinical and histological analysis. Lasers Surg Med. 2012; 44(8):631–636
[41] Seo KY, Kim DH, Lee SE, Yoon MS, Lee HJ. Skin rejuvenation by microneedle fractional radiofrequency and a human stem cell conditioned medium in Asian skin: a randomized controlled investigator blinded split-face study. J Cosmet Laser Ther. 2013; 15(1):25–33
[42] Tierney EP, Hanke CW. Ablative fractionated CO_2, laser resurfacing for the neck: prospective study and review of the literature. J Drugs Dermatol. 2009; 8(8):723–731
[43] Bencini PL, Tourlaki A, Galimberti M, Pellacani G. Nonablative fractionated laser skin resurfacing for the treatment of aged neck skin. J Dermatolog Treat. 2015; 26(3):252–256
[44] Alexiades-Armenakas M, Newman J, Willey A, et al. Prospective multicenter clinical trial of a minimally invasive temperature-controlled bipolar fractional radiofrequency system for rhytid and laxity treatment. Dermatol Surg. 2013; 39(2):263–273
[45] Gold M, Taylor M, Rothaus K, Tanaka Y. Non-insulated smooth motion, micro-needles RF fractional treatment for wrinkle reduction and lifting of the lower face: International study. Lasers Surg Med. 2016; 48(8):727–733
[46] Clementoni MT, Munavalli GS. Fractional high intensity focused radiofrequency in the treatment of mild to Moderate laxity of the lower face and neck: a pilot study. Lasers Surg Med. 2016; 48(5):461–470
[47] Alexiades-Armenakas M, Rosenberg D, Renton B, Dover J, Arndt K. Blinded, randomized, quantitative grading comparison of minimally invasive, fractional radiofrequency and surgical face-lift to treat skin laxity. Arch Dermatol. 2010; 146 (4):396–405
[48] Kim JK, Roh MR, Park GH, Kim YJ, Jeon IK, Chang SE. Fractionated microneedle radiofrequency for the treatment of periorbital wrinkles. J Dermatol. 2013; 40(3):172–176
[49] Lee SJ, Kim J-I, Yang YJ, Nam JH, Kim W-S. Treatment of periorbital wrinkles with a novel fractional radiofrequency microneedle system in dark-skinned patients. Dermatol Surg. 2015; 41(5):615–622
[50] Jeon IK, Chang SE, Park G-H, Roh MR. Comparison of microneedle fractional radiofrequency therapy with intradermal botulinum toxin a injection for periorbital rejuvenation. Dermatology. 2013; 227(4):367–372
[51] Tanaka Y. Long-term nasal and peri-oral tightening by a single fractional noninsulated microneedle radiofrequency treatment. J Clin Aesthet Dermatol. 2017; 10(2):45–51
[52] Kim M, Shin JY, Lee J, Kim JY, Oh SH. Efficacy of fractional microneedle radiofrequency device in the treatment of primary axillary hyperhidrosis: a pilot study. Dermatology. 2013; 227(3):243–249
[53] Hong HC, Lupin M, O'Shaughnessy KF. Clinical evaluation of a microwave device for treating axillary hyperhidrosis. Dermatol Surg. 2012; 38(5):728–735
[54] Grice K, Sattar H, Baker H. The effect of ambient humidity on transepidermal water loss. J Invest Dermatol. 1972; 58(6):343–346
[55] Solish N, Benohanian A, Kowalski JW, Canadian Dermatology Study Group on Health-Related Quality of Life in Primary Axillary Hyperhidrosis. Prospective open-label study of botulinum toxin type A in patients with axillary hyperhidrosis: effects on

[56] Fatemi Naeini F, Abtahi-Naeini B, Pourazizi M, Nilforoushzadeh MA, Mirmohammadkhani M. Fractionated microneedle radiofrequency for treatment of primary axillary hyperhidrosis: a sham control study. Australas J Dermatol. 2015; 56(4): 279–284

[57] Schick CH, Grallath T, Schick KS, Hashmonai M. Radiofrequency thermotherapy for treating axillary hyperhidrosis. Dermatol Surg. 2016; 42(5):624–630

[58] Lee SJ, Goo JW, Shin J, et al. Use of fractionated microneedle radiofrequency for the treatment of inflammatory acne vulgaris in 18 Korean patients. Dermatol Surg. 2012; 38(3):400–405

[59] Park SY, Kwon HH, Yoon JY, Min S, Suh DH. Clinical and histologic effects of fractional microneedling radiofrequency treatment on rosacea. Dermatol Surg. 2016; 42(12):1362–1369

[60] Suh D-H, Chang KY, Son HC, Ryu JH, Lee SJ, Song KY. Radiofrequency and 585-nm pulsed dye laser treatment of striae distensae: a report of 37 Asian patients. Dermatol Surg. 2007; 33(1):29–34

[61] Naeini FF, Nikyar Z, Mokhtari F, Bahrami A. Comparison of the fractional CO2 laser and the combined use of a pulsed dye laser with fractional CO2 laser in striae alba treatment. Adv Biomed Res. 2014; 3:184

[62] Bak H, Kim BJ, Lee WJ, et al. Treatment of striae distensae with fractional photothermolysis. Dermatol Surg. 2009; 35 (8):1215–1220

[63] Medina A, Ghaffari A, Kilani RT, Ghahary A. The role of stratifin in fibroblast-keratinocyte interaction. Mol Cell Biochem. 2007; 305(1–2):255–264

[64] Ryu H-W, Kim SA, Jung HR, Ryoo YW, Lee KS, Cho JW. Clinical improvement of striae distensae in Korean patients using a combination of fractionated microneedle radiofrequency and fractional carbon dioxide laser. Dermatol Surg. 2013; 39(10): 1452–1458

[65] Fatemi Naeini F, Behfar S, Abtahi-Naeini B, Keyvan S, Pourazizi M. Promising option for treatment of striae alba: fractionated microneedle radiofrequency in combination with fractional carbon dioxide laser. Dermatol Res Pract. 2016; 2016:2896345

[66] Pongsrihadulchai N, Chalermchai T, Ophaswongse S, Pongsawat S, Udompataikul M. An efficacy and safety of nanofractional radiofrequency for the treatment of striae alba. J Cosmet Dermatol. 2017; 16(1):84–90

[67] Yang YJ, Lee G-Y. Treatment of striae distensae with nonablative fractional laser versus ablative CO(2) fractional laser: a randomized controlled trial. Ann Dermatol. 2011; 23(4):481–489

[68] Lee HS, Lee DH, Won CH, et al. Fractional rejuvenation using a novel bipolar radiofrequency system in Asian skin. Dermatol Surg. 2011; 37(11):1611–1619

Parte III

Outras Considerações, Combinações e Complicações

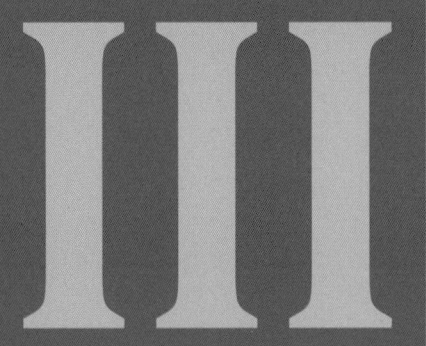

8 Aplicações e Segurança na Pele de Cor *103*

9 Terapias Combinadas *125*

10 Complicações Associadas a PRP e Microagulhamento em Medicina Estética *139*

8
Aplicações e Segurança na Pele de Cor

DiAnne S. Davis ▪ Naissan O. Wesley

Resumo

Como resultado do aumento da demanda por procedimentos cosméticos menos agressivos, mas eficazes, o microagulhamento e o plasma rico em plaquetas (PRP) isoladamente ou em conjunto tornaram-se modalidades de tratamento cada vez mais populares nos últimos anos. Melhorar a aparência por meio do rejuvenescimento da pele ou do tratamento de cicatrizes, estrias, cicatrizes de acne, distúrbios pigmentares (incluindo melanose e melanose periorbital) e até mesmo perda de cabelo são preocupações cosméticas entre uma população diversificada de pacientes. Enquanto muitas das condições médicas listadas são passíveis de terapias a *laser* ablativas e/ou não ablativas, o risco de eventos adversos é maior entre pacientes com pele de cor, em decorrência das diferenças na distribuição e atividade dos melanócitos, reatividade cutânea e uma série de outros fatores; assim, há uma demanda por opções terapêuticas mais seguras, mas ainda eficazes e cientificamente apoiadas. Microagulhamento e/ou PRP podem ser exatamente isso, dado o menor potencial de hiperpigmentação pós-inflamatória e cicatrizes, quando comparados com as terapias baseadas em *laser*. Tanto o microagulhamento quanto o PRP demonstraram ser procedimentos seguros em todos os tipos étnicos de pele, com apenas pequenas perturbações nas propriedades dos melanócitos, menor risco de efeitos colaterais e um rápido tempo de recuperação. Neste capítulo, revisamos a literatura atual e oferecemos recomendações de tratamento e segurança para essas modalidades na pele de cor.

Palavras-chave: microagulhamento, plasma rico em plaquetas (PRP), pele de cor, pele étnica.

> **Pontos Principais**
>
> - Há aumento na demanda por opções terapêuticas baseadas em procedimentos mais seguros para muitos diagnósticos em pacientes com pele de cor, por causa das diferenças na distribuição de melanócitos, atividade dos melanócitos e reatividade da pele.
> - Microagulhamento e plasma rico em plaquetas (PRP) têm demonstrado ser procedimentos seguros em todos os tipos de pele étnica, com apenas uma predisposição de formação de queloide ou infecções ativas como contraindicações relativas.
> - Microagulhamento pode ser usado com segurança e eficácia para o rejuvenescimento facial, cicatrizes de acne, melasma, melanose periorbital e estrias. A absorção aprimorada de terapias tópicas também pode ocorrer após microagulhamento.
> - Para evitar eventos adversos como despigmentação e cicatrização após microagulhamento na pele de cor, os autores recomendam proteção de luz UV diligente, o comprimento adequado de microagulhas que correspondem à espessura/finura do local alvejado na face e evitar pressão excessiva sobre as áreas ósseas do rosto.

- Tratamento combinado de microagulhamento com PRP mostra realce exponencial e melhora de muitas condições, incluindo a estimulação de citocinas anti-inflamatórias e antifibróticas.

8.1 Introdução

Nos últimos anos, o microagulhamento e o plasma rico em plaquetas (PRP), isoladamente ou em combinação, tornaram-se modalidades de tratamento cada vez mais populares para marcas de acne, estrias, cicatrizes, distúrbios pigmentares, queda de cabelo e rejuvenescimento da pele. Particularmente na pele de cor, o microagulhamento pode oferecer uma opção de tratamento potencialmente mais segura em comparação com os *lasers* ablativos e não ablativos para o recapeamento da pele, em que a hiperpigmentação pós-inflamatória e a cicatrização são efeitos colaterais potenciais indesejáveis. Neste capítulo, revisamos a literatura atual e oferecemos recomendações de tratamento e segurança para essas modalidades na pele de cor.

8.2 Ciência Básica

8.2.1 Diferenças Objetivas em Diferentes Tipos de Pele Étnica

Segundo o Serviço de Recenseamento dos Estados Unidos, a diversidade dos EUA continua a aumentar, com todos os grupos minoritários raciais e étnicos a crescer a taxas mais rápidas do que os brancos. Com esse aumento na diversidade multicultural nos EUA, a variabilidade etnocêntrica idealista não apenas mudou os padrões de beleza, mas também o número e os tipos de procedimentos estéticos realizados na pele de pacientes com cor. Como tal, a pesquisa continua a expandir nossa compreensão das diferenças intrínsecas na pele étnica, as propriedades únicas de sua estrutura e função, incluindo a quantidade de melanina, atividade de melanócitos, variação na espessura da pele, bem como características de fibroblastos e mastócitos, diferenças nos níveis de pH, reatividade variável dos vasos sanguíneos e uma série de outros fatores atualmente sendo pesquisados (▶ Tabela 8.1).[1]

Tabela 8.1 Diferenças Objetivas na Estrutura da Pele em Fisiologia Baseada na Raça

Evidência suporta	Evidência insuficiente[a] para	Inconclusivo
• Maior teor de melanina e dispersão melanossômica em pessoas de cor	Diferenças raciais em: • Recuperação elástica da pele/extensibilidade • Microflora da pele • Tamanho da face[b]	Diferenças raciais em: • PATE • Teor de água • Descamação de corneócitos • Conteúdo lipídico
• Fibroblastos multinucleados e maiores em pessoas negras em comparação com pessoas brancas		
• pH da pele negra < pele branca		
• Grânulos de mastócitos maiores, aumento das PLS e aumento da triptase localizado nas PLS em pele negra em comparação com a pele branca		
• Reatividade variável racial dos vasos sanguíneos		

Abreviações: PLS, estrias lineares paralelas; PATE, perda de água transepidérmica.
Fonte: Adaptada de Wesley NO, Maibach HI. Racial (ethnic) diferences in skin properties: the objective data. Am J Clin Dermatol 2003;4:843-880.
[a]Possibilidade de recuperação/extensibilidade elástica, microflora da pele e tamanho pequeno ou rotulado como "evidência insuficiente para" diferenças raciais, em vez de inconclusivas, porque apenas dois estudos são menos testados para as variáveis.
[b]Sugiyana-Nakagiri Y, Sugata K, Hachiya A *et al.* Ethnic diferences in the structural properties of facial skin. J Dermatol Sci 2009;53:135-139.

8.2.2 Distribuição de Melanócitos e Sua Relação com a Pele de Cor

De longe, o conteúdo de melanina é responsável por uma das diferenças mais significativas entre pessoas com tipos de pele mais clara *versus* mais escura. Essa característica reflete tanto a atividade quantitativa quanto a qualitativa dos melanócitos. Dentro do citoplasma dos melanócitos estão melanossomos que servem como local para a produção de melanina. Melanossomos são transferidos para queratinócitos circundantes, dando aos pacientes sua característica "cor da pele". O tamanho, número e acúmulo de melanossomos dentro de cada queratinócito contribuem ainda mais para as diferenças na aparência. Melanossomos maiores com melanina abundante são dispersos individualmente e degradados em taxas mais lentas, contribuindo para a pele mais escura observada em pacientes caracterizados como tipos de pele da classificação Fitzpatrick (FST) III a VI. Em contraste, coleções menores de melanossomos com quantidades diminuídas de melanina contribuem para cores mais claras da pele entre pacientes caracterizados como FST I a II.[1] Além disso, os melanossomos estão dispersos em todas as camadas da epiderme na pele de cor, enquanto estão confinados à camada malpighiana basal e inferior da epiderme na pele caucasiana.[2]

Os achados da genética molecular também suportam variações nos tipos étnicos de pele com genes definidos de pigmentação, como membros da família de proteínas relacionadas com a tirosinase. A proteína 1 relacionada com a tirosinase aumenta a atividade da tirosinase e, subsequentemente, leva a um aumento na síntese de melanina e no tamanho do melanossomo. Juntos, os componentes mencionados ajudam a explicar as diferenças na resposta à luz ultravioleta (UV) entre diferentes etnias. Da mesma forma, o hormônio estimulador de melanocitose desencadeia a produção de proteínas de reparo de DNA, que auxiliam na otecção de etnias de pele mais escuras quando expostas a fontes de UV prejudiciais. Além disso, o receptor da melanocortina-1 ajuda no tipo de melanina produzida pelos melanócitos (feomelanina, que é vermelho-amarelada, e eumelanina, que é marrom-preta na cor).[1]

8.2.3 Diferenças na Espessura da Pele na Pele de Cor

Novos estudos têm proposto que o aumento do número de camadas de células cornificadas e o conteúdo lipídico ajudam a explicar o aumento da espessura da pele em tipos de pele mais escuros. Quando comparado com o dos brancos, os tipos de pele mais escuros apresentam números aumentados e tamanhos maiores de fibroblastos, sugestivos de biossíntese ativa e renovação do colágeno.[1,2] Um aumento no número de macrófagos e menores feixes de fibras colágenas contribui ainda mais para o aumento da espessura na pele étnica.[1] Essas características podem ser relevantes quando se considera as tendências do envelhecimento e a necessidade de rejuvenescimento.

8.2.4 Microagulhamento: Como Funciona

A terapia percutânea de indução de colágeno, também conhecida como microagulhamento, tornou-se uma modalidade de tratamento popular para inúmeras condições dermatológicas. Evidências crescentes mostram um papel para o microagulhamento no tratamento de acne e outras cicatrizes, perda de cabelo, estrias, alterações pigmentares e rugas (rejuvenescimento e recapeamento).[3,4] Os instrumentos de microagulhamento são compostos de fileiras de agulhas finas que rolam ou perfuram a pele criando microcanais de cicatrização rápida, com lesão insignificante na epiderme, que separam feixes de colágeno enquanto estimulam simultaneamente a produção de novo colágeno e elastina.[3] Os microcanais dérmicos estimulam uma cascata de eventos inflamatórios incluindo a liberação de fator de crescimento de fibroblastos, fator de crescimento derivado de plaquetas (PDGF) e fator de crescimento transformador α e β

(TGF-α e TGF-β).³ A subsequente proliferação e migração de fibroblastos resultam na formação de novos vasos sanguíneos e colágeno, com a criação de uma rede de fibronectina que serve como matriz para o depósito de colágeno tipo III e, eventualmente, do tipo I.³ Para informações mais detalhadas sobre o mecanismo de ação de microagulhamento, por favor consulte o Capítulo 5.

Lasers (tanto fracionados quanto não fracionados, ablativos e não ablativos), *peelings* químicos e procedimentos de dermoabrasão têm sido tradicionalmente empregados para o recapeamento da pele. Embora eficazes, foram observados efeitos adversos, incluindo cicatrizes, alterações pigmentares pós-inflamatórias (hiper e hipopigmentação) e tempo de recuperação prolongado, mesmo com *lasers* fracionados não ablativos, tornando-os procedimentos de maior risco para pacientes com pele de cor. Microagulhamento tem a vantagem de perfurar a pele, mantendo a epiderme parcialmente intacta, resultando em um processo de cicatrização acelerado, com diminuição dos riscos de cicatrizes e infecções, ao contrário de procedimentos totalmente ablativos. O fato de o microagulhamento não envolver energia térmica e não possuir cromóforos direcionados específicos é um benefício adicional, pois existe um risco insignificante de dano térmico acidental aos melanócitos, resultando em pigmentação alterada.⁵

Há uma grande variedade de dispositivos de caneta elétrica e de rolos de agulha fixa que são usados para microagulhamento com comprimentos variáveis de agulha, diâmetro, quantidade, configuração e material. Ambos funcionam suavemente rolando sobre a pele com um objetivo final de sangramento fino. As canetas elétricas têm velocidades de operação e profundidade de penetração facilmente ajustáveis. As canetas elétricas também possuem pontas de agulha descartáveis que reduzem o risco de infecção e permitem o tratamento de cicatrizes traumáticas focais, o que é uma vantagem sobre o cilindro de rolete.³

Para alcançar os resultados clínicos desejados, deve-se considerar a localização do tratamento e a profundidade apropriada da agulha. Entender as diferenças relativas no local, no contorno e na espessura da pele ajuda a otimizar a seleção e a profundidade do dispositivo para diferentes procedimentos cosméticos. Richard e seus colegas examinaram 15 amostras de biópsia de pele de diferentes locais faciais em 3 cadáveres adultos frescos para determinar os valores absolutos relativos da espessura da pele. Como mostrado na ▶ Tabela 8.2, a pálpebra superior mostrou ter a pele mais fina de todos os locais examinados em comparação com a pele em outros locais, sendo pelo menos duas vezes mais espessa, com a ponta nasal medindo três vezes a espessura da pálpebra superior. Os achados da espessura relativa da pele facial também foram reilustrados em um mapa facial (▶ Fig. 8.1).⁴ Portanto, penetração mais profunda da agulha, 1,5 a 3,0 mm, será necessária para pele sebácea mais espessa, como bochechas, regiões periorais, e cicatrizes ou estrias em várias partes do corpo. Comparativamente, a pele mais fina nas regiões perioculares, testa e ponte nasal garante profundidades de agulha variando de 0,5 a 1,5 mm. É importante notar que o comprimento exato da agulha pode não se correlacionar com a profundidade exata de penetração na pele. Por exemplo, em um estudo, dispositivos que ultrapassaram 1,0 mm de profundidade revelaram uma profundidade de penetração menor do que o previsto.³ Portanto, pode haver uma discrepância entre uma agulha com comprimento aumentado e o comprimento exato que ela penetra na derme. Como tal, recomendamos avaliar o sangramento pontual como um ponto final comparado a tentar atingir um nível particular de penetração de profundidade.

Quase universalmente, esteticistas podem realizar o microagulhamento até 0,2

Tabela 8.2 Índice de Espessura Relativa da Pele	
Local	Índice de espessura da pele relativa (± SD)
Lábio superior	2,261 ± 0,539
Lábio inferior	2,259 ± 0,537
Filtro labial	2,260 ± 0,375
Queixo	3,144 ± 0,464
Pálpebra superior	1 ± 0,000
Pálpebra inferior	2,189 ± 0,475
Testa	2,850 ± 0,599
Bochecha direita	2,967 ± 0,661
Bochecha esquerda	3,226 ± 0,628
Eminência de malar	2,783 ± 1,082
Submental	2,403 ± 0,500
Ponta nasal	3,302 ± 0,491
Dorso nasal	2,020 ± 0,478
Pescoço direito	1,497 ± 0,824
Pescoço esquerdo	1,530 ± 0,764

Fonte: Adaptada de Ha RY, Nojima K, Adams WP Jr. e Brown SA. Analysis of Facial Skin Thickness: Defining the Relative Thickness Index. Plast Reconstr Surg. 2005 May;115(6):1769–73.[13]

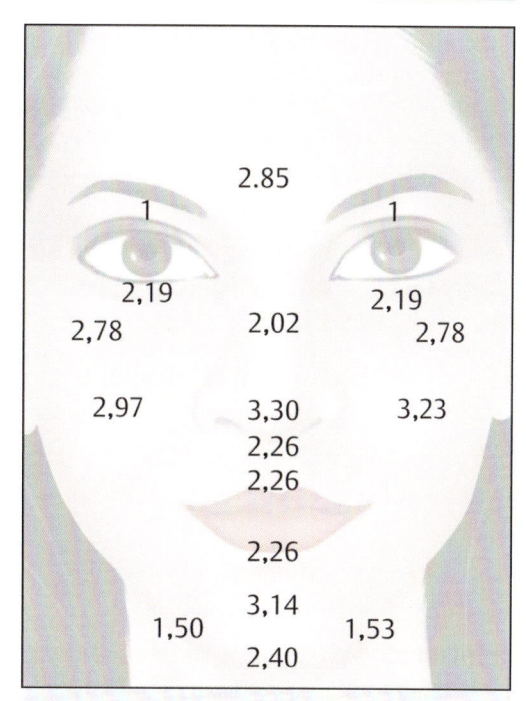

Fig. 8.1 Mapa da espessura da pele em diferentes partes da face. Embora diferenças na espessura na pele da face caucasiana *versus* a da pele de não sejam conhecidas, deve-se notar que estudos relataram fibroblastos maiores e mais multinucleados na pele negra *versus* branca, resultando potencialmente em diferenças na espessura da pele. Nota: o contexto étnico/racial dos pacientes não é notado no estudo que obteve estas medições. (Adaptada de Ha RY, Nojima K, Adams WP Jr. e Brown SA. Analysis of Facial Skin Thickness: Defining the Relative Thickness Index. Plast Reconstr Surg. 2005 May; 115(6):1769-73.)

a 0,25 mm de profundidade, até o estrato córneo, mas não através dele, em todos os tipos de pele étnica, seguindo as orientações de ser proibida a realização de qualquer tratamento médico. Os dispositivos de microagulhamento com agulhas superiores a 0,3 mm são classificados como dispositivo médico de classe I. Como tal, somente profissionais médicos licenciados, como enfermeiras registradas, enfermeiras praticantes, assistentes de médicos, acupunturistas e médicos podem fazer microagulhamento em profundidades iguais ou maiores. Digno de nota, agulhas com um comprimento maior tendem a resultar em tempo de recuperação mais longo. Os dispositivos de microagulhamento atualmente disponíveis incluem o Eclipse Micropen (0,5–2,0 mm) e o MD Derma Dermapen (0,25–2,5 mm).[3]

O estrato córneo continua a servir como um dos principais obstáculos à absorção percutânea, dado que restringe o fornecimento cutâneo transitório de produtos tópicos, incluindo medicamentos tópicos. A penetração na pele pode ser aumentada física ou quimicamente. Recentemente, foi demonstrado que uma penetração transdermal mais elevada pode ser observada em locais injetados com microagulhamento. Os microcanais criados no estrato córneo permitem a passagem de substâncias tópicas e o aumento da perfusão sanguínea também resulta em aumento da distribuição através da pele.[6] As vitaminas A, C e o ácido hialurônico são vitais para a produção do novo colágeno.

Assim, a combinação de microagulhamento com antioxidantes tópicos, ácido hialurônico ou plasma rico em plaquetas (PRP) pode auxiliar no aumento da cicatrização induzida por microagulhamento. Preparar a pele com agentes tópicos antes do microagulhamento também pode ajudar a aumentar a expressão gênica e proteica que resulta na regeneração da pele.[3,6] É recomendado pelos autores que qualquer aplicação tópica aplicada à pele imediatamente antes ou depois do microagulhamento seja de uma substância de natureza estéril para evitar a infecção ou formação de biofilme.

8.2.5 Plasma Rico em Plaquetas: Como Funciona

O plasma rico em plaquetas (PRP) é preparado pela centrifugação do sangue do paciente para produzir uma solução autóloga altamente concentrada de plasma com concentrações plaquetárias de três a cinco vezes a quantidade encontrada no soro do paciente.[7,8] As plaquetas então liberam vários fatores de crescimento, incluindo fator de crescimento derivado de plaquetas (PDGF), fator de crescimento transformador (TGF-α e TGF-β), fator de crescimento endotelial vascular (VEGF) e muitos outros que estimulam o processo de cicatrização via proliferação, diferenciação e migração celular.[7-14] Além disso, várias proteínas, incluindo fibrina, fibronectina e vitronectina estão incluídas no PRP, o que ajuda a fornecer suporte estrutural necessário para a migração celular. Como resultado, os fibroblastos aumentados e o colágeno contribuem para os processos regenerativos responsáveis pelo rejuvenescimento da pele, pela revisão da cicatriz, pelo tratamento da alopecia e por diversas outras condições dermatológicas.[7,10,11] Para um conhecimento mais aprofundado da ciência básica do PRP, por favor, veja os Capítulos 2 e 3.

8.2.6 Resumo

A melanina serve como um filtro significativo para bloquear os efeitos prejudiciais da luz UV em tipos de pele mais escuros. No entanto, os melanócitos e a pele étnica mostram respostas lábeis à lesão cutânea, tornando mais comuns condições como alterações pigmentares pós-inflamatórias, cicatrizes de acne e melasma.[1,2] Recentemente o microagulhamento e o PRP foram introduzidos no arsenal de tratamentos cosméticos usados em pele étnica.[1] Ambas são opções terapêuticas mais seguras e eficazes como tratamentos estéticos (cujas propriedades podem ser aumentadas quando combinadas) com versatilidade e praticidade para uso em pele étnica.[5,9,12]

8.3 Microagulhamento
8.3.1 Rejuvenescimento da Pele

À medida que as exigências por procedimentos cosméticos menos agressivos, mas eficazes, continuam a aumentar, dados recentes mostraram que o microagulhamento é eficaz para o rejuvenescimento facial, tratando tanto a pele fotoenvelhecida quanto as rugas. Embora a genética, o comportamento, a gravidade e a exposição aos raios ultravioleta afetem substancialmente o processo geral de envelhecimento, essas mudanças geralmente acontecem em um ritmo mais lento e "mais tardio" em peles mais escuras em comparação com indivíduos de pele clara. Os caucasianos tendem a mostrar mais sinais de fotoenvelhecimento em sua quarta década, enquanto pacientes étnicos mais escuros podem não manifestar sinais até a quinta ou sexta década.[1] Este fato se deve, em parte, à maior quantidade de melanina epidérmica e de fibroblastos na derme em pacientes étnicos, em comparação com seus equivalentes de pele mais clara e idade pareados, como descrito anteriormente. Os tipos de pele mais escuros exibem menos rugas do que os caucasianos, mas frequentemente desenvolvem uma pele com textura mais áspera e com manchas pigmentares como resultado do fotoenvelhecimento.[1]

No entanto, há menos opções ou riscos maiores ao combater sinais de fotoenvelhecimento. O risco de cicatrizes e despigmentação resulta em um uso menos frequente de recapeamento ablativo para rejuvenescimento da pele em pacientes étnicos. A despigmentação pós-tratamento após procedimentos de recapeamento não ablativo também é uma preocupação.[1] Múltiplos artigos citam o microagulhamento como um tratamento efetivo para rugas e rejuvenescimento da pele.[2] Quantidades aumentadas de colágeno e tropoelastina dos tipos I, III e VII foram encontradas após seis sessões de microagulhamento em um estudo. Seis meses depois, o colágeno tipo I e a elastina persistiram e nenhuma alteração no número de melanócitos após o procedimento foi observada.[15,16] O aumento das fibras colágenas e elásticas reorganizadas na derme é responsável pela diminuição das rugas e pelo aumento da firmeza da pele observados nos pacientes.[2,15,16] Uma análise retrospectiva de 9 anos analisou 480 pacientes que foram submetidos de uma a quatro sessões de microagulhamento e obtiveram melhora clínica de 60 a 80% quando comparados aos valores basais.[17] Com relação ao microagulhamento e rejuvenescimento da pele de cor, pode haver atraso de até 2 meses desde o início do tratamento para visualizar resultados clinicamente aparentes. O protocolo recomendado para uma série de tratamentos é de 3 a 6 sessões de microagulhamento quinzenais ou mensais para a pele facial alcançar resultados ótimos no rejuvenescimento na pele de cor.[2] Para o corpo, as sessões podem precisar de 4 a 8 semanas de intervalo para permitir tempo de cicatrização suficiente.

8.3.2 Cicatrizes de Acne

A cicatrização da acne e as alterações de pigmento decorrentes da acne vulgar podem ter um impacto dramático na autoestima e na qualidade de vida dos pacientes.[18,19] Embora avanços significativos tenham sido feitos no desenvolvimento do recapeamento a *laser* e seu uso em pacientes de pele mais escura, o microagulhamento tornou-se uma alternativa mais segura em comparação ao recapeamento ablativo ou não ablativo, porque o microagulhamento não emite quantidades significativas de energia térmica (calor), que pode causar alterações pigmentares pós-inflamatórias e cicatrizes.[1,2] Ele simula a terapia com *laser* não ablativo fracionado, exceto apenas com lesão mecânica.

Vários estudos demonstram melhora estatisticamente significativa nas cicatrizes de acne entre todos tipos de pele mais escura ou específicos com microagulhamento, como monoterapia, mas com menos relatos de alteração pigmentar pós-procedimento.[18,20] Cachaferio *et al.* conduziram um estudo clínico randomizado, cego por avaliador, em que 46 pacientes com cicatrizes de acne atrófica foram submetidos ao *laser* fracionado não ablativo de érbio 1.340nm *versus* microagulhamento (dispositivo: Dr. Roller, 192 microagulhas, 2 mm de comprimento). Enquanto ambos os grupos demonstraram resultados clínicos promissores, 13,6% dos pacientes tratados com laserterapia apresentaram hiperpigmentação pós-inflamatória, comparados a nenhum paciente no grupo com microagulhamento.[18] Em outro estudo, 30 pacientes com FST IV a V com cicatrizes de acne receberam cinco sessões mensais de microagulhamento (dispositivo: Dermaroller, 192 microagulhas, 1,5 mm de comprimento, 0,5 mm de diâmetro). As fotografias mostraram melhora significativa das cicatrizes, com cinco pacientes (16,67%) desenvolvendo hiperpigmentação pós-inflamatória, que se resolveu gradualmente em dois dos pacientes após a adesão rígida ao SPF. Os outros três foram perdidos no acompanhamento, então a resolução era desconhecida. Assim, enquanto a alteração pigmentar pós-inflamatória pode ocorrer com microagulhamento, esses estudos e a experiência dos autores demonstram claras vantagens do microagulhamento como um tratamento de baixo custo, repetível e relativamente seguro para regeneração da pele e redução de cicatriz.[21]

8.3.3 Transtornos Pigmentares
Melasma

O microagulhamento também tem sido explorado como monoterapia e como meio de liberação transdérmica de fármacos em pele étnica para o tratamento de distúrbios de hiperpigmentação.[2] Manchas de um castanho médio a escuro em áreas expostas ao sol, como testa, bochechas, nariz, lábio superior e, raramente, o pescoço ou antebraços são típicas do melasma. Enquanto a etiologia exata é desconhecida, genética; radiação UV (e, em menor grau, luz infravermelha e visível); assim como as variações hormonais, como aquelas que ocorrem durante a gravidez ou com o uso de pílulas anticoncepcionais, a terapia de reposição hormonal e até mesmo anticonvulsivantes podem ter um papel no desenvolvimento desse distúrbio adquirido.[22,23] Além da própria radiação UV, hormônios fotoinduzidos, fatores de crescimento e mediadores químicos da inflamação, incluindo interleucinas (IL-1a, IL-1b e IL-6), fator de necrose tumoral α, eicosanoides (prostaglandinas [PGs] D2, E2, F2 e leucotrieno B4) e histamina, influenciam a função dos melanócitos direta ou indiretamente e podem contribuir ainda mais para os efeitos pigmentares da luz ultravioleta.[1,24,25] Agentes clareadores tópicos, *peelings* químicos, dermoabrasão, certos procedimentos a *laser* e até terapias sistêmicas *off-label* têm sido explorados, mas, frequentemente, com resultados parciais, temporários ou insatisfatórios.[22,23] O clareamento cutâneo incidental observado durante o tratamento com microagulhamento na correção de fotoenvelhecimento e cicatrizes de acne levou à sua utilização como monoterapia para o melasma, e há poucos estudos publicados, a maioria com resultados pouco expressivos ou modestos.[26]

Em contraste, quando usado em combinação com agentes despigmentantes, para aumentar a penetração, o microagulhamento provou ser vantajoso. Estudos recentes demonstraram que o ácido tranexâmico tópico inibe a atividade da plasmina induzida por UV nos queratinócitos, impedindo a ligação do plasminogênio aos queratinócitos, o que resulta em menos ácidos araquidônicos livres e menor capacidade de produzir PGs, diminuindo a atividade da tirosinase melanocítica.[25] Um estudo randomizado de 60 pacientes com melasma moderado a grave (FST IV – V) comparou aplicação de microagulhamento mais ácido tranexâmico tópico 4 mg/mL (dispositivo de microagulhamento: 192 microagulhas, 1,5 mm de comprimento, 0,25 mm de diâmetro) *versus* microinjeções de TA 4 mg/mL (100 U/mL de seringa de insulina com uma *mesoneedle* de 4 mm em injeções de intervalo de 1 cm). Houve melhora de 44% no grupo de microagulhamento *versus* 35% no grupo de microinjeções, uma diferença estatisticamente significativa após apenas 3 sessões pelo escore do índice de gravidade da área de Melasma (MASI). Além disso, pelo menos 50% de melhora foi observada em 41,38% dos pacientes no microagulhamento comparada a 26,09% no grupo de microinjeção. Não foram observados efeitos adversos ao longo da duração deste estudo.[2,5,22] Em outro estudo que investigou a liberação de drogas transcutâneas via microagulhamento, Fabbrocini *et al.* conduziram um estudo dividido de 20 mulheres com melasma (FST III-V) que foram submetidas a microagulhamento (dispositivo de microagulhamento: Dermaroller CIT 8, que consiste em 192 agulhas, comprimento de agulha de 0,5 mm e um diâmetro de 0,02 mm dispostos em um arranjo em um dispositivo de rolo) seguido pela aplicação de um soro despigmentante com rucinol (um inibidor de tirosinase)) e sophora α (um inibidor de α-MSH) *versus* o soro despigmentante isolado. Após 2 meses, o grupo de microagulhamento melhorou

10,1 pontos no escore MASI, enquanto o grupo do não microagulhamento melhorou apenas 7,1 pontos.[5,6] Escore MASI < 10 foi leve; 10 a 15 foi moderado; e > 15 foi grave (▶ Fig. 8.2).[27] Os escores do índice de luminância, uma avaliação colorimétrica que pode medir objetivamente a expressão de brilho no pigmento da pele, também foram estatisticamente significativos ($p < 0,05$) nos pacientes que receberam terapia combinada, com um brilho aumentado de 17,4%.[2,6]

Melanose Periorbital

A melanose periorbital é uma condição frequentemente idiopática, cosmeticamente desagradável, caracterizada como manchas redondas pigmentadas e uniformemente homogêneas, abrangendo a borda periorbital (geralmente infraorbital), conforme ilustrado na ▶ Fig. 8.3.[28,29] Os tratamentos atuais incluem evitar e tratar alérgenos potenciais, aplicação tópica de retinoides e/ou agentes clareadores, *peelings* químicos, injeção de preenchimento no sulco nasolacrimal e certas terapias a *laser*. No entanto, os resultados costumam ser subótimos.[28]

A combinação de procedimentos de microagulhamento pode ser uma opção de tratamento eficaz e inovadora para essa condição.[2,28] Sahni e Kassir relataram um homem de 48 anos (FST V) com melanose periorbital idiopática grave que foi submetido a tratamento com o dispositivo DermaFrac (0,25 mm ponta-capa a uma

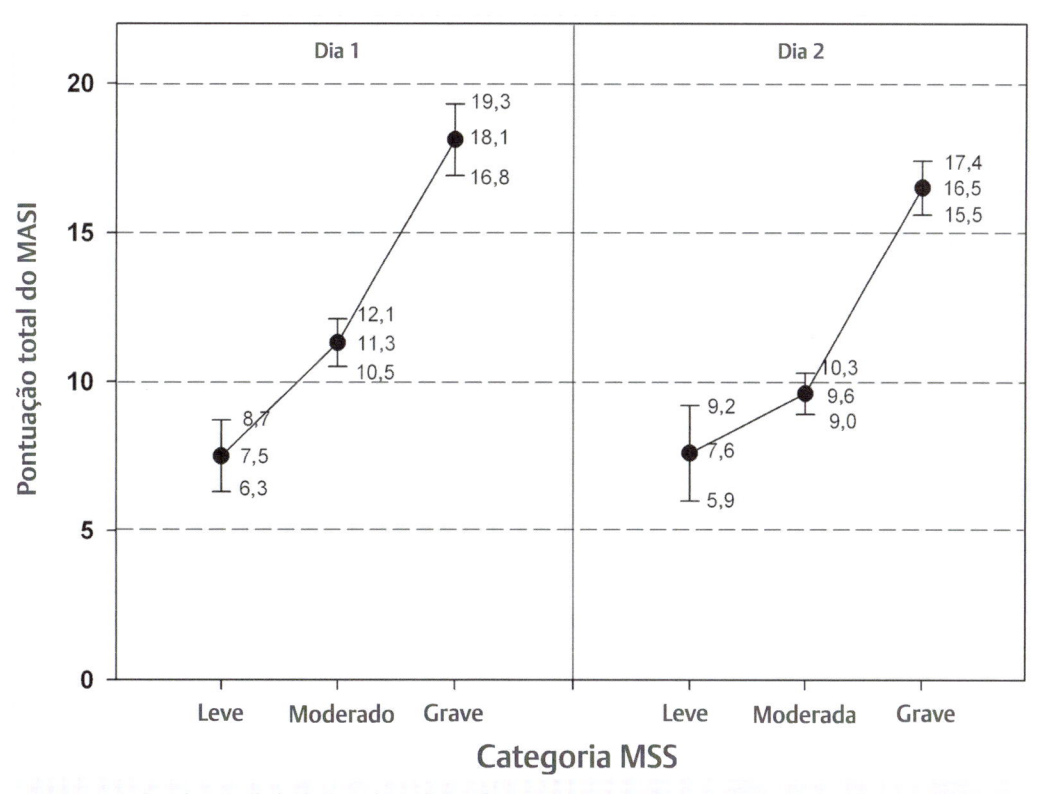

Fig. 8.2 O índice de gravidade da área de melasma fornece uma representação dos escores de entrada para pacientes com melasma moderado a grave. (Adaptada de Pandya *et al.*[27] Reliability assessment and validation of the Melasma Area and Severity Index (MASI) and a new modified MASI scoring method. JAAD. 2011; 64(1);78–83.)

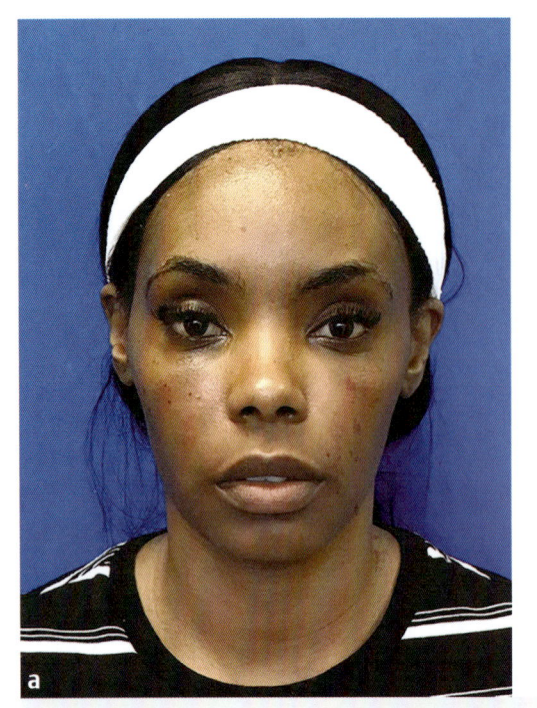

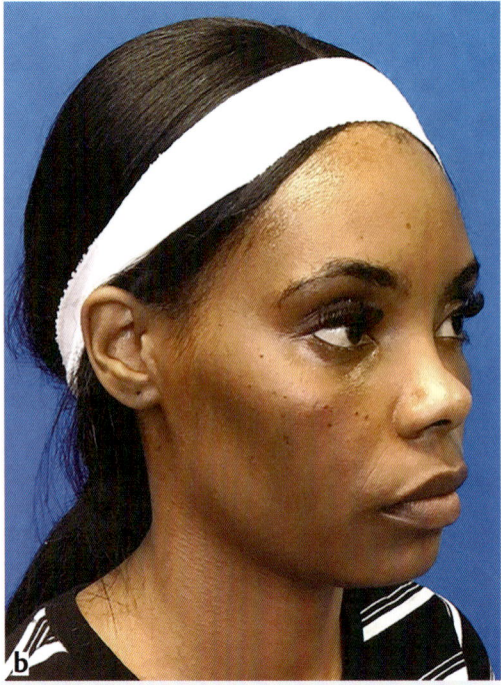

Fig. 8.3 (a, b) Paciente de 30 anos de idade (pele tipo Fitzpatrick V) queixou-se de melanose periorbital e sulcos nasolacrimais notáveis. Posteriormente, ela foi submetida a dois procedimentos diferentes: (1) injeção de PRP para os sulcos nasolacrimais e (2) microagulhamento com PRP para melanose periorbital e rejuvenescimento da pele.

pressão de 10 mmHg), que usa microagulhamento, juntamente com uma infusão assistida por vácuo de um soro contendo agente antienvelhecimento (contendo o simptídeo meristol pentapeptídeo 17, acetil octapeptídeo-3 SNAP 8, palmitoil pentapeptídeo-4-matriz, acetil hexapeptídeo-8 argirilene e *tripeptide syn-ake*) e compostos clareadores (ácido kójico).[28] A pontuação da avaliação global do médico (PGA) revelou melhora de 50 a 75% e 75 a 90% após 4 e 12 sessões, respectivamente, sem efeitos colaterais relatados. Os pesquisadores levantaram a hipótese de benefícios resultantes da melhora da hidratação da pele e da síntese de colágeno e elastina, processos que diminuem a visibilidade do pigmento dérmico.[2,28] Em outro estudo, 13 mulheres com melanose periorbital leve a grave foram tratadas com microagulhamento seguido de aplicação tópica de 10% de ácido tricloroacético (TCA) durante 5 minutos. Quase todas as pacientes apresentaram melhora estética significativa com uma resposta justa, boa ou excelente em 92,3% usando tanto uma ferramenta de avaliação global do paciente quanto do médico. Apenas leve desconforto, eritema transitório e edema foram observados durante e imediatamente após o procedimento. Também não houve recidiva das olheiras até 4 meses após o procedimento.[29]

É importante notar que melanocitose dérmica, dermatite alérgica, linhas de demarcação pigmentar, vascularização subcutânea excessiva, anormalidades hormonais, sombreamento devido à frouxidão da pele e depressões associadas ao envelhecimento podem contribuir para a melanose periorbital. Portanto, é essencial entender os diferentes fatores que contribuem e abordar cada um deles de maneira apropriada; muitas vezes, uma abordagem combinada é a mais ideal e o microagulhamento pode melhorar a penetração de agentes despigmentantes, tornando-se um reforço fácil e eficaz para terapias em consultório.[28]

8.3.4 Estrias

Striae distensae, coloquialmente referidas como estrias, são placas lineares atróficas na camada dérmica, mais frequentemente encontradas nas mamas, abdome, quadris e coxas, em decorrência da ruptura da matriz elástica de colágeno durante o estirão de crescimento na adolescência, gravidez ou de alterações hormonais e de peso.[30] Embora raramente preocupantes do ponto de vista médico, as estrias podem causar sofrimento emocional significativo. Microagulhamento pode ajudar a melhorar as estrias, estimulando queratinócitos a liberar fatores de crescimento que promovem a deposição de colágeno e remodelação da matriz extracelular. Um estudo de 16 pacientes, FST III a IV, com estrias distensas, mostrou melhora tanto na escala de graduação quanto na avaliação de pacientes e médicos. A escala de graduação do médico foi um sistema de classificação quartil (0: mudança, 0%; 1: melhora mínima, < 25%; 2: melhora moderada, 26-50%; 3: melhora acentuada, 51-75%; 4: melhora excelente, 76-100%). Melhoria excelente foi observada em sete pacientes (43,8%) após três tratamentos mensais de microagulhamento (DTS-roller; DTS-MG, Inc., Seul, Coreia, profundidade da agulha de 1,5 mm). Os nove pacientes adicionais apresentaram melhora mínima a moderada. Os escores de satisfação do paciente revelaram 37,5% de pacientes muito satisfeitos, 50,0% um pouco satisfeitos e 12,5% insatisfeitos. Efeitos colaterais menores incluíram dor leve, eritema e sangramento irregular durante e após os tratamentos.[5,31] Outro estudo comparou o microagulhamento à microdermoabrasão com sonoforese em 40 mulheres, FST III a IV, com estrias distensas. Houve melhora estatisticamente significativa no microagulhamento em comparação com a microdermoabrasão. Espessamento epidérmico aumentado, fibroblastos e colágeno foram observados em 90% dos pacientes tratados com microagulhamento *versus* 50% dos pacientes com microdermoabrasão.[32] Em outro estudo, enquanto ambos os grupos demonstraram aumento de fibroblastos e da espessura da epiderme em 6 meses, em um estudo randomizado, com avaliador-cego em 20 mulheres egípcias com estrias dispensas tratadas com microagulhamento *versus laser* fracionado de CO_2, 90% dos pacientes com microagulhamento obtiveram melhora significativa *versus* apenas 50% no grupo de *laser*.[31] Outro fator importante a ser considerado no tratamento de estrias é o fato de o microagulhamento poder ser seguro no corpo em regiões onde o tratamento com *laser* ou *peelings* profundos não pode ser realizado, por causa do aumento do risco de efeitos colaterais.[30]

8.3.5 Eventos Adversos e Considerações de Segurança

É aconselhável avaliar o tipo de pele do paciente, as áreas desejadas de tratamento e a qualidade e textura da pele antes de qualquer procedimento cosmético. Várias contraindicações de particular importância em todos os pacientes incluem acne inflamatória ou infecções dentro da área de tratamento para minimizar a introdução de microabscessos ou granulomas na pele, particularmente em pacientes imunossuprimidos. Uma predisposição para o desenvolvimento de queloide também deve ser discutida, pois pode ser uma contraindicação para microagulhamento. A história de herpes labial oral deve ser usada para profilaxia pré-tratamento com medicamentos antivirais orais, como o valaciclovir, antes do tratamento.

A terapia com microagulhamento pode ser realizada com segurança em todas as cores e tipos de pele com menor risco de despigmentação, que é uma característica importante de segurança, diferenciando-a de outros procedimentos invasivos usados para tratar rugas e cicatrizes deprimidas, como recapeamento a *laser*, *peeling* químico profundo e dermoabrasão.[33] Dor leve durante o procedimento, eritema pós-procedimento, sangramento puntiforme e equimoses são eventos adversos comuns, conforme relatado em alguns dos pequenos estudos discutidos neste capítulo. Em relação à cor da pele (FST IV-VI), a despigmentação após microagulhamento já foi considerada de alto risco. No entanto, essa complicação muitas vezes pode ser evitada com a proteção da luz UV. Uma análise histológica dos melanócitos da pele, 24 horas após o microagulhamento, não demonstrou mudança no número de melanócitos nem qualquer ruptura epidérmica.[18] Também foi demonstrado que a regulação positiva da IL-10 após o microagulhamento exerce uma atividade supressora e regula negativamente o hormônio estimulante dos melanócitos. Assim, há um risco menor de despigmentação pós-microagulhamento, que pode ser realizado com segurança entre os tipos de pele mais escuras.[19]

A cicatrização ainda é uma preocupação com microagulhamento na pele de cor, especialmente se houver trauma excessivo. Pahwa *et al.* descreveram uma mulher de 25 anos de idade que desenvolveu múltiplas cicatrizes papulares discretas tanto na direção horizontal quanto na vertical, semelhantes a uma "linha de bonde" sobre a área temporal, arco zigomático e testa após dois tratamentos de agulhagem (em um espaçamento de 5 meses). O dispositivo de microagulhamento utilizado pesava 18 g com 192 agulhas; 2 mm de comprimento, espaçamento de 2 mm. Ela também relatou dor durante o procedimento, edema, eritema transitório e hiperpigmentação pós-inflamatória. Os autores postularam que o tamanho grande do dispositivo ou as pressões mais fortes usadas durante o tratamento podem ter causado cicatrizes. Dois pacientes de um estudo de microagulhamento de 32 homens e mulheres, FST IV a V (dispositivo: Dermaroller, 192 agulhas 1,5 mm de comprimento) também desenvolveram cicatriz de linha de bonde que melhorou em 20 a 30% em um indivíduo após 3 meses de tretinoína tópica 0,025% em gel.[21] Para minimizar esses e outros riscos, recomenda-se evitar a pressão excessiva sobre as áreas ósseas da face, como testa e nariz, principalmente em pacientes com pele de cor, já que o aumento de hematomas nessas áreas leva à hiperpigmentação. Além disso, utilizar microagulhas que são menores que ou igual a 2,0 mm de comprimento.[34] Em áreas de pele fina, tal como a face superior, a região periorbital e pescoço, agulhas de comprimento mais curto (isto é, 1,0 mm) podem ser ainda mais segura.

8.4 Microagulhamento com Radiofrequência Fracionada

Outra técnica para o rejuvenescimento facial e o tratamento de cicatrizes de acne envolve o uso de microagulhas que emitem radiofrequência (RF). A motivação por trás do desenvolvimento e apelo de tais dispositivos é sua capacidade de fornecer energia em profundidades precisas, em um esforço para estimular a remodelação do colágeno, o aumento da firmeza da pele e até mesmo a redução da gordura, dependendo da profundidade da penetração.[35] Microagulhamento com radiofrequência fracionada (FRFM) resulta em ruptura mecânica das bandas fibróticas dérmicas que levam à retração cutânea descendente, dando às cicatrizes atróficas sua aparência. A energia de RF liberada na derme promove a remodelação do colágeno para substituir o tecido da cicatriz por novas fibras flexíveis e mais saudáveis.[36] Existem sistemas de microagulhamento com RF monopolar ou bipolar e sistemas de microagulhamento RF com microagulhas revestidas ou não revestidas. Uma discussão aprofundada dos sistemas de microagulhamento de RF é descrita no Capítulo 7. Com relação à cor da pele, sistemas de microagulhamento com RF usando revestimento na maior parte do eixo da agulha, deixando apenas uma pequena parte das pontas não revestidas, podem ser preferíveis. Este revestimento protege a epiderme do aquecimento colateral e, portanto, o seu dano, mas, às vezes, requer múltiplas passagens com diferentes profundidades para cobrir várias camadas do tecido. Além disso, podem produzir microequimoses com muitos pontos de sangramento na superfície da pele, porque não há coagulação nas camadas superiores da pele.

Outros sistemas de microagulhamento de RF não isolados permitem a coagulação ao longo de toda a extensão da agulha e minimizam microssangramentos durante o tratamento. Agulhas não revestidas resultam no fluxo de RF através de todas as camadas dérmicas de uma só vez, permitindo um volume de tecido 7 a 10 vezes maior a ser tratado.[34] Porém, o risco de lesão térmica na epiderme também é maior. Portanto, microagulhas de RF não revestidas podem levar ao aumento da incidência de cicatrizes e alterações pigmentares pós-inflamatórias e devem ser usadas com cautela, principalmente na pele de cor, a menos que outros dispositivos para proteger a epiderme (enterrar a agulha, controle de temperatura etc.) sejam implementados.

Os dispositivos FRFM podem ter uma vantagem sobre os dispositivos de *laser* fracionados tradicionais porque fornecem energia de forma mais seletiva, dado o espaçamento fixo e a profundidade de cada agulha, e podem lidar com gordura e celulite, dependendo da profundidade da penetração.[3] Exemplos de sistemas FRFM incluem os dispositivos de microagulhamento INFINI,[33] Profound, Vivace, Endymed Intensif RF e Secret RF (a maioria dos quais são sistemas revestidos).

8.4.1 Rejuvenescimento da Pele

O FRFM foi estudado para o rejuvenescimento da pele em pacientes étnicos.[3] Quinze mulheres com FST III a IV foram submetidas a um teste de face dividida no qual metade de seus rostos receberam FRFM (dispositivo de RF fracionado não revestido, Scarlet, Viol Co., Korea) e a outra metade a combinação de FRFM e células estaminais médias condicionadas. Após três sessões de tratamento, ambos os lados da face mostraram melhorias na hidratação, índice de eritema e rugosidade da pele. A adição do meio de células estaminais produziu uma melhoria estatisticamente significativa nas rugas finas e na aparência geral em comparação com FRFM sozinho ($2,20 \pm 0,68$ vs. $2,06 \pm 0,70$; $p < 0,05$). Os efeitos colaterais foram limitados a dor no procedimento e eritema transitório.[37]

8.4.2 Cicatrizes de Acne

Existem vários ensaios mostrando os benefícios do FRFM em cicatrizes de acne em tipos de pele mais escura.[38] Um estudo de 19 pacientes comparando a eficácia e segurança de FRFM para cicatrizes de acne em pacientes com FST III a V, após 3 sessões mensais, mostrou não apenas uma melhoria de 47% na discromia, mas também uma melhora de, pelo menos, 1 grau de cicatriz de acne, de acordo com o sistema global e qualitativo de cicatrizes de acne de Goodman e Baron. Um paciente desenvolveu hiperpigmentação pós-inflamatória que se resolveu espontaneamente após 4 semanas.[36] Cho *et al.* demonstraram não apenas 73% de melhora em cicatrizes de acne após apenas duas sessões em 30 pacientes, mas também redução de poros dilatados entre 70% dos participantes. É digno de nota que os autores não comentaram sobre o FST, mas a realização do estudo em Seul, Coreia, incluía, presumivelmente, pelo menos alguns pacientes de ascendência asiática. Enquanto alguns relataram aspereza da pele temporária, a pele ficou mais delicada após 8 semanas de tratamento.[38] Outro estudo de 31 pacientes, FST III a V, com cicatrizes de acne moderada a grave, realizou quatro tratamentos FRFM com 6 semanas de intervalo. Todos os 31 demonstraram melhora (3% tiveram muito boa melhora, 9% tiveram boa melhora, 58% tiveram melhora moderada e 29% tiveram melhora mínima) com apenas eritema e hiperpigmentação pós-inflamatória transitórios após o procedimento.[39] Embora o FRFM exija múltiplos tratamentos com configurações modificadas baseadas no FST, evidências confirmam melhora nas cicatrizes de acne entre pacientes do tipo pele escura com tempo de inatividade mínimo e sequelas de despigmentação crônica.[36,38,39]

8.5 Plasma Rico em Plaquetas

8.5.1 Qualidade, Concentrações e Diferenças do PRP na Pele Étnica

Durante a preparação deste capítulo, realizamos uma pesquisa bibliográfica sobre diferenças étnicas no PRP. Não há ensaios publicados até o momento sobre este assunto específico. No entanto, um estudo incluindo 75 indivíduos negros ou brancos (16 dos quais tinham traço falciforme) mostrou que a redução da agregação plaquetária e/ou baixas concentrações de ristocetina é um achado normal em muitos negros. Eles também descobriram que essas diferenças não estão relacionadas com a presença de hemoglobina falciforme, como originalmente proposto, e parecem resultar da presença de um inibidor de plasma contra RIPA. Não se sabe se um inibidor de plasma contra RIPA afetaria ou não as concentrações ou a qualidade do PRP para o rejuvenescimento cosmético ou o crescimento do cabelo, mas é uma diferença interessante a ser considerada ao se compreender possíveis diferenças étnicas no PRP em estudos futuros.[40]

8.5.2 Concentração de PRP e Efeitos na Eficácia Potencial

Não houve relatos de diferenças na eficácia do PRP em pacientes étnicos *versus* pacientes caucasianos. No entanto, diferentes respostas biológicas são vistas como resultado da ampla variação nos protocolos relatados sobre como obter o PRP em geral.[8] O tempo, a aceleração centrífuga e a distância entre as partículas são fatores-chave que contribuem para a qualidade e a eficácia. Além disso, o rotor para o volume de leucócitos processados, a prevenção da agregação plaquetária e a minimização do gradiente plaquetário são todos aspectos relativos que podem afetar a eficácia do PRP.[8] Condições eficientes para a recuperação plaquetária são baixa aceleração centrífuga ($100 \times g$, 10 minutos) no primeiro giro e em torno de $400 \times g$ no segundo giro para evitar efeitos na ativação de plaquetas.[8]

8.5.3 PRP com Microagulhamento

Recentemente, os médicos incorporaram o uso de PRP com o objetivo de aumentar os resultados estéticos cosméticos.[9] Combinando o aumento da deposição de colágeno, formação de fibras elásticas e espessura dérmica vista como resultado de microagulhamento, com os efeitos regenerativos de fatores de crescimento dentro de PRP altamente concentrado, o objetivo é fazer com que a pele funcione como se fosse mais jovem e mantenha as suas propriedades jovens. O tratamento combinado é descrito como o PRP aplicado às áreas de tratamento seguido por microagulhamento sobre ele para direcioná-lo aos locais desejados.[10] Ao combinar ambos os procedimentos, estudos mostraram o aumento exponencial e a melhora das cicatrizes de acne, rejuvenescimento da pele e até queda de cabelo.[12] Isso se deve em parte ao microagulhamento, criando perfurações que aumentam a absorção de PRP e a capacidade das plaquetas de contribuir para a cicatrização de feridas causada por microagulhamento. Recentemente, estudos de microarranjos descobriram que o microagulhamento regula a expressão de TGF-β3, que é um marcador essencial na prevenção de cicatrizes, dadas as suas propriedades antifibróticas.[12]

Vários estudos, incluindo o FST mais escuro, forneceram evidências das vantagens que o microagulhamento tem com o PRP, em comparação com o uso de apenas microagulhamento. Asif *et al.* completaram um estudo comparativo de face dividida de 50 pacientes (FST III-V) com cicatrizes de acne atróficas comparando microagulhamento mais injeções intradérmicas e aplicação tópica de PRP *versus* microagulhamento mais injeções intradérmicas de água destilada. As cicatrizes tratadas por ambas as modalidades melhoraram em 62% *versus* a terapia única, que melhorou apenas 45% das cicatrizes. Juntos, o microagulhamento e o PRP resultaram em 40% de melhora excelente e 60% de melhora boa nos pacientes deste estudo.[10,11] Fabbrocini *et al.* também fizeram um estudo dividido em que avaliaram 12 pacientes e compararam microagulhamento mais PRP a microagulhamento isolado para o tratamento de cicatrizes de acne. Enquanto as cicatrizes de acne melhoraram em ambos os lados da face, houve uma redução significativamente maior das cicatrizes e de sua severidade no lado tratado com microagulhamento mais PRP.[12] O FST exato não foi observado neste estudo, mas o estudo foi feito na Universidade de Nápoles Federico II (em Napoli NA, Itália), e presume-se que alguns dos pacientes com FST III + foram nele incluídos. Ibrahim e colegas também demonstraram os efeitos da combinação de PRP com microagulhamento para o tratamento de cicatrizes atróficas com base em comparações de três grupos de estudo (FST II – IV) tratados com microagulhamento isolado (28 pacientes), apenas PRP (34 pacientes) ou microagulhamento mais PRP (28 pacientes). Digno de nota, o dispositivo usado para microagulhamento foi o Dermapen 3, com 9 microagulhas de 0,25 a 2,5 mm de comprimento. Todos os três grupos mostraram uma redução no escore associado à escala de avaliação clínica para cicatriz atrófica, bem como melhora estatisticamente significativa na aparência das cicatrizes atróficas de acne. Isto foi ainda apoiado pelo desenvolvimento de cristas interpapilares aumentadas no pós-tratamento da epiderme (▶ Fig. 8.4a, b). As fibras elásticas

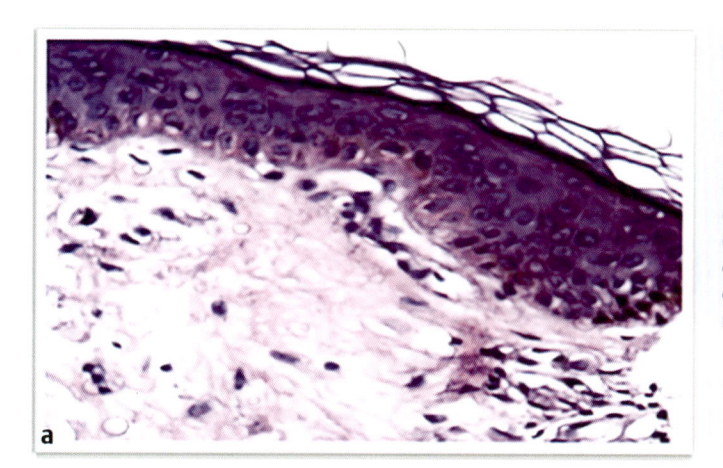

Fig. 8.4 (a) Imagem histológica mostrando cicatriz de acne com uma epiderme fina e cristas interpapilares achatadas antes do tratamento com microagulhamento e plasma rico em plaquetas (H&E 9400).
(b) Imagem histológica mostrando cicatriz de acne após o tratamento com epiderme espessa e cristas normais (H&E 9400).

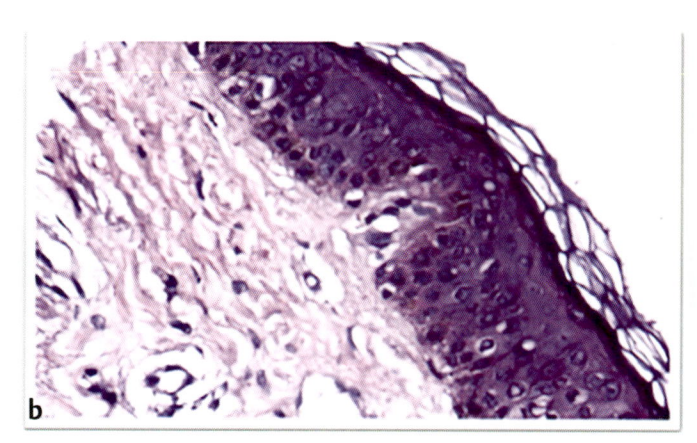

também aumentaram como resultado do tratamento com PRP e microagulhamento (▶ Fig. 8.5a, b). A melhoria foi mais óbvia no grupo três, fortalecendo a evidência para o tratamento combinado com microagulhamento e PRP. Não houve relato de hiper ou hipopigmentação observada em nenhum dos pacientes, tanto caucasianos quanto pacientes de pele mais escura.[14]

Recentemente, El-Doymati e colegas relataram que o microagulhamento combinado com PRP foi superior à monoterapia com microagulhamento para o tratamento de cicatrizes de acne atrófica em um estudo de face dividida.[41] Havia 24 indivíduos no estudo, 21 que tinham FST IV e o restante FST III. Os pacientes foram divididos em três grupos: indivíduos do grupo A foram tratados com microagulhamento combinado com PRP em um lado da face e microagulhamento sozinho no lado oposto; os indivíduos do grupo B foram tratados com microagulhamento combinado e TCA 15% em um lado e microagulhamento sozinho no outro lado da face; os indivíduos do grupo C foram tratados com microagulhamento combinado e PRP *versus* microagulhamento combinado e TCA 15% em lados opostos da face. O dispositivo de microagulhamento foi o Dermaroller (ADROLL, TD, Espanha) com 600 agulhas de aço inoxidável e um comprimento de agulha de 1,5 mm. Tanto a fotografia quanto as biópsias por *punch* foram utilizadas para avaliação clínica e patológica. Na conclusão do estudo, a terapia combinada com microagulhamento e PRP ou microagulhamento e TCA mos-

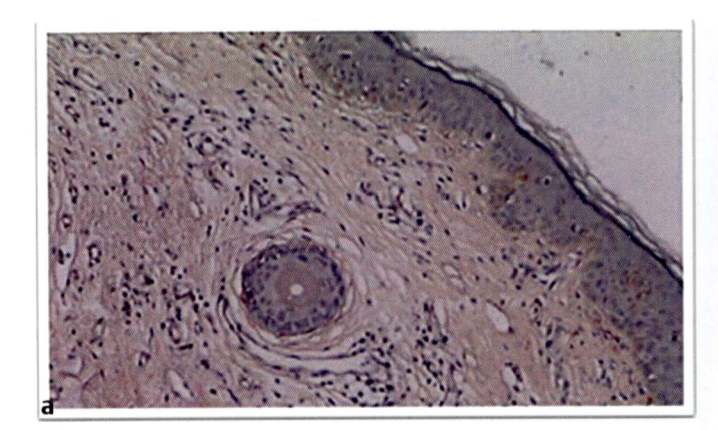

Fig. 8.5 (a) Imagem histológica mostrando cicatriz de acne antes de microagulhamento e PRP com fibras elásticas escassas e fragmentadas (Orcein 9100).
(b) Imagem histológica mostrando cicatriz de acne pós-tratamento com fibras elásticas aumentadas (Orcein 9100).

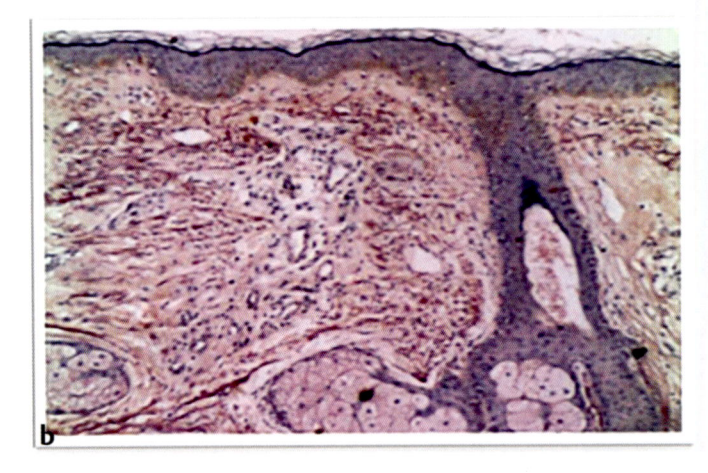

trou melhora significativa quando comparada com microagulhamento como monoterapia para cicatrizes de acne atrófica ($p = 0,015$ e $0,011$, respectivamente).[41] Uma observação interessante com este estudo é que o microagulhamento combinado com o TCA foi superior à terapia de combinação de microagulhamento e PRP na pele de cor. A adição de TCA não apenas melhorou a textura da pele, mas também ajudou na indução da colagênese e pode servir como uma opção superior para o tratamento da cicatriz da acne na pele de cor. ▶ Fig. 8.3 e ▶ Fig. 8.6, ▶ Fig. 8.7 e ▶ Fig. 8.8 ilustram o quadro clínico da combinação de microagulhamento com PRP para o tratamento de melanose periorbital e rejuvenescimento da pele. O **Vídeo 8.1** também demonstra o procedimento combinado do PRP com microagulhamento.

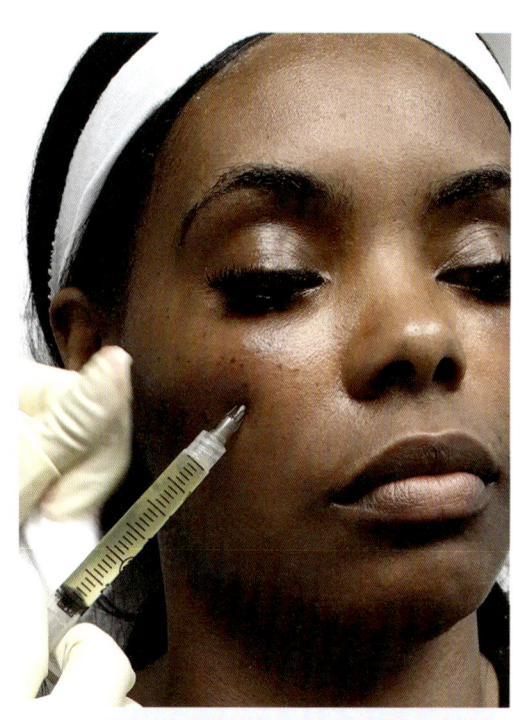

Fig. 8.6 Demonstração de injeção de plasma rico em plaquetas para melanose periorbital, injetada com seringa de 3 cc e cânula de 1,5 polegada de 28 g.

8.5.4 PRP e Perda de Cabelo

As novas tendências na perda de cabelo mudaram de terapias tradicionais para aquelas que influenciam as células-tronco na raiz do folículo piloso. Concentrando-se nos efeitos antiapoptóticos das células estaminais, o aumento da sobrevivência do folículo piloso e o prolongamento da fase anágena do ciclo capilar são conseguidos para estimular o crescimento capilar. O PRP influencia as células-tronco a proliferar e diferenciar, levando à regulação superior da β-catenina e atividade que estimula o crescimento capilar, induzindo a diferenciação de células-tronco e células do folículo piloso.[10] Vários estudos investigaram o tratamento de várias condições do couro cabeludo com o PRP, especialmente dada a natureza indefinida dos tratamentos tradicionais, como a finasterida e o minoxidil.[13] Como tal, as opções não cirúrgicas estão se tornando cada vez mais desejáveis para os indivíduos afetados pela queda de cabelo.

Alopecia sem Cicatrizes

Múltiplos estudos demonstram os efeitos do PRP na queda de cabelo não cicatricial, incluindo alopecia androgenética e *alopecia areata*.[10,13,42-44] Com base na revisão da literatura no momento da publicação deste texto, não há estudos conhecidos investigando diferenças raciais/étnicas específicas em resposta ao PRP para alopecia não cicatricial, e muitos estudos publicados não diferenciam explicitamente. Depois de falar com vários especialistas na área, é nossa opinião que os benefícios não diferem de acordo com grupos étnicos abrangentes e relacionam-se mais com variáveis individuais, como duração e extensão da perda de cabelo. O **vídeo 8.2** demonstra o procedimento de injeções de couro cabeludo com PRP para alopecia androgenética em homem do Oriente Médio com pele FST III.

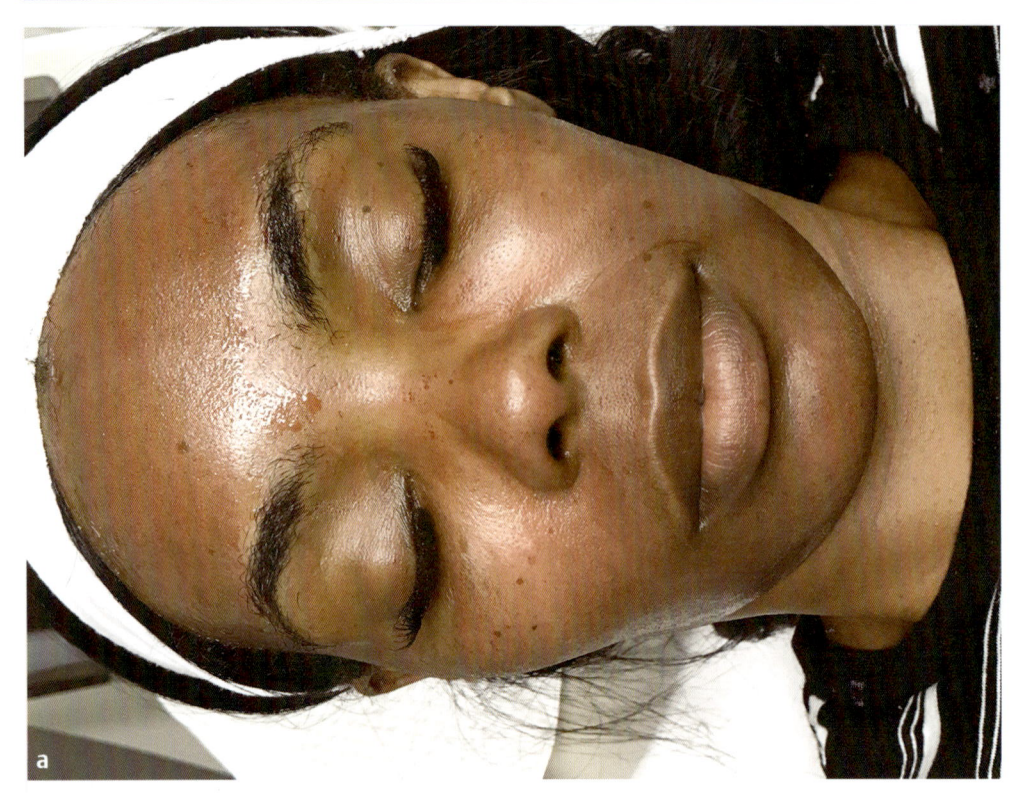

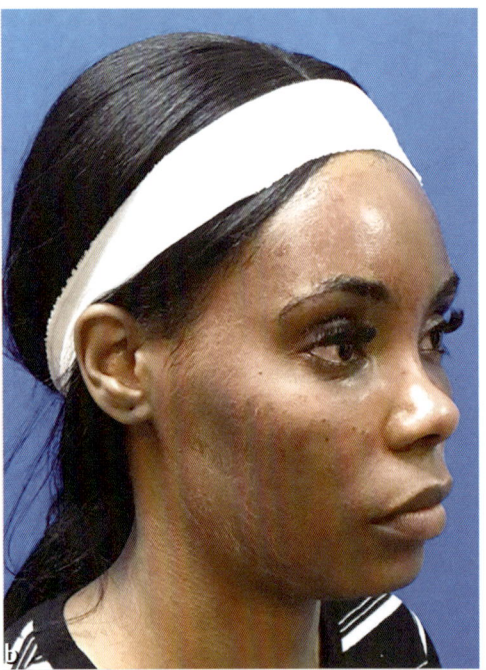

Fig. 8.7 (a, b) Imagens **(a)** imediatamente após e **(b)** 10 minutos após o PRP ter sido deixado a secar, *status* após microagulhamento e plasma rico em plaquetas para rejuvenescimento em pele Fitzpatrick tipo V.

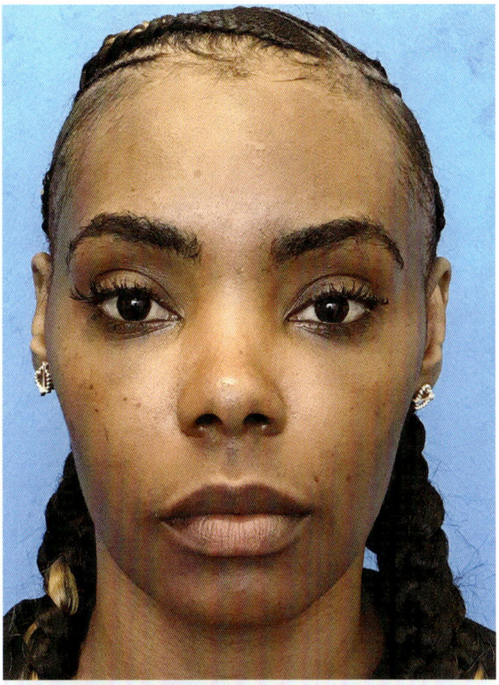

Fig. 8.8 Quatro dias após a microagulhamento e plasma rico em plaquetas (PRP) em pele Fitzpatrick tipo V. Note a descamação suave na testa. *Peeling* suave/descamação pode durar até 1 semana. O inchaço da injeção no sulco nasolacrimal do PRP foi resolvido, mas a melhora na depressão e na melanose periorbital ainda é observada.

Alopecia com Cicatrizes (Cicatricial)

Embora não existam ensaios clínicos rigorosos examinando PRP para a perda de cabelo cicatricial, existem vários relatos de casos que suportam seus efeitos. A alopecia cicatricial centrífuga central e a alopecia por tração são duas condições angustiantes e, muitas vezes, desfigurantes, mais prevalentes em pacientes com tipos de pele mais escuros. Na experiência dos autores, a perda de cabelo precoce a moderada antes da obliteração completa dos óstios foliculares responde bem às injeções de PRP, e os pacientes que usam extensões e tranças pesadas têm sido alguns dos nossos mais satisfeitos. Enquanto o PRP mostra avanços promissores para o manejo da perda de cabelo, incluindo estimulação do crescimento do cabelo e aumento do diâmetro do eixo, maiores ensaios clínicos são necessários para avaliar plenamente sua eficácia.[10,13,45,46]

8.5.5 PRP e Rejuvenescimento da Pele

Independentemente do FST, o PRP afeta a produção e remodelação do colágeno tipo I, elastina e ácido hialurônico, bem como altera a função de degradação das metaloproteinases da matriz, fatores que aumentam cumulativamente o suporte, volume, elasticidade e hidratação para melhorar a textura e tom da pele.[10,14] Vários estudos analisaram os efeitos do PRP no rejuvenescimento da pele de pacientes de cor. Grande parte dessa literatura vem do norte da África, do Oriente Médio e/ou da Ásia, entre os indivíduos com FST III e IV. Kang *et al.* publicaram um achado preliminar de um estudo prospectivo, randomizado e dividido em pálpebra inferior, no qual 10 mulheres asiáticas apresentando pele com rugas e com tonalidade escurecida receberam injeção de PRP inativada na região infraorbital de um lado da face e plasma pobre em plaquetas (PPP) do outro, enquanto outro grupo de 10 recebeu PRP *versus* controle salino. Foram submetidos a três tratamentos mensais com avaliação final, incluindo avaliação fotográfica por três dermatologistas cegos, questionários de autoavaliação e satisfação do paciente e espectrofotometria para os índices de eritema e melanina, 3 meses após a sessão final. PRP produziu melhora estatisticamente significativa nas rugas e tônus da pele em comparação com PPP ou salina com índices de eritema e melanina caindo de 8,52 para 7,37 ($p = 0,01$) e 34,42 para 31,86 ($p < 0,01$), respectivamente. Curiosamente, dois pacientes tiveram melhora tanto com o PRP quanto com o PPP, sugerindo que os fatores séricos podem ter um papel no rejuvenescimento periocular e na alteração do pigmento. Vermelhidão, púrpura e edema imediatos foram os efeitos adversos mais comuns que se resolveram em dias de terapia. Os pesquisadores observam que quatro dos 20 participantes foram perdidos para acompanhamento por motivos não especificados, de modo que o pequeno tamanho da amostra e os vieses podem influenciar esses resultados favoráveis observados em uma população asiática.[47]

Outros ensaios não controlados, porém, suportam melhorias em FST maior também. Mehryan *et al.* relataram melhorias clínicas estatisticamente significativas na homogeneidade de cor infraorbital e nas linhas finas dos pés de galinha após um único tratamento com PRP entre 10 participantes, FST III e IV. No entanto, o volume e a visibilidade das rugas, o conteúdo de melanina e a hidratação do estrato córneo epidérmico não se alteraram significativamente.[48] Os efeitos colaterais transitórios incluíram uma leve sensação de queimação e equimoses transitórias, ambas resolvidas.

Outro estudo entre 20 participantes, FST III e IV, recebendo uma única sessão de injeção intradérmica de PRP nos sulcos nasolabial, região periocular e testa, mostrou redução estatisticamente significativa na Escala validada de Gravidade das Rugas ao longo de 8 semanas (todos os locais: antes, 2,90 ± 0,91 e depois, 2,10 ± 0,79). Os resultados mais significativos ocorreram em participantes mais jovens com rugas leves a moderadas, todos com melhora superior a 25%. Além disso, 14 dos 17 indivíduos que tiveram tratamento do sulco nasolabial apresentaram mais de 25% de redução. A homogeneidade e a textura da pele também melhoraram significativamente ($p < 0,001$), com 35% relatando que um escore de 5 "melhorou muito" na escala de Homogeneidade da Pele e Textura.[49] Considere que esses estudos avaliaram pacientes em momentos precoces após uma única terapia, enquanto os ensaios clínicos mais sólidos confirmaram efeitos a longo prazo ocorrendo três a seis meses após o tratamento, em particular com séries de sessões de injeção.

A ▶ Fig. 8.6 demonstra o PRP injetado no sulco nasolacrimal para melhorar a melanose periorbital em um paciente do sexo feminino com pele FST V. A melhora na cor e na qualidade da pele pode ser observada tanto no pós-procedimento quanto no dia 4, conforme ilustrado na ▶ Fig. 8.7 e na ▶ Fig. 8.8, apesar da reabsorção da maioria do fluido PRP nesse ponto.

8.5.6 Eventos Adversos e Considerações de Segurança

Embora faltem estudos diretos que investigam a diferença racial/étnica em resposta ao PRP, há evidências crescentes sugerindo que a terapia com PRP pode ser realizada com segurança em todas as cores e tipos de pele sem casos relatados de despigmentação permanente e com menor risco de despigmentação transitória.[10-14] Dor leve, eritema ou equimoses podem ocorrer e são mais prováveis quando combinados com microagulhamento.[12,14] Um exame minucioso e uma revisão dos fatores de risco para eventos adversos devem ser realizados antes de qualquer procedimento cosmético, o que se discute no Capítulo 10.

8.5.7 Conclusão do PRP

Embora os dados confirmem que o PRP pode ser benéfico para muitas aplicações dermatológicas, faltam estudos em pele étnica. Formas de otimizar formulações e aplicações continuam a evoluir, e é necessário obter uma melhor compreensão desses princípios, mecanismos moleculares e segurança entre pacientes com tipos de pele mais escuros. No futuro, estudos maiores que demonstrem sua eficácia, bem como recomendações de protocolo ideais, aumentarão a implementação do PRP não apenas como monoterapia, mas como um complemento a tratamentos já bem estabelecidos.[13]

Referências

[1] Talakoub L, Wesley NO. Differences in perceptions of beauty and cosmetic procedures performed in ethnic patients. Semin Cutan Med Surg. 2009; 28(2):115–129
[2] Grimes PE, Few JW. Procedures in Cosmetic Dermatology: Soft Tissue Augmentation. Philadelphia, PA: Elsevier; 2008
[3] Alster TS, Graham PM. Microneedling: a review and practical guide. Dermatol Surg. 2018; 44(3):397–404
[4] Ha RY, Nojima K, Adams WP, Jr, Brown SA. Analysis of facial skin thickness: defining the relative thickness index. Plast Reconstr Surg. 2005; 115(6):1769–1773

[5] Cohen BE, Elbuluk N. Microneedling in skin of color: a review of uses and efficacy. J Am Acad Dermatol. 2016; 74(2):348–355

[6] Fabbrocini G, De Vita V, Fardella N, et al. Skin needling to enhance depigmenting serum penetration in the treatment of melasma. Plast Surg Int. 2011; 2011:158241

[7] Leo MS, Kumar AS, Kirit R, Konathan R, Sivamani RK. Systematic review of the use of platelet-rich plasma in aesthetic dermatology. J Cosmet Dermatol. 2015; 14(4):315–323

[8] Perez AGM, Lana JFSD, Rodrigues AA, Luzo ACM, Belangero WD, Santana MHA. Relevant aspects of centrifugation step in the preparation of platelet-rich plasma. ISRN Hematol. 2014; 2014:176060

[9] Hashim PW, Levy Z, Cohen JL, Goldenberg G. Microneedling therapy with and without platelet-rich plasma. Cutis. 2017; 99(4):239–242

[10] Elghblawi E. Plasma-rich plasma, the ultimate secret for youthful skin elixir and hair growth triggering. J Cosmet Dermatol. 2018; 17(3):423–430

[11] Asif M, Kanodia S, Singh K. Combined autologous plateletrich plasma with microneedling verses microneedling with distilled water in the treatment of atrophic acne scars: a concurrent split-face study. J Cosmet Dermatol. 2016; 15(4):434–443

[12] Fabbrocini G, De Vita V, Pastore F, et al. Combined use of skin needling and platelet-rich plasma in acne scarring treatment. Cosmet Dermatol. 2011; 24(4):177–183

[13] Singh MK. Commentary on 'Platelet-rich plasma for androgenetic alopecia: a pilot study'. Dermatol Surg. 2014; 40(9):1020–1021

[14] Ibrahim ZA, El-Ashmawy AA, Shora OA. Therapeutic effect of microneedling and autologous platelet-rich plasma in the treatment of atrophic scars: A randomized study. J Cosmet Dermatol. 2017; 16(3):388–399

[15] Bonati LM, Epstein GK, Strugar TL. Microneedling in all skin types: a review. J Drugs Dermatol. 2017; 16(4):308–313

[16] El-Domyati M, Barakat M, Awad S, Medhat W, El-Fakahany H, Farag H. Multiple microneedling sessions for minimally invasive facial rejuvenation: an objective assessment. Int J Dermatol. 2015; 54(12):1361–1369

[17] Aust MC, Fernandes D, Kolokythas P, Kaplan HM, Vogt PM. Percutaneous collagen induction therapy: an alternative treatment for scars, wrinkles, and skin laxity. Plast Reconstr Surg. 2008; 121(4):1421–1429

[18] Cachafeiro T, Escobar G, Maldonado G, Cestari T, Corleta O. Comparison of nonablative fractional erbium laser 1,340 nm and microneedling for the treatment of atrophic acne scars: a randomized clinical trial. Dermatol Surg. 2016;42(2):232–241

[19] Alexis AF, Coley MK, Nijhawan RI, et al. Nonablative fractional laser resurfacing for acne scarring in patients with fitzpatrick skin phototypes IV-VI. Dermatol Surg. 2016; 42(3):392–402

[20] Alam M, Han S, Pongprutthipan M, et al. Efficacy of a needling device for the treatment of acne scars: a randomized clinical trial. JAMA Dermatol. 2014; 150(8):844–849

[21] Dogra S, Yadav S, Sarangal R. Microneedling for acne scars in Asian skin type: an effective low cost treatment modality. J Cosmet Dermatol. 2014; 13(3):180–187

[22] Budamakuntla L, Loganathan E, Suresh DH, et al. A randomised, open-label, comparative study of tranexamic acid microinjections and tranexamic acid with microneedling in patients with melasma. J Cutan Aesthet Surg. 2013; 6(3):139–143

[23] Lee JH, Park JG, Lim SH, et al. Localized intradermal microinjection of tranexamic acid for treatment of melasma in Asian patients: a preliminary clinical trial. Dermatol Surg. 2006; 32 (5):626–631

[24] Morelli JG, Norris DA. Influence of inflammatory mediators and cytokines on human melanocyte function. J Invest Dermatol. 1993; 100(2) Suppl:191S–195S

[25] Maeda K, Naganuma M. Topical trans-4-aminomethylcyclohexanecarboxylic acid prevents ultraviolet radiation-induced pigmentation. J Photochem Photobiol B. 1998; 47(2–3):136– 141

[26] Lima EdeA. Microneedling in facial recalcitrant melasma: report of a series of 22 cases. An Bras Dermatol. 2015; 90(6): 919–921

[27] Pandya AG, Hynan LS, Bhore R, et al. Reliability assessment and validation of the Melasma Area and Severity Index (MASI) and a new modified MASI scoring method. J Am Acad Dermatol. 2011; 64(1):78–83, 83.e1–83.e2

[28] Sahni K, Kassir M. Dermafrac™: an innovative new treatment for periorbital melanosis in a dark-skinned male patient. J Cutan Aesthet Surg. 2013; 6(3):158–160

[29] Kontochristopoulos G, Kouris A, Platsidaki E, Markantoni V, Gerodimou M, Antoniou C. Combination of microneedling and 10% trichloroacetic acid peels in the management of infraorbital dark circles. J Cosmet Laser Ther. 2016; 18(5):289–292

[30] Aust MC, Knobloch K, Vogt PM. Percutaneous collagen induction therapy as a novel therapeutic option for Striae distensae. Plast Reconstr Surg. 2010; 126(4):219e–220e

[31] Park KY, Kim HK, Kim SE, Kim BJ, Kim MN. Treatment of striae distensae using needling therapy: a pilot study. Dermatol Surg. 2012; 38(11):1823–1828

[32] Nassar A, Ghomey S, El Gohary Y, El-Desoky F. Treatment of striae distensae with needling therapy versus microdermabrasion with sonophoresis. J Cosmet Laser Ther. 2016; 18(6):330–334

[33] Khater MH, Khattab FM, Abdelhaleem MR. Treatment of striae distensae with needling therapy versus CO2 fractional laser. J Cosmet Laser Ther. 2016; 18(2):75–79

[34] Pahwa M, Pahwa P, Zaheer A. "Tram track effect" after treatment of acne scars using a microneedling device. Dermatol Surg. 2012; 38(7 Pt 1):1107–1108

[35] Sadick N, Rothaus KO. Minimally invasive radiofrequency devices. Clin Plast Surg. 2016; 43(3):567–575

[36] Pudukadan D. Treatment of acne scars on darker skin types using a noninsulated smooth motion, electronically controlled radiofrequency microneedles treatment system. Dermatol Surg. 2017; 43 Suppl 1:S64–S69

[37] Seo KY, Kim DH, Lee SE, Yoon MS, Lee HJ. Skin rejuvenation by microneedle fractional radiofrequency and a human stem cell conditioned medium in Asian skin: a randomized controlled investigator blinded split-face study. J Cosmet Laser Ther. 2013; 15(1):25–33

[38] Cho SI, Chung BY, Choi MG, et al. Evaluation of the clinical efficacy of fractional radiofrequency microneedle treatment in acne scars and large facial pores. Dermatol Surg. 2012; 38(7 Pt 1):1017–1024

[39] Chandrashekar BS, Sriram R, Mysore R, Bhaskar S, Shetty A. Evaluation of microneedling fractional radiofrequency device for treatment of acne scars. J Cutan Aesthet Surg. 2014; 7(2):93–97

[40] Buchanan GR, Holtkamp CA, Levy EN. Racial differences in ristocetin-induced platelet aggregation. Br J Haematol. 1981; 49(3):455–464

[41] El-Domyati M, Abdel-Wahab H, Hossam A. Microneedling combined with platelet-rich plasma or trichloroacetic acid peeling for management of

acne scarring: a split-face clinical and histologic comparison. J Cosmet Dermatol. 2018; 17(1):73–83

[42] Schiavone G, Raskovic D, Greco J, Abeni D. Platelet-rich plasma for androgenetic alopecia: a pilot study. Dermatol Surg. 2014; 40(9):1010–1019

[43] Giordano S, Romeo M, Lankinen P. Platelet-rich plasma for androgenetic alopecia: Does it work? Evidence from metaanalysis. J Cosmet Dermatol. 2017; 16(3):374–381

[44] Kumaran MS, Arshdeep. Platelet-rich plasma in dermatology: boon or a bane? Indian J Dermatol Venereol Leprol. 2014; 80 (1):5–14

[45] Bolanča Ž, Goren A, Getaldić-Švarc B, Vučić M, Šitum M. Plateletrich plasma as a novel treatment for lichen planopillaris. Dermatol Ther (Heidelb). 2016; 29(4):233–235

[46] Saxena K, Saxena DK, Savant SS. Successful hair transplant outcome in cicatricial lichen planus of the scalp by combining scalp and beard hair along with platelet rich plasma. J Cutan Aesthet Surg. 2016; 9(1):51–55

[47] Kang BK, Shin MK, Lee JH, Kim NI. Effects of platelet-rich plasma on wrinkles and skin tone in Asian lower eyelid skin: preliminary results from a prospective, randomised, splitface trial. Eur J Dermatol. 2014; 24(1):100–101

[48] Mehryan P, Zartab H, Rajabi A, Pazhoohi N, Firooz A. Assessment of efficacy of platelet-rich plasma (PRP) on infraorbital dark circles and crow's feet wrinkles. J Cosmet Dermatol. 2014; 13(1):72–78

[49] Elnehrawy NY, Ibrahim ZA, Eltoukhy AM, Nagy HM. Assessment of the efficacy and safety of single platelet-rich plasma injection on different types and grades of facial wrinkles. J Cosmet Dermatol. 2017; 16(1):103–111

9
Terapias Combinadas

Peter W. Hashim ▪ *Cary Goldenberg*

Resumo

As terapias combinadas envolvendo microagulhamento, plasma rico em plaquetas e dispositivos com base em energia representam avanços estimulantes em medicina estética minimamente invasiva. Com os esforços contínuos para maximizar os resultados do paciente, os médicos têm combinado modalidades de tratamento a fim de desencadear efeitos sinérgicos. Aqui examinamos a utilidade dessas abordagens por meio de revisão de resultados relevantes de eficácia e segurança de estudos sobre regimes combinados.

Palavras-chave: terapias combinadas, plasma rico em plaquetas, microagulhamento, *resurfacing* a *laser*, administração de fármacos, ultrassom

Pontos Principais

- As terapias combinadas capitalizam e permitem os benefícios sinérgicos de diferentes modalidades de tratamento.
- O plasma rico em plaquetas é facilmente combinado com microagulhamento ou *resurfacing* a *laser*, levando a resultados mais eficazes e tempo de inatividade mais curto.
- O microagulhamento, por meio de sua penetração mecânica simples e rápida do estrato córneo, é promissor para a aplicação transdérmica de fármacos.
- A maior força das terapias combinadas deve ser contrabalançada rotineiramente contra os possíveis aumentos de eventos adversos.

9.1 PRP com *Resurfacing* a *Laser*

Plasma rico em plaquetas (PRP) é uma solução autóloga e um reservatório concentrado de numerosos fatores de crescimento, incluindo o fator de crescimento derivado de plaquetas (PDGF), fator de crescimento endotelial vascular (VEGF), fator de crescimento transformador (TGF), fator de crescimento epidérmico (EGF) e fator de crescimento semelhante à insulina (IGF).[1] Isolado do sangue total após venipunção, o PRP pode ser facilmente preparado no ambiente de consultório logo antes de um procedimento planejado. O sangue total periférico é submetido à centrifugação para separar os componentes das plaquetas desejadas do plasma (também conhecido como PRP), com um resultado de 5 mL de PRP tipicamente concentrado para conter uma contagem de plaquetas de, pelo menos, 1.000.000/L (note que o volume de sangue extraído, as técnicas de preparação e a concentração final variam por sistema e podem impactar substancialmente a concentração e composição finais; **Capítulo 1**).[2] Importante: a facilidade da obtenção e da aplicação do PRP permite que este seja prontamente usado em conjunto com outras modalidades de tratamento.

Uma importante aplicação do PRP é com os procedimentos de *resurfacing* a *laser*. Essa combinação aplica as propriedades regeneradoras de PRP às zonas de tratamento microtérmico criado durante o *resurfacing*. Vários estudos compararam o uso de *resurfacing* a *laser* isoladamente *versus* em combinação com PRP (▶ Tabela 9.1).

Tabela 9.1 Plasma Rico em Plaquetas com *Resurfacing* a *Laser*

Autores	Projeto do estudo	N	Média etária, ano (variação)	Comparações	Protocolo de tratamento	Resultados	Efeitos adversos
Shin et al. (2012)	Rejuvenescimento facial; grupo-controle e grupo experimental	22	43,7 (30-56)	*Laser* de érbio *glass* fracionado 1.550 nm + PRP tópico *vs. laser* de érbio *glass* fracionado 1.550 nm somente	Três tratamentos a intervalos de 4 semanas	*Laser* fracionado não ablativo + PRP tópico levou à melhora da cicatriz em 73% dos pacientes *vs.* 45% com *laser* somente. A terapia combinada também levou a aumentos maiores no colágeno e fibroblastos	Nenhum efeito adverso a longo prazo
Lee et al. (2011)	Cicatrizes de acne; projeto de divisão facial	14	28,1 (21-38)	*Laser* CO_2 fracionado + PRP intradérmico *vs. laser* CO_2 fracionado + NS intradérmica	Dois tratamentos a intervalos de 1 mês	*Laser* CO_2 + PRP intradérmico levaram a maior melhora na cicatriz e resolução mais rápida de pele danificada por *laser vs. laser* CO_2 + NS intradérmica	Nenhum efeito adverso a longo prazo
Na et al. (2011)	Pele saudável na face interna dos braços, bilateralmente; projeto de divisão facial	25	Não listada	*Laser* CO_2 fracionado + PRP tópico *vs. laser* CO_2 fracionado + NS tópica	Um tratamento	*Laser* CO_2 + PRP tópico levaram à redução do eritema e perda de água transepidérmica no período de recuperação *vs. laser* CO_2 + NS tópica. O tratamento com PRP também foi associado a feixes mais espessos de colágeno em acompanhamento de 1 mês	Nenhum efeito adverso a longo prazo
Gawdat et al. (2014)	Cicatrizes de acne; dois grupos, cada um com projeto de divisão facial	30	24,8 (19-35)	CO_2 fracionado + PRP tópico *vs. laser* CO_2 fracionado + PRP intradérmico *vs. laser* CO_2 fracionado + NS intradérmica	Três tratamentos a intervalos de 1 mês	Um grau de melhora > 75% foi visto em 67% das áreas tratadas com *laser* CO_2 + PRP intradérmico *vs.* 60% das áreas tratadas com *laser* CO_2 + PRP tópico *vs.* 27% áreas tratadas com *laser* CO_2 + NS intradérmica. A aplicação tópica de PRP produziu dor reduzida *vs.* intradérmica	PIH em ambos os lados dos dois pacientes tratados com *laser* CO_2 + NS intradérmica

Abreviações: PRP, plasma rico em plaquetas; CO_2, dióxido de carbono; NS, solução salina normal; PIH, hiperpigmentação pós-inflamatória.

Shin et al.[3] examinaram o valor da terapia dupla em 22 pacientes submetidos a rejuvenescimento facial. Metade dos pacientes recebeu aplicação tópica de PRP (concentração inespecífica) combinada com o *resurfacing* a *laser* fracionado, enquanto a outra metade recebeu *resurfacing* a *laser* fracionado isoladamente. Indivíduos foram submetidos a três tratamentos com um *laser* não ablativo de érbio fracionado de 1.550 nm, cada um deles separado por intervalo de 4 semanas. No grupo de tratamento combinado, PRP tópico foi aplicado em oclusão por 20 minutos imediatamente após laserterapia. As melhoras relatadas do paciente em textura, elasticidade e rugas finas da pele foram maiores no grupo de tratamento combinado. Avaliadores em regime cego notaram melhora clínica em 73% dos pacientes no grupo de combinação *versus* 45% no grupo de monoterapia, embora a diferença entre os grupos não tenha sido estatisticamente significativa. Biópsias realizadas antes e 1 mês após o tratamento final mostraram que a terapia combinada levou a aumentos significativamente maiores na extensão da junção dérmica-epidérmica, no volume de colágeno e no número de fibroblastos ($p < 0,05$). Não houve diferenças significativas nos eventos adversos entre os dois grupos.

Lee et al.[4] investigaram a combinação de PRP com *resurfacing* com *laser* ablativo de dióxido de carbono (CO_2) fracionado no tratamento de cicatrizes de acne. Em um estudo com divisão facial de 14 pacientes, todos os sujeitos receberam, pela primeira vez, o tratamento em todo o rosto com o *laser* CO_2 fracionado, em seguida injeções intradérmicas de PRP (concentração inespecífica) em um lado do rosto *versus* injeções intradérmicas de solução salina no outro lado. O procedimento foi repetido 1 mês depois em um total de duas sessões de tratamento a intervalos de 1 mês. Os resultados confirmaram um tempo de recuperação acelerado após terapia combinada comparada ao grupo-controle com solução salina, ocorrendo redução da duração média do eritema pós-tratamento de 1,8 dia, a duração do edema diminuiu em 1 dia e a duração de formação de crosta diminuiu em 0,9 dia (todos os $p < 0,05$ entre os grupos de tratamento). Os investigadores também graduaram a melhora clínica dos pacientes de acordo com uma escala de quartil que vai de 0 (nenhuma melhora) a 4 (> 75% de melhora). Quatro meses após a segunda sessão de tratamento, os lados do rosto que receberam terapia combinada mostraram mais significativa melhora nas cicatrizes de acne do que os controles (melhora no quartil médio de 2,7 *vs.* 2,3; $p = 0,03$). Similarmente, Na et al.[5] verificaram maior cura de ferida e redução dos efeitos adversos transitórios quando o *resurfacing* com CO_2 fracionado era seguido de aplicação de PRP. Nesse estudo, feixes mais espessos de colágeno também foram notados no exame histológico dos lados faciais tratados com PRP em relação aos controles.

Expandindo esses resultados, Gawdat et al.[6] compararam os efeitos diferenciais vistos com o PRP tópico *versus* intradérmico em conjunto com o *resurfacing* ablativo para o tratamento de cicatrizes de acne. Trinta pacientes foram inscritos no estudo com divisão facial e separados em dois grupos. No primeiro grupo, um lado do rosto foi submetido a *resurfacing* a *laser* CO_2 fracionado seguido por injeções intradérmicas de PRP (concentração inespecífica) enquanto o outro lado do rosto recebeu tratamento a *laser* seguido por injeções intradérmicas de solução salina. No segundo grupo, um lado do rosto foi submetido a *resurfacing* a *laser* CO_2 fracionado seguido por injeções intradérmicas de PRP; o outro lado recebeu tratamentos a *laser* seguido por aplicação tópica de PRP sob oclusão por 15 minutos. Os pacientes completaram três sessões a intervalos de 1 mês. Os resultados 3 meses após sessão final mostraram que a combinação de *laser* com PRP (independentemente de ser tópico ou intradérmico) produziu maior melhora nas cicatrizes do que no grupo-controle a *laser*. Além disso, eventos adversos, como eritema, edema e formação de crosta, resolveram-se mais rapidamente nas áreas tratadas em combinação. O tempo total de inatividade foi significativamente menor em termos estatísticos nos grupos de PRP tópico combinado e *laser* (2,8 dias) e nos grupos de PRP intradérmico e *laser* (2,3 dias) em relação ao grupo-controle a *laser* (4,4 dias; *p* = 0,02). Notavelmente, não houve diferenças significativas entre as aplicações intradérmica e tópica de PRP, com a única exceção de redução dos escores relativos à dor no grupo de PRP tópico. Esses achados apoiam a noção de que, quando usada concomitantemente com o *resurfacing* a *laser*, a via tópica de administração do PRP permite a maximização de conforto do paciente sem comprometer a eficácia.

9.2 Plasma Rico em Plaquetas com Ultrassom

O ultrassom é outra modalidade à base de energia empregada para aumentar a penetração de PRP. Em um estudo de estrias atróficas cutâneas, Suh *et al.*[7] combinaram PRP tópico (concentração de 4,5 vezes) com ultrassom após a aplicação de radiofrequência fracionada. Dezoito pacientes foram tratados a cada 2 semanas por quatro sessões. Dois meses após o tratamento final, a largura média das estrias mais largas diminuiu de 0,75 para 0,27 mm. Cerca de 70% dos pacientes relataram estarem "muito satisfeitos" ou "extremamente satisfeitos" com o grau de melhora. A falta de grupos-controle recebendo radiofrequência, PRP mais ultrassom, ou nenhuma terapia foi uma importante limitação desse estudo; porém, os resultados estão incentivando e justificando mais pesquisa, especialmente considerando que as estrias são uma condição comum, mas desafiadora.

9.3 Plasma Rico em Plaquetas com Microagulhamento

A terapia com microagulhamento usa agulhas de pequeno calibre para lesão deliberada e mecânica da epiderme e da derme, e, portanto, encoraja o rejuvenescimento da pele (▶ Fig. 9.1a-c). Feridas por punção criadas por microagulhas promovem a liberação de fatores de crescimento e cascatas de cicatrização de ferida. Exames histológicos após a terapia de microagulhamento demonstram aumentos no colágeno e formação de fibra elástica, levando a uma derme mais grossa com arquitetura de aparência normal em vez de alterações dérmicas do tipo cicatriz que ocorrem após um trauma mais extenso.[8,9] As aplicações clínicas do microagulhamento são amplamente variáveis, havendo maior corpo de literatura sobre o rejuvenescimento da pele e tratamento das cicatrizes de acne (▶ Fig. 9.2a-c e ▶ Fig. 9.3a, b) (**Capítulo 6**).[10-13] Além disso, existem resultados encorajadores observados no tratamento de cicatrizes hipertróficas de queimaduras e melasma.[14-16] As possíveis indicações para o microagulhamento continuam a se expandir. Essas aplicações investigacionais incluem alopecia androgenética, hiperidrose, estria rubra e aplicação transdérmica de fármacos (▶ Fig. 9.4a, b e ▶ Fig. 9.5, ▶ Fig. 9.6, ▶ Fig. 9.7, ▶ Fig. 9.8).[17-20]

Vários estudos examinaram a eficácia diferencial da terapia de microagulhamento com e sem PRP (▶ Tabela 9.2). Usando um projeto de estudo de divisão facial, Fabbrocini *et al.*[21] compararam os resultados do tratamento em pacientes com cicatrizes atróficas de acne. Em uma população de estudo de 12 adultos, um lado do rosto de cada paciente recebeu microagulhamento a uma profundidade de 1,5 mm mais PRP tópico (concentração de 4,5 vezes), enquanto o outro lado recebeu apenas microagulhamento. Os resultados foram examinados 32 semanas após a segunda de duas sessões de tratamento, a intervalos de 8 semanas. Embora ambos os regimes resultassem em melhora nos escores da gravidade da cicatriz, indivíduos tratados com a combinação de microagulhamento mais PRP demonstraram resultados mais signi-

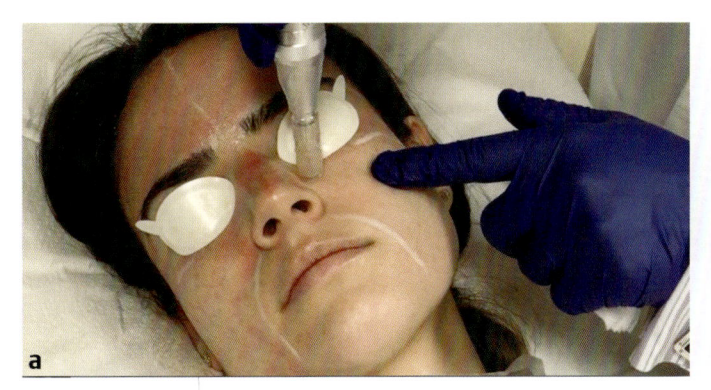

Fig. 9.1 Microagulhamento com PRP. **(a)** O dispositivo de microagulhamento é usado, primeiro, para criar minúsculas feridas por punção. **(b)** PRP tópico é, então, aplicado à pele usando-se uma seringa. **(c)** Alternativamente, PRP pode ser injetado por via intradérmica após microagulhamento. (© 2017 Cutis (https://www.mdedge.com/cutis) and Gary Goldenberg.)

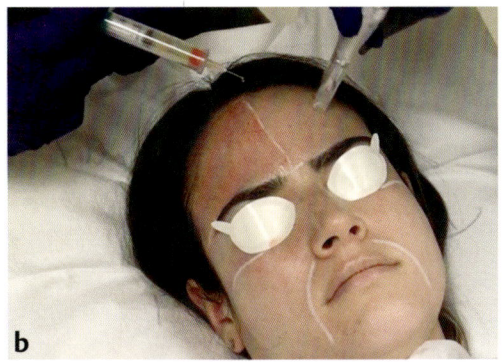

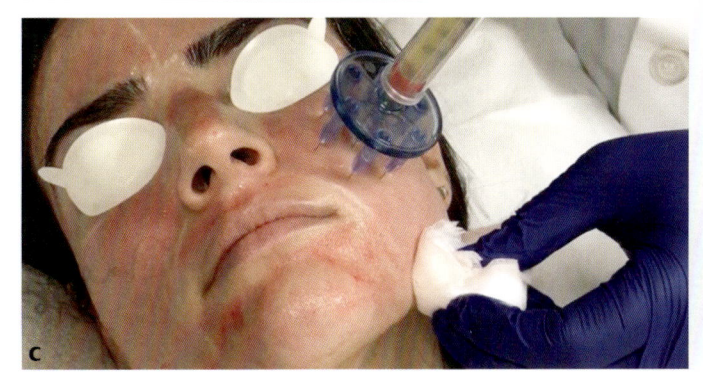

ficativos (melhora média de 47 vs. 35%; $p < 0,05$). A adição de PRP não pareceu alterar o edema pós-tratamento ou eritema, que eram leves e comuns em ambos os grupos.

Asif et al.[22] deram um passo à frente e avaliaram a tripla combinação de PRP tópico, PRP intradérmico e microagulhamento. Em um estudo de comparação com divisão facial de 50 sujeitos com cicatrizes atróficas de acne, metade do rosto foi tratada com microagulhamento a uma profundidade de 1,5 mm, seguido por injeções intradérmicas de água destilada, e o outro lado do rosto com microagulhamento seguido por injeções intradérmicas de PRP ativado por cloreto de cálcio (concentração de 5,2 vezes) e, então, aplicação de PRP tópico. Os pacientes completaram três sessões mensais com uma avaliação final realizada 4 meses após o último tratamento. Usando a escala quantitativa de Goodman para cicatrizes de acne, a combinação de microagulhamento com PRP levou a uma redução de 62% na gravidade da cicatriz. Cerca de 40% desses pacientes demonstraram uma "excelente resposta" (melhora de

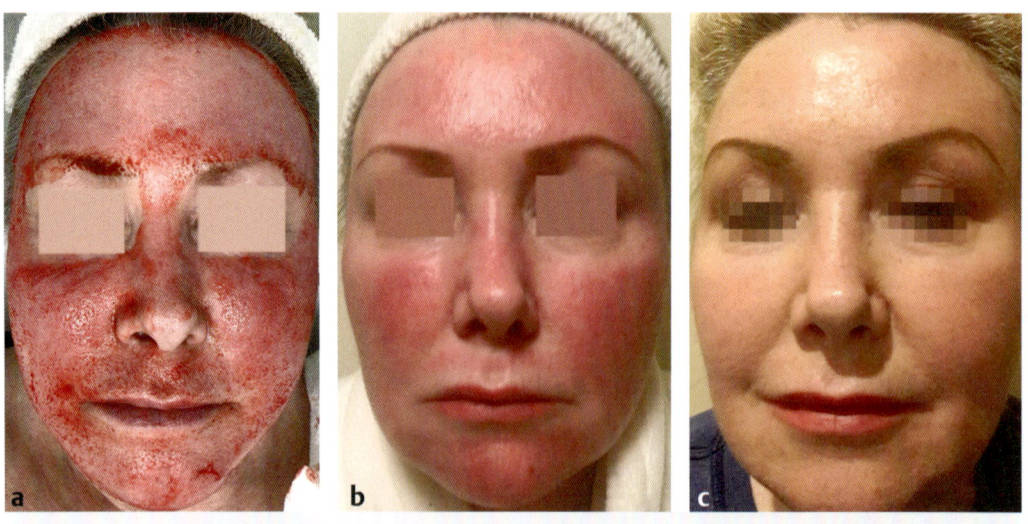

Fig. 9.2 Rejuvenescimento facial com microagulhamento e PRP visto **(a)** imediatamente após tratamento, **(b)** 24 horas após tratamento e **(c)** 3 dias após tratamento. (© Gary Goldenberg. Usada com permissão.)

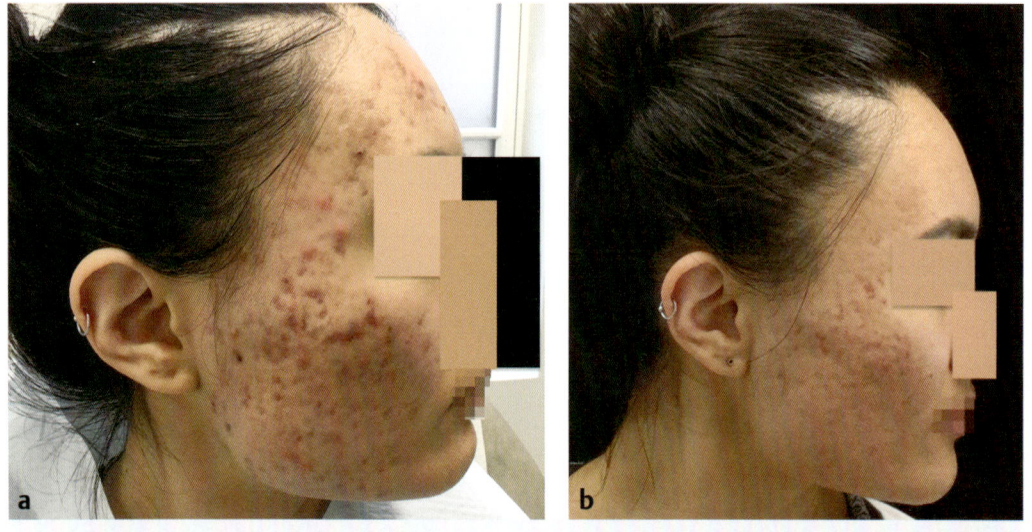

Fig. 9.3 Cicatrizes de acne **(a)** antes e **(b)** após tratamento com microagulhamento e PRP. (© Gary Goldenberg. Usada com permissão.)

dois graus), enquanto os 60% restantes tiveram uma "boa resposta" (melhora de um grau na gravidade da cicatriz). Importante: nenhum dos sujeitos deixou de responder à terapia combinada. Em comparação, o grupo de microagulhamento isolado-água estéril também notou benefícios clínicos, embora os efeitos fossem menos dramáticos. As cicatrizes gerais reduziram em 46% (vs. 62% com tratamento de combinação com PRP; $p < 0,00001$), observando-se uma excelente resposta em 10%, boa resposta em 84% e má resposta em 6%. Os autores notaram que o eritema pós-procedimento e *peeling* da pele pareceu se resolver de maneira ligeiramente mais rápida nos lados tratados com PRP.

Também existe um estudo comparativo de microagulhamento a uma profundidade de 1,5 mm mais PRP (concentração de 4,5 vezes) *versus* microagulhamento mais vitamina C.[23] Os investigadores trataram 30

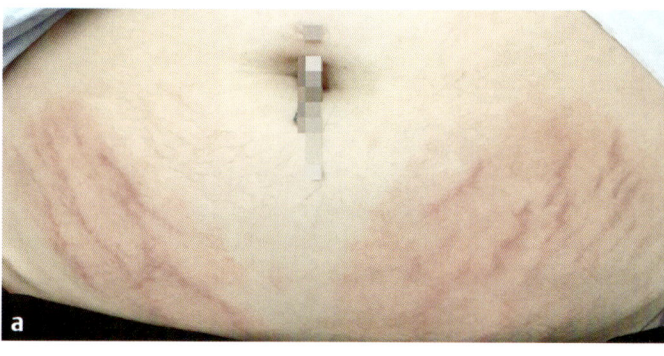

Fig. 9.4 Estria rubra. **(a)** Antes e **(b)** após tratamento com microagulhamento e PRP. (© Gary Goldenberg. Usada com permissão.)

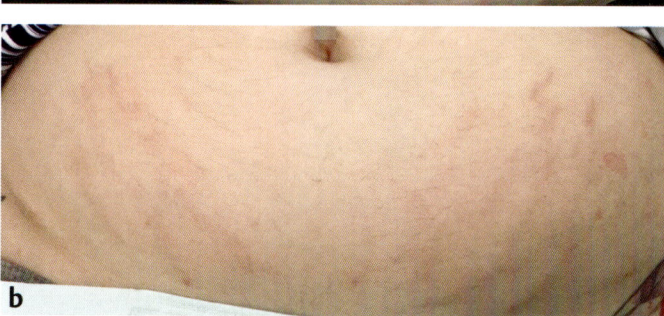

pacientes com cicatrizes de acne durante 4 sessões mensais em um projeto de estudo de divisão facial. Embora ambos os regimes de tratamento produzissem benefícios clínicos, houve uma porcentagem significativamente maior em termos estatísticos de pacientes que não demonstraram qualquer melhora no grupo da vitamina C (37%) comparado ao grupo de PRP (22%; $p = 0,021$). Além disso, 19% dos pacientes de PRP demonstraram "excelente resposta" (melhora de dois pontos), mas somente 7% com vitamina C. Os autores notaram que cicatrizes *boxcar* e de *rolling* tendem a mostrar melhores respostas ao tratamento do que as cicatrizes *ice pick*.

9.3.1 Microagulhamento para Administração de Fármacos

Cada vez mais, o microagulhamento foi examinado para facilitar a administração transdérmica de medicação. A entrada de fármacos pode ocorrer por meio de três possíveis mecanismos: (1) criação de poros no estrato córneo seguida pela aplicação tópica de fármaco; (2) microagulhas cobertas com fármaco; e/ou (3) uso de microagulhas ocas cheias de fármaco que é injetado diretamente dentro da pele. Essas técnicas variadas de aplicação demonstraram utilidade na administração de numerosas medicações, incluindo insulina e vacinas.[24]

A evidência sugere que o microagulhamento pode aumentar a eficácia da terapia fotodinâmica (PDT). Bencini *et al.*[25] acompanharam 12 pacientes de transplante de órgão nos quais o tratamento com PDT clássico da queratose actínica havia falhado anteriormente. Os pacientes foram submetidos a três sessões de PDT assistidas por microagulhas, a intervalos de 2 semanas, cada uma consistindo em microagulhamento a 0,5 mm de profundidade, seguido pela aplicação de metilaminolevulinato sob oclusão por 3 horas, e, então, finalmente por irradiação. Todas as lesões mostraram uma resposta completa após três sessões de tratamento, com uma taxa de liberação persistente de 83% observada em 9 meses de acompanhamento.

A administração aumentada de anestésicos tópicos é outra aplicação potencial de microagulhamento. Em um estudo de Fabbrocini *et al.*,[19] o microagulhamento a

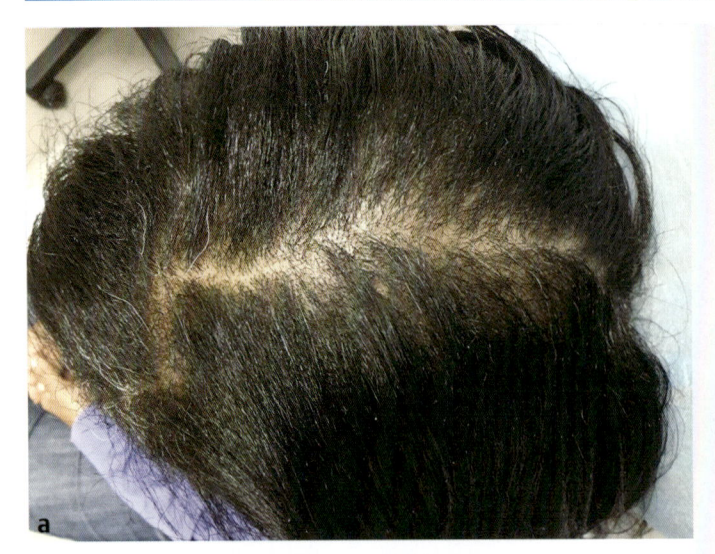

Fig. 9.5 Alopecia androgenética. (a) Antes e (b) após tratamento com microagulhamento e PRP. (© Gary Goldenberg. Usada com permissão.)

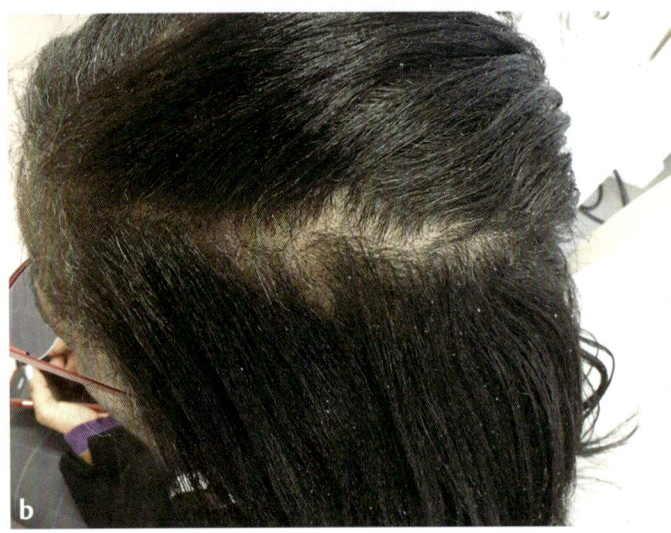

uma profundidade superficial de 0,5 mm foi combinada com uma mistura eutética de lidocaína e prilocaína (EMLA). Aproximadamente 15 pacientes receberam um de dois tratamentos no antebraço esquerdo ou direito: em um lado, foi aplicado anestésico tópico em oclusão por 60 minutos e, do outro, microagulhamento antes da aplicação de anestésico tópico em oclusão por 60 minutos. Em seguida, os clínicos monitoraram a resposta à dor. Os resultados verificaram que o tratamento combinado levou a escores significativamente mais baixos de dor de acordo com a escala analógica visual (51,3 *vs.* 20.1; $p < 0,05$). Os autores não relataram importantes efeitos colaterais, com leve eritema apenas e edema limitado a 24 a 48 horas. Deve-se notar que, na prática clínica, essa absorção aumentada de anestésico deverá ser ponderada contra o risco aumentado de toxicidade ao se tratar grandes áreas de superfície corporal.

Finalmente, o microagulhamento também demonstrou aumentar a liberação de peptídeos cosmecêuticos. Mohammed *et al.*[26] usaram imagens por fluorescência para examinar a liberação de melanostatina, rigina e peptídeo pal-KTTKS na pele de doador humano com e sem microagu-

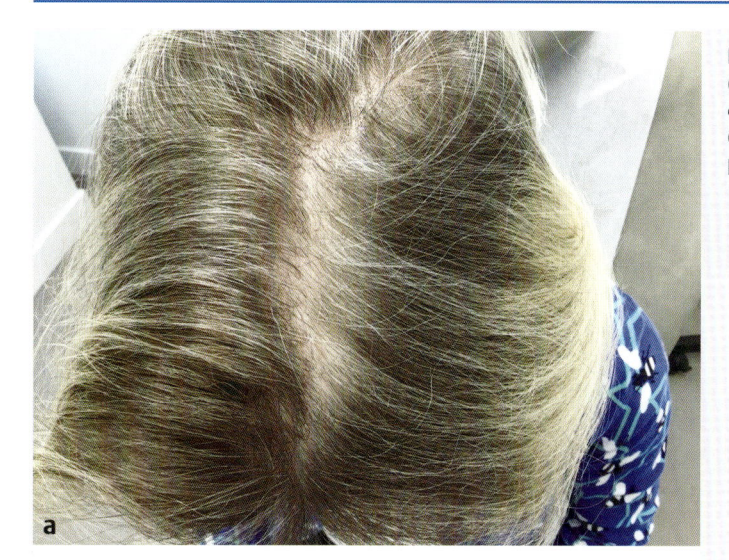

Fig. 9.6 Alopecia androgenética. **(a)** Antes e **(b)** após tratamento com microagulhamento e PRP. (© Gary Goldenberg. Usada com permissão.)

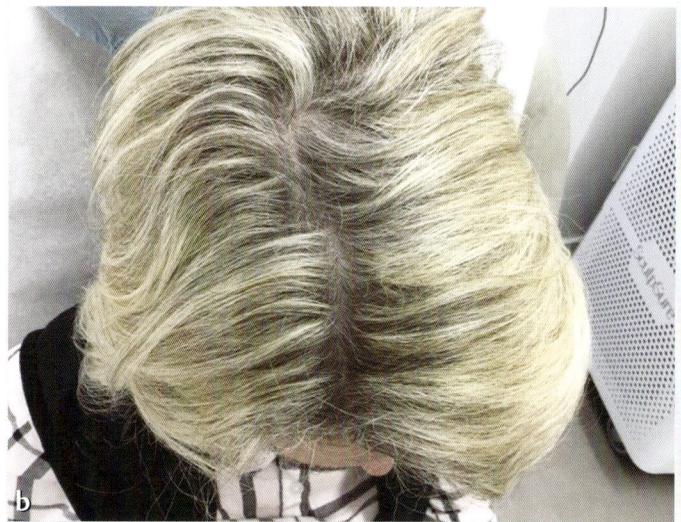

lhamento. Foi encontrado um aumento de sinal de 2 a 22 vezes após liberação aumentada de peptídeos aplicados topicamente pelo microagulhamento, com peptídeos de menor peso molecular mostrando a maior resposta ao pré-tratamento com microagulhamento.

Recentemente, tem sido estudada a liberação de compostos antirrugas por meio de plataformas de dissolução de microagulhamento.[27] Cerca de 24 mulheres foram tratadas por 12 semanas com *patches* (adesivos) de dissolução para microagulhamento carregados com ácido ascórbico ou retinil retinoato. Os *patches* foram aplicados duas vezes ao dia na região de "pés de galinha" periorbitais. A melhora das rugas foi avaliada pelo *software* Visiometer antes e imediatamente após a conclusão do tratamento. Os *patches* contendo ácido ascórbico e retinil retinoato reduziram a aspereza da pele e a média da aspereza aritmeticamente derivada ($p < 0,001$). Importante: não houve relatos de dermatite alérgica ou de contato.

9.4 Microagulhamento com *Resurfacing* a *Laser*

Menos comumente, os profissionais de saúde podem combinar o microagulhamento com *resurfacing* a *laser*. Essa

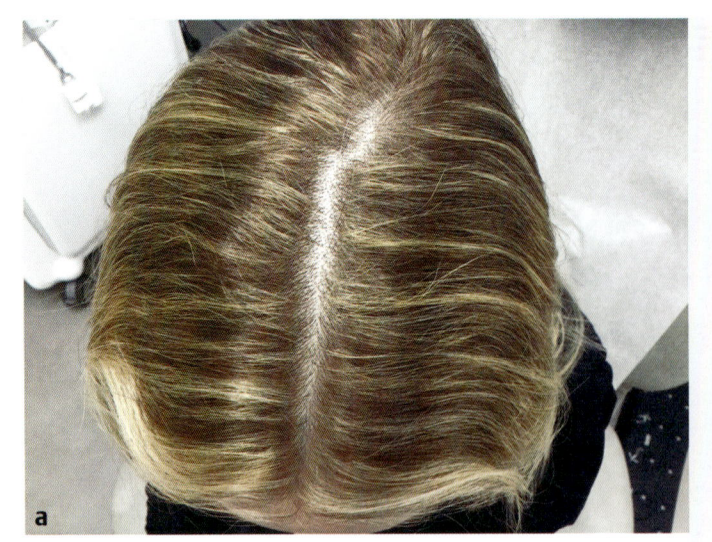

Fig. 9.7 Alopecia androgenética. **(a)** Antes e **(b)** após tratamento com microagulhamento e PRP. (© Gary Goldenberg. Usada com permissão.)

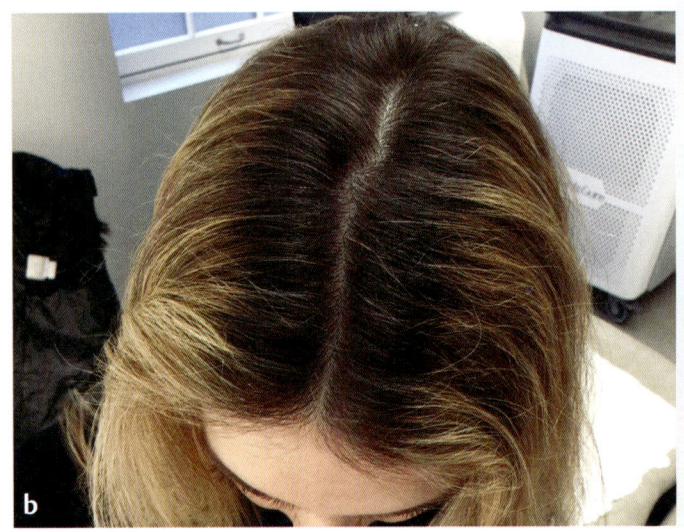

combinação é direcionada à epiderme e à derme papilar por *resurfacing* a *laser*, enquanto microagulhas mais longas proporcionam penetração mais profunda na derme reticular. Pode, também, ser considerada nos tipos mais escuros de pele, segundo a classificação de Fitzpatrick, que não irão tolerar ajustes mais agressivos de *laser* ou comprimentos de onda específicos, em razão do risco aumentado de eventos adversos. Note-se que os estudos até o momento geralmente são menos consistentes e rigorosamente planejados, assim há espaço substancial para investigação contínua e desenvolvimento de protocolos.

Dois estudos examinam o uso combinado de microagulhamento por radiofrequência fracionado (FRM) e *resurfacing* a *laser* (▶ Tabela 9.3). Ryu *et al.*[28] trataram pacientes com estrias atróficas cutâneas de acordo com três protocolos diferentes: FRM somente, *laser* CO_2 fracionado, ou FRM e *laser* CO_2 fracionado combinados. Os indivíduos foram submetidos a três sessões de tratamento a intervalos de um mês. Em geral, notou-se que o grupo de combinação apresentou melhoras clínicas

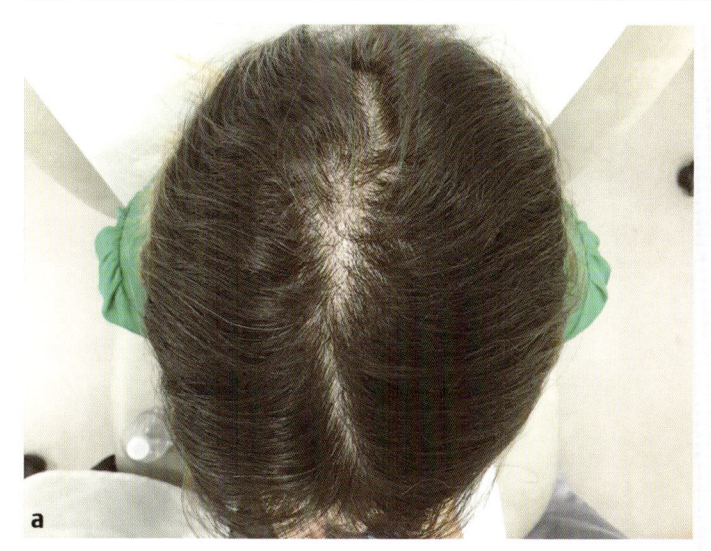

Fig. 9.8 Alopecia androgenética. (a) Antes e (b) após tratamento com microagulhamento e PRP. (© Gary Goldenberg. Usada com permissão.)

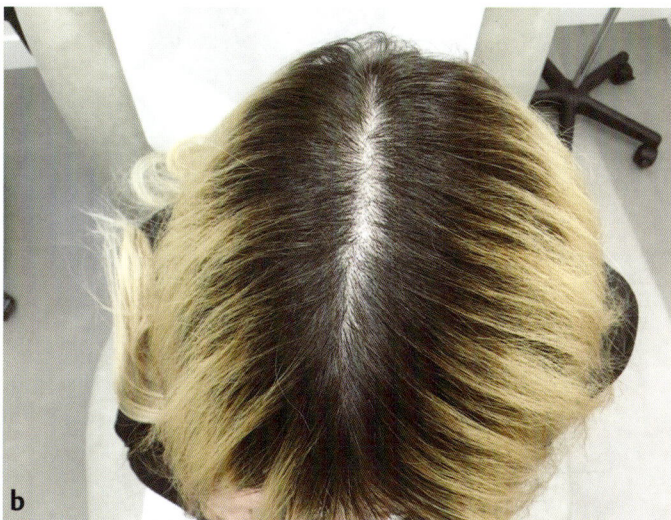

mais significativas do que o grupo de uma única modalidade, embora a comparação estatística não tenha sido fornecida. As amostras de biópsia de antes e de 6 meses após o tratamento combinado demonstraram níveis mais altos de fibras de colágeno e de expressão do fator de crescimento transformador β1 na epiderme e derme da pele submetida a tratamento combinado. A hiperpigmentação pós-inflamatória transitória, a dor e o prurido também foram relatados com mais frequência no grupo de combinação (comparações estatísticas não fornecidas).

Similarmente, Fatemi Naeini et al.[29] descobriram que a terapia combinada de FRM e *laser* CO_2 era mais eficaz para tratar estrias brancas do que FRM isoladamente, embora os eventos adversos novamente aumentassem. O regime de combinação levou a maiores reduções em áreas de superfície da lesão, assim como a escores mais altos de satisfação do paciente. Notavelmente, houve maior incidência de hiperpigmentação pós-inflamatória transitória no grupo de FRM combinado com *laser* CO_2, mas todos os casos relatados se resolveram em 3 meses.

Tabela 9.2 Plasma Rico em Plaquetas com Microagulhamento

Autores	Projeto do estudo	N	Média etária, ano (variação)	Comparações	Protocolo de tratamento	Resultados	Efeitos adversos
Fabbrocini et al. (2011)	Cicatrizes de acne; projeto de divisão facial	12	32,2 (18-45)	Microagulhamento + PRP tópico vs. microagulhamento somente	Dois tratamentos a intervalos de 8 semanas	Microagulhamento + PRP levaram à melhora de 47% vs. melhora de 35% com microagulhamento somente	Nenhum efeito adverso em longo prazo
Asif et al.[22] (2016)	Cicatrizes de acne; projeto de divisão facial	50	25,7 (17-32)	Microagulhamento + PRP tópico + PRP intradérmico vs. microagulhamento + água destilada	Três tratamentos a intervalos de 1 mês	Microagulhamento + PRP levaram à melhora de 62% vs. melhora de 46% com microagulhamento + água destilada	Nenhum efeito adverso a longo prazo
Chawla (2014)	Cicatrizes de acne; projeto de divisão facial	30	27,5 (18-34)	Microagulhamento + PRP tópico vs. microagulhamento + vitamina C tópica	Quatro tratamentos a intervalos de 1 mês	Microagulhamento + PRP levaram à resposta boa ou excelente em 78% vs. 63% com microagulhamento + vitamina C	Um paciente teve PIH grave

Abreviações: PRP, plasma rico em plaquetas; PIH, hiperpigmentação pós-inflamatória.

Tabela 9.3 Microagulhamento com Radiofrequência Fracionada com *Resurfacing* a *Laser*

Autores	Projeto do estudo	N	Média etária, ano (variação)	Comparações	Protocolo de tratamento	Resultados	Efeitos adversos
Ryu et al. (2013)	*Striae distensae*; dois grupos de terapia isolada e um grupo de terapia combinada	30	30 (21-51)	Laser CO$_2$ fracionado vs. FRM vs. laser CO$_2$ fracionado + FRM	Três tratamentos a intervalos de 1 mês	Laser CO$_2$ fracionado + combinação de FRM levaram a melhoras clínicas maiores do que a terapia isolada	PIH em 30% dos pacientes no grupo de combinação, com resolução espontânea em 2 meses
Fatemi Naeini et al. (2016)	Estrias brancas; projeto de divisão corporal	48 pares de estrias de 6 pacientes	30,2 (nenhuma variação listada)	FMR vs. FMR + laser CO$_2$ fracionado	Grupo de FMR: três tratamentos a intervalos de 4 semanas; FMR + grupo de *laser*: cinco tratamentos a intervalos de 4 semanas (um tratamento com *laser*, depois três tratamentos com FMR, e, finalmente, um tratamento com FMR + *laser*)	Laser CO$_2$ fracionado + combinação com FRM levaram à melhora de 75% vs. melhora de 50% no grupo de FMR	PIH em 19% dos pacientes no grupo de combinação, com resolução espontânea em 3 meses

Abreviações: FRM, microagulhamento por radiofrequência fracionada; PIH, hiperpigmentação pós-inflamatória.

9.5 Conclusão

As terapias combinadas oferecem aos clínicos uma ampla gama de opções de tratamento. O PRP continua a ganhar popularidade como um agente adjuvante em procedimentos cirúrgicos dermatológicos e plásticos, com um corpo crescente de literatura demonstrando a utilidade em aumentar os efeitos do microagulhamento e da laserterapia. Outros procedimentos combinados demonstraram que ele também aumenta a eficácia, embora a evidência seja consideravelmente mais fraca nesse momento, devendo-se considerar os possíveis aumentos de eventos adversos. São necessárias mais pesquisas em protocolos ideais para obter-se a máxima eficácia. Prevemos avanços contínuos na tecnologia e sistemas de aplicação destinados a otimizar os resultados e abreviar a recuperação.

Referências

[1] Lubkowska A, Dolegowska B, Banfi G. Growth factor content in PRP and their applicability in medicine. J Biol Regul Homeost Agents. 2012; 26(2) Suppl 1:3S–22S

[2] Marx RE. Platelet-rich plasma (PRP): what is PRP and what is not PRP? Implant Dent. 2001; 10(4):225–228

[3] Shin MK, Lee JH, Lee SJ, Kim NI. Platelet-rich plasma combined with fractional laser therapy for skin rejuvenation. Dermatol Surg. 2012; 38(4):623–630

[4] Lee JW, Kim BJ, Kim MN, Mun SK. The efficacy of autologous platelet rich plasma combined with ablative carbon dioxide fractional resurfacing for acne scars: a simultaneous splitface trial. Dermatol Surg. 2011; 37(7):931–938

[5] Na JI, Choi JW, Choi HR, et al. Rapid healing and reduced erythema after ablative fractional carbon dioxide laser resurfacing combined with the application of autologous plateletrich plasma. Dermatol Surg. 2011; 37(4):463–468

[6] Gawdat HI, Hegazy RA, Fawzy MM, Fathy M. Autologous platelet rich plasma: topical versus intradermal after fractional ablative carbon dioxide laser treatment of atrophic acne scars. Dermatol Surg. 2014; 40(2):152–161

[7] Suh DH, Lee SJ, Lee JH, Kim HJ, Shin MK, Song KY. Treatment of striae distensae combined enhanced penetration plateletrich plasma and ultrasound after plasma fractional radiofrequency. J Cosmet Laser Ther. 2012; 14(6):272–276

[8] Aust MC, Fernandes D, Kolokythas P, Kaplan HM, Vogt PM. Percutaneous collagen induction therapy: an alternative treatment for scars, wrinkles, and skin laxity. Plast Reconstr Surg. 2008; 121(4):1421–1429

[9] Schwarz M, Laaff H. A prospective controlled assessment of microneedling with the Dermaroller device. Plast Reconstr Surg. 2011; 127(6):146e–148e

[10] El-Domyati M, Barakat M, Awad S, Medhat W, El-Fakahany H, Farag H. Microneedling therapy for atrophic acne scars: an objective evaluation. J Clin Aesthet Dermatol. 2015; 8(7):36–42

[11] Leheta T, El Tawdy A, Abdel Hay R, Farid S. Percutaneous collagen induction versus full-concentration trichloroacetic acid in the treatment of atrophic acne scars. Dermatol Surg. 2011; 37(2):207–216

[12] Fabbrocini G, De Vita V, Pastore F, et al. Collagen induction therapy for the treatment of upper lip wrinkles. J Dermatolog Treat. 2012; 23(2):144–152

[13] Leheta TM, Abdel Hay RM, El Garem YF. Deep peeling using phenol versus percutaneous collagen induction combined with trichloroacetic acid 20% in atrophic post-acne scars: a randomized controlled trial. J Dermatolog Treat. 2014; 25(2):130–136

[14] Aust MC, Knobloch K, Reimers K, et al. Percutaneous collagen induction therapy: an alternative treatment for burn scars. Burns. 2010; 36(6):836–843

[15] Fabbrocini G, De Vita V, Fardella N, et al. Skin needling to enhance depigmenting serum penetration in the treatment of melasma. Plast Surg Int. 2011; 2011:158:241

[16] Cho SB, Lee SJ, Kang JM, Kim YK, Kim TY, Kim DH. The treatment of burn scar-induced contracture with the pinhole method and collagen induction therapy: a case report. J Eur Acad Dermatol Venereol. 2008; 22(4):513–514

[17] Dhurat R, Mathapati S. Response to microneedling treatment in men with androgenetic alopecia who failed to respond to conventional therapy. Indian J Dermatol. 2015; 60(3):260–263

[18] Dhurat R, Sukesh M, Avhad G, Dandale A, Pal A, Pund P. A randomized evaluator blinded study of effect of microneedling in androgenetic alopecia: a pilot study. Int J Trichology. 2013; 5(1):6–11

[19] Fabbrocini G, De Vita V, Izzo R, Monfrecola G. The use of skin needling for the delivery of a eutectic mixture of local anesthetics. G Ital Dermatol Venereol. 2014; 149(5):581–585

[20] Kim M, Shin JY, Lee J, Kim JY, Oh SH. Efficacy of fractional microneedle radiofrequency device in the treatment of primary axillary hyperhidrosis: a pilot study. Dermatology. 2013; 227 (3):243–249

[21] Fabbrocini G, De Vita V, Pastore F, et al. Combined use of skin needling and platelet-rich plasma in acne scarring treatment. Cosmetic Dermatology. 2011; 24(4):177–183

[22] Asif M, Kanodia S, Singh K. Combined autologous plateletrich plasma with microneedling verses microneedling with distilled water in the treatment of atrophic acne scars: a concurrent split-face study. J Cosmet Dermatol. 2016; 15(4):434–443

[23] Chawla S. Split face comparative study of microneedling with PRP versus microneedling with vitamin C in treating atrophic post acne scars. J Cutan Aesthet Surg. 2014;7(4):209–212

[24] Cheung K, Das DB. Microneedles for drug delivery: trends and progress. Drug Deliv. 2016; 23(7):2338–2354

[25] Bencini PL, Galimberti MG, Pellacani G, Longo C. Application of photodynamic therapy combined with preillumination microneedling in the treatment of actinic keratosis in organ transplant recipients. Br J Dermatol. 2012; 167(5):1193–1194

[26] Mohammed YH, Yamada M, Lin LL, et al. Microneedle enhanced delivery of cosmeceutically relevant peptides in human skin. PLoS One. 2014; 9(7):e101956

[27] Kim M, Yang H, Kim H, Jung H, Jung H. Novel cosmetic patches for wrinkle improvement: retinyl retinoateand ascorbic acid-loaded dissolving microneedles. Int J Cosmet Sci. 2014; 36(3):207–212

[28] Ryu HW, Kim SA, Jung HR, Ryoo YW, Lee KS, Cho JW. Clinical improvement of striae distensae in Korean patients using a combination of fractionated microneedle radiofrequency and fractional carbon dioxide laser. Dermatol Surg. 2013; 39(10): 1452–1458

[29] Fatemi Naeini F, Behfar S, Abtahi-Naeini B, Keyvan S, Pourazizi M. Promising option for treatment of striae alba: fractionated microneedle radiofrequency in combination with fractional carbon dioxide laser. Dermatol Res Pract. 2016; 2016:2896345

10
Complicações Associadas a PRP e Microagulhamento em Medicina Estética

Tatjana Pavicic ▪ *Matthias Aust*

Resumo

Microagulhamento e plasma rico em plaquetas são dois procedimentos minimamente invasivos, realizados em consultório para rejuvenescimento, *resurfacing*, cicatrização de feridas e restauração capilar com efeitos de longa duração e um mínimo período de inatividade. Os tratamentos são realizados a intervalos de aproximadamente 4 semanas. Os pacientes devem ser orientados sobre os resultados previstos, tempo retardado de resposta e necessidade de múltiplas sessões. A principal contraindicação para ambos os procedimentos é a infecção ativa na pele da área-alvo da terapia. Também deve ser considerado um histórico de queloides ou cicatrizes hipertróficas, particularmente antes do microagulhamento. Geralmente há poucas sequelas pós-tratamento, ou nenhuma, com exceção de leve equimose, eritema, edema e descamação da pele, o que tipicamente se resolve em 2 a 3 dias, dependendo da intensidade. Eventos adversos mais graves são raros e geralmente limitados a reações de hipersensibilidade ou infecção. O histórico detalhado de quaisquer reações alérgicas anteriores ou infecções recentes bem como o uso de técnicas assépticas estritas permitem que o médico evite a maioria desses efeitos indesejáveis. Para cada evento adverso, este capítulo fornecerá um histórico precedente, assim como a recomendação de prevenção e tratamento. Com a total compreensão dos eventos adversos esperados, o profissional de estética pode otimizar os resultados e assegurar que os pacientes fiquem satisfeitos.

Palavras-chave: rejuvenescimento facial, microagulhamento, neocolagênese, indução percutânea de colágeno, plasma rico em plaquetas.

Pontos Principais

- Microagulhamento e plasma rico em plaquetas (PRP) são tratamentos eficazes para linhas finas, rugas, acne ou outras cicatrizes, estrias, melasma ou hiperpigmenção e alopecia, podendo ser usado em qualquer tipo de pele.
- Microagulhamento e injeção de PRP são tratamentos médicos que rompem a camada externa da pele, e, portanto, deve ser praticada uma técnica asséptica estrita.
- O tamanho da agulha deve ser apropriado à indicação de tratamento, localização anatômica e qualidade da pele para evitar trauma desnecessário e assegurar ótimos resultados.
- Todos os produtos tópicos aplicados antes, durante e/ou imediatamente após o microagulhamento devem ser estéreis e não alergênicos para minimizar sua absorção pela derme, o que pode desencadear uma resposta inflamatória ou de corpo estranho.

10.1 Introdução

A condição da pele é um importante determinante da atratividade humana,[1] mas, com o envelhecimento e maior exposição à radiação ultravioleta e outros fatores de estilo de vida, como a má nutrição, consumo de álcool e tabagismo, a compleição física está sujeita a uma série de alterações indesejáveis, incluindo secura, aspereza, desenvolvimento de vasos sanguíneos superficiais, pigmentação irregular, perda de elasticidade e formação de rugas. Em pacientes mais jovens, cicatrizes atróficas, que geralmente são uma complicação da acne vulgar, podem ter um efeito significativo sobre a autoestima e qualidade de vida.[2]

Uma série de procedimentos de rejuvenescimento e *resurfacing* da pele minimamente invasivos estão disponíveis para corrigir ou melhorar essas alterações, como os *lasers* ablativos e não ablativos, radiofrequência, ultrassom, *peeling* químico, dermoabrasão, preenchedores injetáveis e microagulhamento. Todos são destinados a criar uma lesão dérmica e, portanto, estimulam o reparo da ferida e a neocolagênese, mas diferem quanto ao tipo de lesão provocada. O microagulhamento, ou a terapia de indução de colágeno, é uma técnica que usa agulha fina para puncionar a pele em várias profundidades e criar lesão cutânea controlada sem danificar toda a epiderme (▶ Fig. 10.1).[3] Cada punção cria um canal na derme, desencadeando a liberação de fatores de crescimento e citocinas.[4,5] Esses fatores, por sua vez, estimulam a neocolagênese, a neoelastogênese e a angiogênese. Uma série de dispositivos de microagulhamento está disponível, como rolos dérmicos e o sistema *dermal stamps* ou canetas automáticas de microagulhamento, desenvolvidos mais recentemente.[6] O microagulhamento é seguro em qualquer tipo de pele em decorrência da ausência de energia térmica, e é uma técnica eficaz para o tratamento de linhas finas, rugas, flacidez cutânea, acne ou outras cicatrizes, estrias e, potencialmente, melasma ou hiperpigmentação, assim como alopecia. Sua combinação com outros produtos tópicos, como fatores de crescimento, vitamina A e/ou C, e, mais recentemente, com plasma rico em plaquetas (PRP), pode aumentar a liberação do fármaco e os benefícios gerais. Levantou-se a hipótese de que fatores de crescimento adicionais e citocinas do PRP atuam sinergicamente com a neocolagênese já acelerada devida ao microagulhamento por meio de uma remodelagem de colágeno até mais rápida e resistente. Este capítulo revisará as técnicas para resultados ótimos e prevenção de complicações com microagulhamento e PRP.

10.2 Adequabilidade do Paciente

Tanto o microagulhamento quanto o PRP são adequados para todos os tipos de pele, até para os tons mais escuros de Fitzpatrick, com mínimo risco de indução de hipopigmentação.[4,7] As contraindicações são principalmente relacionadas com alguma doença. No caso de microagulhamento, deve-se tomar cuidado para não tratar pacientes com quaisquer infecções ou condições ativas que podem se disseminar ou podem

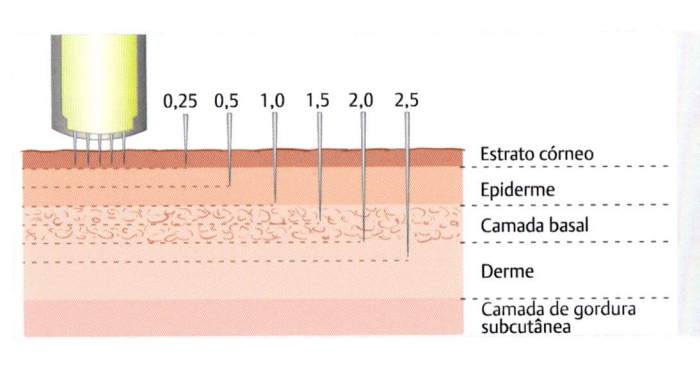

Fig. 10.1 Comprimento da agulha (mm) e estrutura-alvo da pele. Nota: A profundidade real da penetração depende da localização anatômica.

ser exacerbadas pela punção na pele (ou seja, patergia). Um histórico de queloides ou cicatrizes hipertróficas também pode limitar a terapia, particularmente em certas localizações anatômicas.

As contraindicações para o PRP incluem doenças metastáticas ou sistêmicas que impedem que o sangue do paciente seja usado na terapia; baixas contagens de plaquetas ou fibrinogênio; anemia; infecções nas áreas da terapia e um consumo pesado de nicotina e álcool. Injeções de corticosteroides e anti-inflamatórios não esteroidais devem ser evitados, se possível, pois podem impedir a inflamação que é essencial para o trabalho do PRP sérico. Além disso, medicamentos anticoagulantes prescritos ou terapia antiplaquetária devem ser interrompidos por algumas semanas, antes e após a terapia com PRP. Certos agentes quimioterápicos, como o tamoxifeno, alteram a função plaquetária e, assim, também devem ser considerados ao se desenhar um plano de tratamento ideal, embora os efeitos reais sobre os resultados sejam desconhecidos nesse momento.

10.3 Cuidados Pré e Pós-Procedimento

Um cuidadoso histórico do paciente deve ser anotado para se obter informações sobre quaisquer reações alérgicas, em particular reações aos tratamentos tópicos que serão usados antes e depois da terapia, bem como aos metais que podem estar presentes nas microagulhas, como níquel, prata ou ouro. Os dados sugerem que, pelo menos 1 mês antes do tratamento, os pacientes devem começar a aplicar formulações com vitaminas A e C, duas vezes ao dia, na área-alvo para maximizar a formação de colágeno dérmico.[7] A vitamina A influencia numerosos genes que controlam a proliferação e diferenciação das células epidérmicas e dérmicas, enquanto a vitamina C é essencial para a produção normal do colágeno.[7]

Deve-se limpar totalmente a maquilagem ou outros resíduos da área de tratamento, e, em seguida, anestesiá-la com o uso de um anestésico tópico durante 45 minutos a 1 hora, período em que o PRP pode ser preparado. Imediatamente antes do tratamento, a pele é desinfetada novamente com solução salina normal e etanol a 70% para remover todo o anestésico. A pele deve ser limpa com compressas/gaze contendo solução salina estéril após a sessão. Durante os tratamentos combinados, alguns profissionais deixam o PRP na superfície da pele por até 24 horas para permitir a total degranulação plaquetária. Compressas frias podem ser aplicadas para reduzir o edema. A aplicação de produtos tópicos não aprovados, antes, durante e após o microagulhamento, pode introduzir partículas imunogênicas dentro da derme e causar reações de hipersensibilidade, portanto deve ser evitada. Deve-se fazer os tratamentos a intervalos de aproximadamente 4 semanas e informar os pacientes que o ciclo total de síntese de colágeno e remodelagem é um processo lento, de múltiplos estágios que podem levar até 10 a 12 meses, e, assim, a melhora provavelmente não será evidente durante as primeiras sessões.[4] É importante aderir a um programa e não descontinuá-lo após uma ou duas sessões; fotos da pele obtidas antes e depois dos tratamentos com microagulhamento ajudarão os pacientes a julgar seu progresso. É de suma importância usar assiduamente protetor e filtro solar. Os pacientes, em geral, podem retornar ao trabalho no dia seguinte, mas devem evitar o uso de maquilagem ou outros agentes tópicos (além daqueles fornecidos) nas primeiras 24 horas, enquanto os canais de agulhamento estão se fechando.

10.4 Eventos Adversos: Prevenção e Tratamento

A taxa de eventos adversos associados ao microagulhamento e PRP é baixa, e a maioria é leve, resultante do trauma decorrente de perfuração da pele com agulhas (▶ Fig. 10.2, ▶ Fig. 10.3, ▶ Fig. 10.4, ▶ Fig. 10.5). Estudos em pequena escala avaliando os efeitos de microagulhamento com e sem a aplicação de PRP, geralmente para o tratamento de cicatrizes atróficas, demonstrarm que os pacientes tendem a experimentar de 2 a 3 dias de equimose, eritema, edema e descamação leves após o tratamento independentemente da adição de PRP.[8-12] A pele também pode-se tornar quente, contraída e prurítica por algum tempo (muito semelhante a uma queimadura solar por radiação ultravioleta), mas essa sensação normalmente se resolve em 12 a 48 horas.

10.4.1 Equimoses/Petéquias

É importante selecionar o tamanho correto de uma microagulha para a indicação necessária, lembrando que a espessura da pele varia em diferentes partes da face e corpo, assim como de um indivíduo a outro. Os tratamentos em maiores profundidades podem estar associados a mais equimoses e sangramento pontilhado imediatamente após o procedimento (▶ Fig. 10.2, ▶ Fig. 10.3, ▶ Fig. 10.4a, b). A fim de evitar excesso de equimoses e hematoma após o tratamento com PRP, deve ser selecionada uma agulha com tamanho de alcance na faixa de 30 a 32, mas não maior que calibre 27. A equimose tipicamente assume a forma de muitas petéquias agrupadas ou dispersas, lembrando café moído ou pimenta caiena. Essa equimose se resolverá

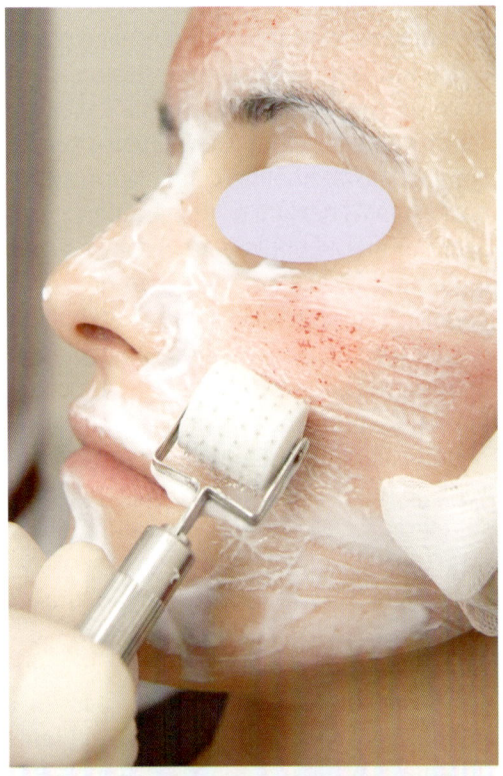

Fig. 10.2 Paciente imediatamente após o microagulhamento a uma profundidade de 1 mm, ilustrando o eritema e o sangramento pontilhado.

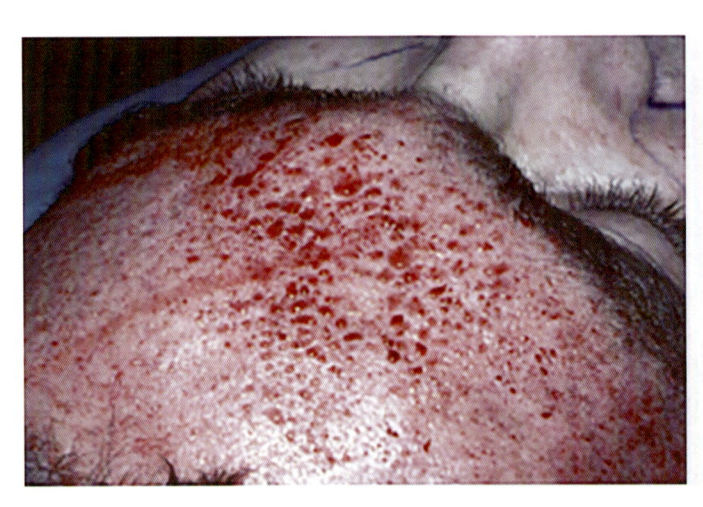

Fig. 10.3 Paciente imediatamente após o microagulhamento a uma profundidade de 3 mm.

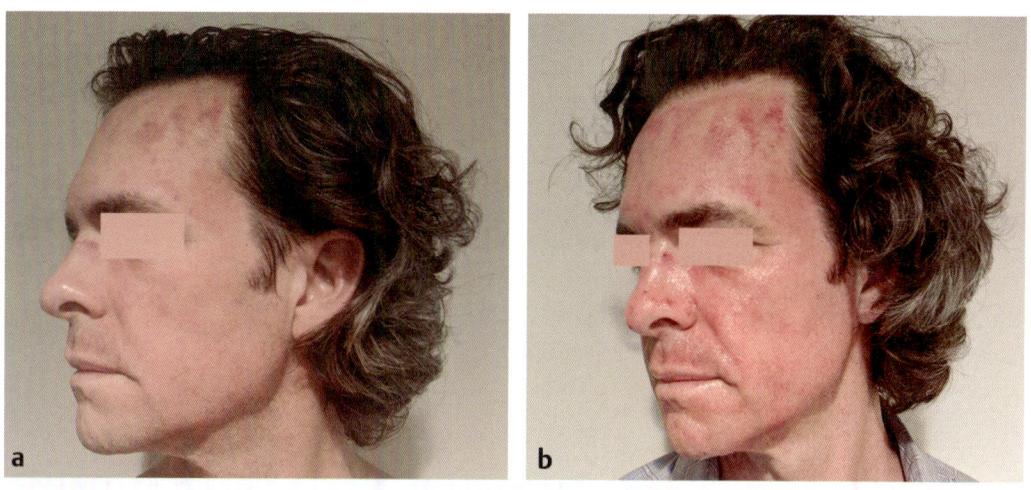

Fig. 10.4 (a, b) Paciente nos dias 1 e 2 pós-microagulhamento com plasma rico em plaquetas tópico.

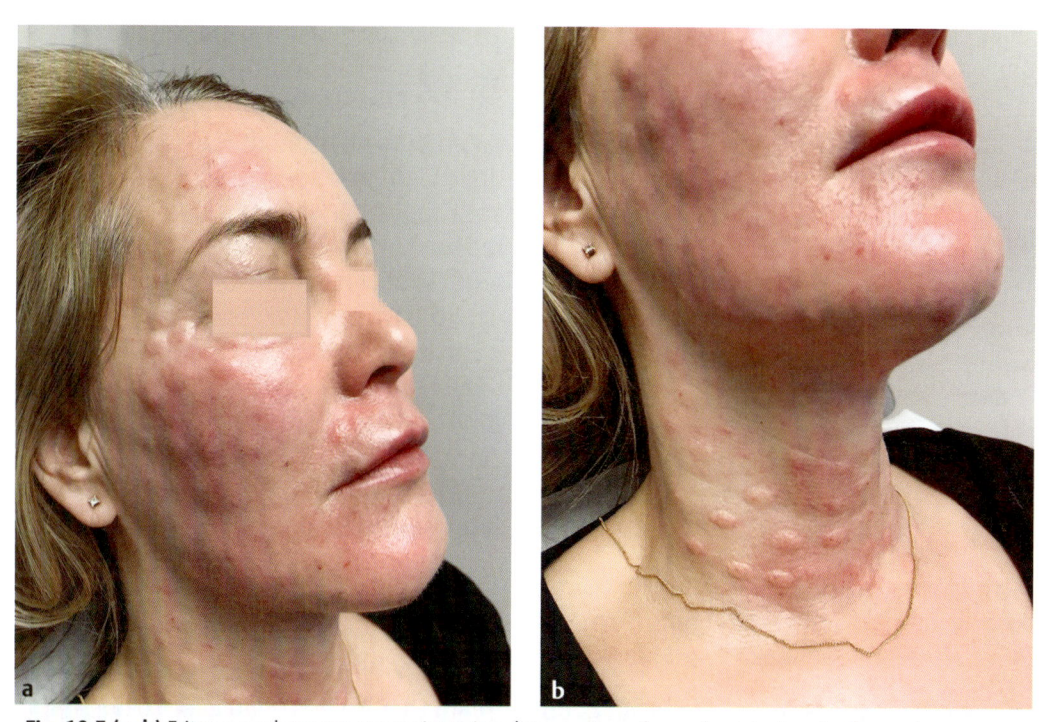

Fig. 10.5 (a, b) Eritema e edema em um paciente imediatamente após receber injeções de plasma rico em plaquetas com uma agulha calibre 30.

espontaneamente em 2 a 5 dias e pode ser tratada com compressas, creme com vitamina K, gel de arnica e até certas terapias a *laser* (ou seja, *laser* de corante pulsado). Pode-se adotar uma série de passos para minimizar a equimose: evitar todos os medicamentos anticoagulantes ou suplementos a partir de 1 semana antes do procedimento, limitar o exercício vigoroso nas primeiras 24 horas para prevenir elevação da pressão arterial e não tomar sol enquanto persistir a equimose.

10.4.2 Eritema

Imediatamente após o tratamento, o rubor da pele é normal e deve-se resolver em aproximadamente 2 a 3 dias (▶ Fig. 10.4a, b). Alguns pacientes experimentam eritema prolongado (2 a 3 semanas) que pode se assemelhar a hiperpigmentação com manchas de coloração escura, por causa da deposição de ferro do sangue subcutâneo (hemossiderose). O microagulhamento estimula a angiogênese aumentando os níveis do fator de crescimento endotelial vascular, e isto pode ser a causa do eritema prolongado observado em alguns pacientes. Os pacientes com rosácea estão em risco mais alto de desenvolver eritema pós-injeção ou agulhamento e devem ser informados sobre essa possibilidade. A evidência sugere que o creme com vitamina K é útil para acelerar a resolução do eritema.[13]

10.4.3 Edema

O edema transitório imediatamente após o procedimento é normal e está relacionado com trauma cutâneo. A maioria dos casos é leve e estes se dissipam dentro de 1 a 3 dias. O tratamento e técnicas de prevenção são os mesmos da equimose.

10.4.4 Descamação

É normal que a pele fique xerótica e granulosa ou descame dentro de alguns dias após os tratamentos com microagulhamento. O microagulhamento cria um grande número de minúsculas feridas de punção produzindo uma nova camada epidérmica e o desprendimento da antiga. Essa descamação é mínima, similar a uma leve queimadura solar e geralmente desaparece dentro de uma semana.

10.4.5 Marcas na Pele

Quando se realiza o microagulhamento com rolos dérmicos, deve-se tomar cuidado para evitar o chamado efeito de "trilho de bonde".[14] Acredita-se que essas linhas regulares, paralelas, ocorram quando o cabeçote do rolo não é levantado da pele antes da próxima passagem, e portanto se move para frente e para trás com agulhas que perfuram repetidamente a pele na mesma área. É mais provável que o efeito ocorra com a passagem do rolo sobre proeminências ósseas como na área temporal, arco zigomático e testa. Ao tratar essas áreas, a profundidade da agulha deve ser limitada a menos de 2,0 mm (3,0 mm em mãos de profissionais experientes dependendo da espessura da pele) e deve ser evitada uma forte pressão.[4] Além disso, o rolo deve ser levantado após cada passagem, e reposicionado a alguns milímetros de distância do ponto de partida anterior.

10.4.6 Hiperpigmentação

O aumento da pigmentação foi referido em um único relato de caso em que o PRP foi aplicado sobre as lesões da pele pigmentada anteriormente existentes.[15] Assim, os autores advertem que o PRP não deve ser usado para atenuar a hiperpigmentação pós-inflamatória (PIH) (ou seja, após o tratamento a *laser*) ou em áreas faciais com hiperpigmentação preexistente. Agentes clareadores cutâneos tópicos, como vitamina C, ácido tranexâmico, ácido kójico ou hidroquinona, podem ajudar na resolução dessa rara PIH relacionada com o PRP.

O microagulhamento raramente pode estar também associado à hiperpigmentação. É mais provável que ocorra descoloração se a profundidade da agulha for de 1,5 mm, ou maior, e o procedimento for realizado com muita frequência. Nessas situações, a excessiva irritação da pele pode levar à PIH. Consequentemente, os procedimentos de microagulhamento devem ser realizados a intervalos de 4 a 6 semanas. Se ocorrer hiperpigmentação, o procedimento não deve ser repetido nesse momento. Em tipos de pele mais escuros, os agentes clareadores destacados anteriormente podem ser usados para o pré-tratamento da pele a fim de reduzir a atividade dos melanócitos e uniformizar a camada de queratinócitos (de maneira similar a um *peeling* cutâneo de profundidade média), assim como entre as sessões de tratamento depois que a cicatrização da pele esteja completa. Não ocorre hiperpigmentação prolongada após o microagulhamento. O procedimento tem sido associado à diminuição dos níveis do hormônio estimulador de melanócitos e aumento da interleucina-10 sem efeito nos melanócitos da pele.[16]

10.4.7 Reações de Hipersensibilidade

Embora incomum, alguns pacientes podem desenvolver reações de hipersensibilidade aos produtos aplicados no momento do microagulhamento ou mesmo uma reação às próprias agulhas. O período em que os microcanais permanecem abertos dependerá do diâmetro e comprimento da agulha. Embora a superfície mais externa da pele possa ser restaurada nas primeiras horas, acredita-se que a profundidade total do canal permaneça aberta por pelo menos 8 horas e possivelmente por até 24 horas. Portanto, além das técnicas de procedimento asséptico, deve-se ter o cuidado de assegurar que todos os produtos tópicos usados durante e/ou imediatamente após o microagulhamento sejam estéreis, formulados para uso em pele rota, e contenham somente ingredientes puros para minimizar a absorção dérmica de produtos que possam desencadear uma resposta inflamatória ou de corpo estranho. Muitas formulações tópicas se destinam à aplicação *sobre* a pele e não *em seu interior*.

As reações de hipersensibilidade facial têm sido associadas à aplicação de produtos antes da terapia com microagulhas. Em um relato, os pesquisadores estudaram o desenvolvimento de granulomas faciais, em três mulheres, após receberem terapia com microagulhas para rejuvenescimento da pele.[17] Os resultados de biópsia mostraram granulomas do tipo corpo estranho enquanto os resultados de cultura tecidual foram negativos.[17] Duas das três pacientes haviam recebido microinjeção do mesmo umectante lipofílico tópico com vitamina C e o teste cutâneo de alergia foi positivo para o produto. A terceira paciente, que foi tratada com diferentes produtos tópicos em três sessões de terapia com microagulhas, recusou-se a fazer o teste cutâneo de alergia 3 meses após sua sessão final. O exame clínico da pele revelou pápulas eritematosas em ambas bochechas e no queixo. Em casos como esses, o tratamento inicial deve ser feito com corticosteroides intralesionais. Entretanto, podem ser necessários cursos prolongados de medicamentos anti-inflamatórios ou imunomoduladores.

Dois relatos de caso documentaram reações de hipersensibilidade ao níquel em pacientes tratados com microagulhas contendo níquel. No primeiro caso, uma mulher de 24 anos que recebeu tratamento para cicatrizes atróficas faciais pós-acne desenvolveu pápulas eritematosas ao longo das linhas do microagulhamento.[18] Ela não desenvolveu quaisquer sintomas sistêmicos e respondeu a um breve curso de prednisolona oral seguido de corticosteroides tópicos leves. O teste cutâneo de alergia subsequente confirmou uma alergia ao sulfato de níquel. No segundo relato, duas irmãs com 34 e 44 anos foram submetidas ao agulhamento da pele facial por um profissional treinado.[19] Ambas desenvolveram acentuada linfadenopatia dentro de 24 horas. Além disso, a irmã mais velha apresentou intenso eritema localizado imediato com deterioração adicional nas 2 semanas subsequentes, desenvolvendo uma erupção cutânea eritematosa papular no rosto, tronco e membros. A hospitalização com um tratamento com corticosteroides oral e tópico levou à melhora gradual em duas semanas. O teste cutâneo de alergia mostrou uma reação ao sulfato de níquel. O fabricante confirmou que as agulhas do rolo continham enxofre até 0,006% e níquel a 0,8% fundidos a uma liga de aço inoxidável em grau cirúrgico.

10.4.8 Infecção

Tendo em vista que os microporos logo se fecham após o agulhamento, infecções pós-procedimento são raras; porém, como em qualquer procedimento que perfure a epiderme, há um risco de se introduzir patógenos na pele. Se o tratamento for direcionado para a área perioral e o indivíduo tiver um histórico de herpes simples, pode-se iniciar uma terapia profilática com valaciclovir (500 mg 2 vezes ao dia por 3 a 5 dias ou um regime equivalente), antes do tratamento, para reduzir a probabilidade de uma erupção. Se o paciente não recebeu profilaxia, uma terapia abortiva com valaciclovir na dose de 2 g, 2 vezes ao dia, deverá ser administrada aos primeiros sinais ou sintomas.

Um recente relato de caso clínico descreveu uma apresentação incomum de *Tinea corporis* que surgiu simultaneamente nos braços e pernas de uma mulher de 26 anos.[20] As lesões correspondiam a locais onde ela havia usado, em casa, um rolo de microagulhamento de 0,5 mm durante as 3 semanas que precederam o aparecimento das lesões. A paciente relatou que limpou a pele e o aparelho com etanol a 70% antes e depois do uso. Uma biópsia cutânea confirmou infecção por *Microsporum canis* e mais tarde se confirmou que a fonte era o gato da paciente.

Para evitar contaminação durante o microagulhamento, uma técnica estéril estrita e/ou limpa é recomendada, incluindo preparação dos locais de tratamento com um desinfetante tópico eficaz, removendo cuidadosamente a agulha e a seringa do pacote estéril, usando luvas durante todo o procedimento e assegurando que a agulha não seja contaminada durante o procedimento.

O tratamento com PRP, em contraste, usa o próprio sangue do paciente, então é mínimo o risco de uma infecção transmissível e reação alérgica. A rotulagem meticulosa do sangue total de cada paciente e do plasma resultante é crítica, uma vez que a mistura inadvertida de frascos ou seringas é uma das poucas maneiras em que pode ocorrer infecção hematogênica ou reação de hipersensibilidade sistêmica grave (ou seja, incompatibilidade de tipo sanguíneo). A adoção de precauções-padrão para perfurocortantes ajuda a proteger os profissionais contra perfurações de agulhas.

10.5 Conclusão

Assim como a demanda por procedimentos não cirúrgicos ou minimamente invasivos para combater os sinais visíveis do envelhecimento ou melhorar cicatrizes e manchas teciduais continua a crescer, também cresce a popularidade dos tratamentos regeneradores como o microagulhamento e o PRP. Embora a literatura médica avaliando o microagulhamento com e sem PRP seja incipiente e tenha limitações, a evidência disponível sugere que ambas as técnicas são eficazes para uma variedade de indicações estéticas, e seu uso em combinação pode melhorar os resultados cosméticos sem aumentar os eventos adversos. Esses procedimentos são extremamente bem tolerados com mínimos eventos adversos, desde que realizados em estritas condições assépticas ou de limpeza e que os *kits* de PRP e dispositivos de microagulhamento sejam usados de acordo com as orientações dos fabricantes. As reações transitórias relacionadas com trauma são esperadas e autolimitadas. Pode ocorrer eritema pós-inflamatório e/ou hiperpigmentação, porém com menor probabilidade do que após os tratamentos à base de energia.

Referências

[1] Samson N, Fink B, Matts P. Interaction of skin color distribution and skin surface topography cues in the perception of female facial age and health. J Cosmet Dermatol. 2011;10(1):78–84
[2] Gozali MV, Zhou B. Effective treatments of atrophic acne scars. J Clin Aesthet Dermatol. 2015;8(5):33–40
[3] Alster TS, Graham PM. Microneedling: a review and practical guide. Dermatol Surg. 2018; 44(3):397–404
[4] Aust MC, Fernandes D, Kolokythas P, Kaplan HM, Vogt PM. Percutaneous collagen induction therapy: an alternative treatment for scars, wrinkles, and skin laxity. Plast Reconstr Surg. 2008; 121(4):1421–1429
[5] Fernandes D, Signorini M. Combating photoaging with percutaneous collagen induction. Clin Dermatol. 2008; 26(2):192–199
[6] Singh A, Yadav S. Microneedling: advances and widening horizons. Indian Dermatol Online J. 2016; 7(4):244–254

[7] Aust MC, Knobloch K, Reimers K, et al. Percutaneous collagen induction therapy: an alternative treatment for burn scars. Burns. 2010;36(6):836–843

[8] Asif M, Kanodia S, Singh K. Combined autologous plateletrich plasma with microneedling verses microneedling with distilled water in the treatment of atrophic acne scars: a concurrent split-face study. J Cosmet Dermatol. 2016;15(4):434–443

[9] Chawla S. Split face comparative study of microneedling with PRP versus microneedling with vitamin C in treating atrophic post acne scars. J Cutan Aesthet Surg. 2014;7(4):209–212

[10] Hashim PW, Levy Z, Cohen JL, Goldenberg G. Microneedling therapy with and without platelet-rich plasma. Cutis. 2017;99(4):239–242

[11] Fabbrocini G, De Vita V, Pastore F, et al. Combined use of skin needling and platelet-rich plasma in acne scarring treatment. Cosmet Dermatol. 2011;24(4):177–183

[12] Yaseen U, Shah S, Bashir A. Combination of platelet rich plasma and microneedling in the management of atrophic acne scars. Int J Res Dermatol. 2017;3(3):346–350

[13] Cohen JL, Bhatia AC. The role of topical vitamin K oxide gel in the resolution of postprocedural purpura. J Drugs Dermatol. 2009;8(11):1020–1024

[14] Pahwa M, Pahwa P, Zaheer A. "Tram track effect" after treatment of acne scars using a microneedling device. Dermatol Surg. 2012;38(7 Pt 1):1107–1108

[15] Uysal CA, Ertas NM. Platelet-rich plasma increases pigmentation. J Craniofac Surg. 2017;28(8):e793

[16] Aust MC, Reimers K, Repenning C, et al. Percutaneous collagen induction: minimally invasive skin rejuvenation without risk of hyperpigmentation-fact or fiction? Plast Reconstr Surg. 2008;122(5):1553–1563

[17] Soltani-Arabshahi R, Wong JW, Duffy KL, Powell DL. Facial allergic granulomatous reaction and systemic hypersensitivity associated with microneedle therapy for skin rejuvenation. JAMA Dermatol. 2014;150(1):68–72

[18] Yadav S, Dogra S. A cutaneous reaction to microneedling for post-acne scarring caused by nickel hypersensitivity. Aesthet Surg J. 2016;36(4):NP168–NP170

[19] Pratsou P, Gach J. Severe systemic reaction associated with skin microneedling therapy in 2 sisters: a previously unrecognized potential for complications? J Am Acad Dermatol. 2013;68 4, Supple 1:AB219, Abstract P6998

[20] da Cunha NMM, Campos SLA, Fidalgo AIPC. Unusual presentation of Tinea Corporis associated with the use of a microneedling device. Aesthet Surg J. 2017;37(7):NP69–NP72

Índice Remissivo

Entradas em *itálico*, acompanhadas da letra *f*, referem-se a figuras.
Entradas em **negrito**, acompanhadas da letra **t**, referem-se a tabelas.

A

Ácido hialurônico
  funções do, 6
  gel de, 69
  injeções de, 31
  preenchimento de, 25
Ácido tranexâmico, 72
Acne
  cicatrizes de, 6, 86
    microagulhamento com radiofrequência
      no tratamento de, 87, 88
      em um tipo de pele mais escura, 89
      estudo comparativo, 90
AdiPrep, 22
Agulha(s)
  exemplos de diferentes tipos de, *66f*
  isoladas
    microagulhamento com, 84, **85t**
  não isoladas, 86
  parâmetros de, **64t**
Alopecia
  microagulhamento para, 69
  plasma rico em plaquetas para, 41
    androgenética, 41, 42, 69
      definição, 42
    areata, 41, 43, 70
      definição, 43
    cicatricial, 41, 44, 121
      definição, 44
    sem cicatrizes, 119
Anticoagulante
  citrato, 19

B

Bioestimulação
  com plasma autólogo, 26
Blefaroplastia, 17
Buffy coat, 32

C

Cabelo
  perda de
    PRP e, 119
Canetas, 64
  de microagulhamento, 64
    principais componentes e montagem de uma, 65
Carimbos, 63
Cicatrizes
  microagulhamento para, 75
  de acne, 75, 109, 115
Cirurgia plástica
  selantes de fibrina na, 17
Creme
  leucocitário, 8

Crescimento capilar
  efeitos do PRP no, 5
  mecanismo de ação, 5

D

Demarcação
  corrente de, 60
  hipótese de, *61f*
Dermaroller, 70
  tratamento com, 28
Desmopressina, 21
Despigmentação
  microagulhamento para, 72
Dispositivos
  de tatuagem, 62
    protótipos de, *62f*

E

Enxerto autólogo, 17
Enxerto de gordura, 31
Estrias, 77, 113
  definição, 77
  distensas, 96

F

Face
  frouxidão da
    microagulhamento com radiofrequência para, 94
Fármacos
  administração de
    microagulhamento para, 131
Fibrina
  matriz de, 29
  selantes de
    na cirurgia plástica, 17
Finasterida, 70
Fotoenvelhecimento, 33

G

Gel
  tretinoína em, 114

H

Harvet
Hiperidrose axilar
  microagulhamento com radiofrequência para, 95

I

Infini, 90
  de modo duplo, 91
  sessões de, 88
Intensif, 94
INTRAcel, 88

J

JAK
  quinase
    inibidores de, 44

K

Kit Harvest, 19

L

Laser
  de dióxido de carbono, 6
  de érbio, 76
  para rejuvenescimento da pele, 30
  resurfacing a, 31
Linhas
  de marionete, 28
Lipofilling
  facial, 32

M

Marionete
  linhas de, 28
Masson
  coloração tricrômica de, 61
Matriz
  extracelular
    materiais de, 45
Melanose
  periorbital, 74, 111
Melasma, 72, 110
  definição, 72
  na testa, *73f*
  tratamento, 72
Mesoterapia
  tratamento com, 28
Microagulhamento, 31, 57
  aplicações clínicas, 69
    condições tratadas, 69
    configuração, 79
    considerações técnicas e clínicas, 78
    cuidados pós-tratamento, 80
    técnica operatória, 79
  definição de, 57
  em medicina estética
    complicações associadas a PRP e, 139
    adequabilidade do paciente, 140
    cuidados, 141
    eventos adversos, 141
      descamação, 144
      edema, 144
      equimoses e petéquias, 142
      eritema, 144
      infecção, 146
      marcas na pele, 144
      prevenção e tratamento, 141
    reações de hipersensibilidade, 145
  e radiofrequência, 83
    acne
      e cicatriz de, 86

para tratamento da, 87, 88
   com outras modalidades, 91
com agulhas não isoladas, 86
dispositivos e especificação, 83
efeitos colaterais, 98
fracionada, 114
para frouxidão da face inferior e pescoço, 94
para outras condições, 95
para rejuvenescimento facial, 92
mecanismo
   e considerações práticas, 57
      alterações histológicas, 61
      considerações clínicas, 66
      considerações técnicas, 62
         dispositivos, 62
      de ação, 58
         corrente de demarcação, 60
         microlesão mecânica fracionada, 58
         potencialização do fornecimento de fármacos, 61
Microdermoabrasão, 72

N
Neocolagenogênese, 61, 78

O
Otoplastia, 17

P
Peelings
   químicos, 26
Pele
   de cor, 103
      aplicações e segurança na, 103
         ciência básica, 104
            diferenças na espessura, 105
            diferenças objetivas em diferentes tipos de pele, 104
            distribuição de melanócitos e sua relação, 105
Plasma
   rico em plaquetas (PRP), 3, 116
      com microagulhamento, 116
      como funciona, 108
      e selantes de fibrina na cirurgia plástica
         aplicações clínicas e uma experiência prática, 17
         discussão, 21
         métodos e materiais, 18
         resultados, 20
      mecanismo e considerações práticas, 3
         ciência básica, 4
         definição, 4

fatores de crescimento, 5
mecanismo de ação, 5
   no rejuvenescimento e reparo, 6
   na avaliação dos sistemas de PRP, 10
   opções de preparação, 8
   proposto, 4
para alopecia e restauração capilar, 41
   androgenética, 42
   areata, 43
   cicatricial, 44
   com restauração cirúrgica capilar, 44
   técnicas importantes, 45
para rejuvenescimento e aumento, 25
   combinado com enxerto de gorduras, 31
   com microagulhamento, 30
   da pele e rítides, 27
   periocular, 29
   técnicas e considerações, 32
   teoria por trás do, 26

Q
Queratose
   actínica, 71
   microagulhamento para, 71

R
Radiofrequência
   e microagulhamento, 83
   sublativa, 83
Rejuvenescimento, 91
   e aumento
      plasma rico em plaquetas para, 25
   da pele, 115
      microagulhamento para, 74
      com radiofrequência, 92
      PRP e, 121
   mecanismo de ação do PRP no, 6
   periocular, 25
      plasma rico em plaquetas para, 29
Restauração capilar
   cirúrgica, 42, 44
   plasma rico em plaquetas para, 41
Resurfacing
   ablativo
      a *laser*, 6, 36
         combinado com PRP, 125, **126t**
         microagulhamento com, 133
   periorbital, 19
Rinoplastia, 19
   complicações e cicatrização de feridas após, **20t**

Ritidoplastia, 18
   complicações e cicatrização de feridas após, **20t**
Rolos, 63
Rosácea
   microagulhamento com radiofrequência para tratamento da, 96
Rugas
   infraorbitais, 30
   nasais e periorais, 95
   periorbitais, 94
      microagulhamento com radiofrequência, 94

S
Sangue
   composição do, *10f*
Selantes
   de fibrina
      na cirurgia plástica, 17
         aplicações clínicas e uma experiência prática, 17
Septoplastia, 19, 20
Sistemas
   de preparação, **11t**

T
Tecido adiposo
   enxerto autólogo de, 21
   produtos derivados de, 21
Terapia(s)
   ablativa
      a *laser*, 8
   autólogas, 30
   combinadas, 125
      microagulhamento
         com *resurfacing* a *laser*, 133
         para administração de fármacos, 131
         plasma rico em plaquetas com microagulhamento, 128
         com ultrassom, 128
      PRP com *resurfacing* a *laser*, 125
   fotodinâmica, 71
Transplante
   de unidade folicular, 44
Triancinolona
   acetonida, 70

U
Ultrassom
   plasma rico em plaquetas com, 128

V
Venus Viva, 97